高等职业教育养老服务类专业系列教材

应用营养学

主　编　冯　颖　李娉婷
副主编　张　宏　黄丹凤　陈　备
参　编　康　婷　李　丽　东海林万结美（日）
　　　　李　晶　王　慧　汤丽新　吴永政

机械工业出版社　中国纺织出版社有限公司

本书是面向高等职业院校老年服务与管理、老年健康服务管理等专业学生的老年营养基础教材，内容翔实新颖。全书主要包括四个部分的内容：一是围绕老年营养这一主题，介绍营养学的基础知识；二是介绍老年营养与生活方式的关系，膳食营养食谱、营养干预方案等技能实务知识；三是结合营养学界发展趋势介绍营养学技术在老年服务中的应用；四是结合当前国内外老年营养学人才培养情况展望营养学的职业发展。每章附有思考与练习。本书也适合作为养老服务机构管理人员、老年膳食服务人员的培训用书。

图书在版编目（CIP）数据

应用营养学/冯颖，李娉婷主编．—北京：中国纺织出版社有限公司：机械工业出版社，2020.6

高等职业教育养老服务类专业系列教材/叶军峰主编

ISBN 978-7-5180-7323-8

Ⅰ．①应… Ⅱ．①冯… ②李… Ⅲ．①老年人—饮食营养学—高等职业教育—教材 Ⅳ．①R153.3

中国版本图书馆CIP数据核字（2020）第062928号

机械工业出版社（北京市百万庄大街22号　邮政编码100037）

策划编辑：李　兴　　　责任编辑：李　兴

责任校对：张玉静　　　封面设计：马精明

责任印制：常天培

北京虎彩文化传播有限公司印刷

2020年6月第1版第1次印刷

184mm×260 mm・14印张・302千字

0 001—1 500册

标准书号：ISBN 978-7-5180-7323-8

定价：39.90元

电话服务	网络服务
客服电话：010-88361066	机 工 官 网：www.cmpbook.com
010-88379833	机 工 官 博：weibo.com/cmp1952
010-68326294	金 书 网：www.golden-book.com
封底无防伪标均为盗版	机工教育服务网：www.cmpedu.com

高等职业教育养老服务类
专业系列教材

编委会

主　任　叶军峰

副主任　黄丹凤　林文婷　东海林万结美（日）

编　委　李娉婷　谢静超　董韵捷
　　　　凌淑芬　颜婉彤　张　雷

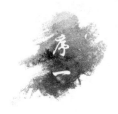

序一

中国正快速向深度老龄化迈进。数据显示：2017年全国60岁以上的人口达到2.41亿人，占总人口的17.3%。有预测2025年我国60岁以上人口将超过3亿，到2053年达到5亿。随着"健康中国2030"计划的实施，在国家大力促进养老服务业发展的政策鼓励下，全国的养老服务机构已超过3万家，床位超过700万张。养老服务业正在从行业初期简单生活照料向涵盖老年医疗、老年照护、老年康复、老年心理与营养、养老用品服务与辅具供给的2.0业态提升。从业人才配置也从集中于初级护理员层面向老年护理师、全科医护人员、康复师、健康管理、心理咨询师、营养师、保险师、辅具师等专技人员与职业经理人的梯级结构提升。按照国际老龄服务1:3的基础护理比（1位护理人员服务3位老人，失能失智等重度失能老人的护理比可能达1:1），我国2020年在上述专业技术岗位从业人员的缺口将超过1000万人，严重供不应求。目前国内大中专院校涉老服务专业还存在专业不健全、学科建设水平低、毕业生流失等现象。

从发达国家老年服务业发育路径与人才供给的经验看，除政策扶持、加大投入外，培养大批的老年服务技术技能人才是前提要件和当务之急。广州市轻工技师学院积极响应政府号召，开设健康与服务管理专业，以校企合作和理论实践一体化教学为抓手，坚持全日制教学和社会培训相结合，实施养老服务类专业人才培养。在实践中，我们一是特别重视学习接轨世界养老服务产业发达国家和地区的教育理念与技术，提升师生在专业上的国际视野，包括提供学生出国实习或就业岗位、引进日本国际养老服务职业水平证书认证、与大企业集团合办定向班等；二是特别重视理论与实践相结合、学生实习实训、毕业生技能实训与就业岗位无缝衔接。近些年，学院已培养培训养老专业人才3000余人，受到泰康人寿等大型养老服务用人单位的欢迎。学院也被国家人力资源社会保障部确定为第45届世界技能大赛健康与社会照护项目中国集训基地，专业建设与世界技能大赛标准对接。学院拥有一批熟悉国际养老服务专业理论以及在实训技能培训方面颇有建树的专业带头人，致力于培养养老专业国际化高技能人才。

可以预见，随着国家养老服务事业的"国策化"，养老服务学科与专业健全、教材与教学改善、养老服务人才"专技化、学历化"的理念与育人格局会逐渐形成，人才供给数量与质量将会大幅提升。毕业生职业受尊敬程度与薪酬待遇会逐渐得到改善。这套高等职业教育养老服务类示范专业规划教材是学院吸收了发达国家老年服务教育的理念，邀请部分日本专家共同开发编写的。全套教材共分六册，分别从老年康复护理技术、老年应用心理学、老年应用营养学、医养结合型养老服务机构运营管理、健康管理信息化和老年生活能力评估技术等领域进行了内容创新的尝试。全书理论与实践相结合，嵌入了实训设计模块，有助于学生实操技能的提升。

  我们愿与全国各类院校同仁携手，共同推进高等职业教育老年服务学科水平与教学质量的提高，培养更多更好的学历型老年服务专业技术人才。在这套教材的开发过程中，得到了国家、广东省、广州市人社部门、民政部门领导以及相关行业协会、专家的大力支持，谨向他们致以深深谢意。

叶军峰

2018 年 11 月

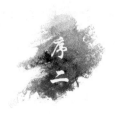

人总是会老去的,院士也不例外。在我从事绿色建筑与城市人居环境研究的生涯中,一直很关注老年人居环境和养老产业发展的资讯。自2007年被评为"全国模范教师"以来,一直在教导我的博士生,物理的自然禀赋要素,绝不是人类生存与环境研究的唯一对象,而是人类文化、人性与功能、环境诸要素的完美结合。不同人群、不同年龄、不同种族文化的这种结合与体现方式都不一样,和附着在这些设施上的文化、使用、服务等"软设计"密切关联。放眼世界去关注全球人居、环境,就更看得洞悉深切。

读了国内一些适老化、老年人居与老年服务的教材,总的感觉一是开眼"看世界"深度不够,再就是理论较多,实用性不足。研究生教材稍好一些,用于本科生、大专生的此类教材缺且弱。要想推进发展中的中国人居环境,尤其是老年人居与服务的水平,须自学科建设始。学科建设需肇源于具有世界眼光的一批子学科教材的建设与师资水平的提高。幸而有独具眼光的教育工作者在做这件事了。

老年人居与环境是老年产业的有机组成,是有血肉、有温度的科学。通过良好服务使老年人有获得感、尊严感更是人性、敏感和细腻的。目前老年客群已经由"30/40人群"向"50/60人群"转变,人的寿命越来越长,新老年客群对包括人居环境、照护服务供给的要求越来越高,老年服务产业已经成为多学科的知识集汇与嬗变平台。通过一大批有志于老年福祉的教育工作者来推进学科与人才培养,实是利国利民之举。粗读了这套丛书,尽管还有粗疏之处,但在实务层面带动一批既能仰望星空(具有国际视角),又能脚踏实地(有实务指导意义)的高校好教材、好师资涌现出来方面还是很有意义的。是为序。

中国工程院院士　刘加平
2018年11月于北京

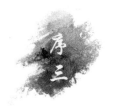

日本是世界上最早进入老龄化的国家，目前已进入超级老龄化阶段。由于日本较早建立了较完善的国民福祉制度体系和高龄者介护保险制度，加上国民生活方式的健康化，使得日本国民的人均寿命在全世界名列前茅。日本对老年介护人才的培养也是不遗余力的。从日本大学院到福祉专门学校，包括介护、老年健康管理、社会福祉为主干的人类福祉学科一直在追求对高龄者的介护理念、技术的提高和教学的改进。也培养了大批足以支撑日本福祉技术在世界领先的专门人才。

中国对日本文化特别是建筑文化影响很深，目前在世界上领先的日本适老化建筑的规划设计技术实际上都可以看到唐代以来人居建筑与环境相处的境界之源，即"天人合一"。即最大限度地营造保持老年人功能使用与个性尊严的同时，讲求高龄者居住建筑与传统文化、自然、环境的和谐伴生关系。我在中国考察时，看到中国的养老服务建筑设施从硬件上大多非常好，有的还很豪华。缺失的部分大抵上有老年居住环境与自然和谐伴生的关系在环境要素上的考虑、介护服务的细致、人性化与标准化这些要素。这些都需要通过长期的福祉专业教育与职业培训慢慢提高中国从业者的素质才能解决。所以，很多朋友与我谈到中国如何学习日本先进的高龄者福祉技术时，我总是建议说，一是注意中国老年人人居设施、介护环境与自然的和谐关系，二是要从老年福祉学科教育、老年介护从业者素质提升做起。当我看到手中这套面向中国高中职学校青年学生、又体现日本老年介护特色的教材时，我觉得作者是走对了路的。需要的是持续去做、去完善。欢迎更多中国青年学子来日本学习老年福祉技术。

日本科学院院士　吉野博
2018年11月于东京

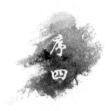

序四

我国已进入老龄化社会，2017年年底，我国60岁以上的人口已占总人口的17.3%，预计在2030年将会达到25%。老年人面临自身机能退化以及慢性疾病的困扰，其健康问题对老年人自身和家庭带来不良影响。在社会层面，导致疾病诊疗的经济负担和医疗服务的利用需求急剧增长，而合理营养对改善他们的营养状况，预防疾病，延缓衰老具有积极的作用。但是目前我国为老年人提供营养相关服务的人才匮乏，相应的人才培养工作刻不容缓。

《应用营养学》是针对老年护理方向专业人员编写的教材，主要包括基础营养、食物营养、合理营养、营养干预流程、营养筛查、针对老年人膳食制作等内容，既有理论，又有实训内容。

本书作者长期从事营养工作，积累了丰富的经验，并运用在教材的编写中。相信本书将促进护理人才的营养教育和培训工作，并由此推动我国老年营养护理的发展。

上海市营养学会理事长　郭红卫
2018年12月

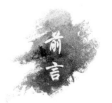

  营养学的研究与应用，从古至今，方兴未艾。它伴随着人类饮食文化的发展，影响着各国各地区社会、家庭、行业、健康、经济及政策等。无论物质层次、元素层次、结构层次、分子原子层次还是基因层次，都离不开整体与系统的思维。

  "健康中国2030"的规划纲要正通过《国民营养计划（2017-2030年）》逐步落实于几项重大行动：①生命早期1000天营养健康行动；②学生营养改善行动；③老年人群营养改善行动；④临床营养行动；⑤贫困地区营养干预行动；⑥吃动平衡行动。它要求坚持以人民健康为中心，以普及营养健康知识、优化营养健康服务、完善营养健康制度、建设营养健康环境、发展营养健康产业为重点，立足现状，着眼长远，关注国民生命全周期、健康全过程的营养健康，将营养融入所有健康政策，不断满足人民群众营养健康需求，提高全民健康水平，为建设健康中国奠定坚实基础；它强调坚持政府引导、科学发展、创新融合和共建共享，充分发挥市场在配置营养资源和提供服务中的作用，营造全社会共同参与国民营养健康工作的政策环境，充分发挥营养相关专业学术团体、行业协会等社会组织，以及企业、个人在实施国民营养计划中的重要作用，推动社会各方良性互动、有序参与、各尽其责，使人人享有健康福祉。

  为此，本书在编写过程中，侧重营养学基础、食物营养、营养指南及营养改善技能的应用与实训教学，以老年人群体的营养需求为例，结合营养筛查、评估与干预。本书适用于老年营养、老年护理及相关专业的学生。

  营养学，是一门典型的交叉科学，涉及临床医学、卫生学、生物化学、生理学、农学、食品科学、微生物学、毒理学等学科，也是自然科学与社会科学的交叉学科。它围绕着食物与营养素，生命、健康与疾病的主题，令人有学无止境的感觉，在实践中不断升华认知。

冯颖

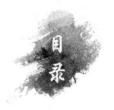

序一
序二
序三
序四
前　言
绪　论 1
第一章　基础营养 4
　　第一节　蛋白质 5
　　第二节　糖类 15
　　第三节　膳食纤维 27
　　第四节　脂类 33
　　第五节　能量 46
　　第六节　维生素 51
　　第七节　矿物质 85
　　第八节　水 105
　　第九节　植物化学物 108
第二章　食物营养 116
　　第一节　食物营养概述 116
　　第二节　植物性食物 119
　　第三节　动物性食物 131
　　第四节　调味品及其他食品 139
　　第五节　食疗与药膳 147
第三章　合理营养　平衡膳食 154
　　第一节　平衡膳食、合理营养 154
　　第二节　老年人的营养需求与膳食指南 163
第四章　营养改善　促进健康 179
　　第一节　营养筛查与营养评价 179
　　第二节　营养干预 188
　　第三节　营养与康复 190
　　第四节　恶性肿瘤的营养防治 195
附　录 200
　　附录A　医养机构食品安全规范与应急预案 200
　　附录B　中国居民营养参考摄入量（附表B-1～附表B-11） 203
　　附录C　药膳的药物选择 212
参考文献 214

绪 论

健康，是人类生存和发展的永恒话题。健康的个体，表现为身体、精神和社会等方面都处于良好的状态，而非传统理念中的"无病即为健康"。世界卫生组织（WHO）2006年公布的一项调查显示：5%的人处于健康状况，20%的人患有疾病，剩余75%的人则处于亚健康状态。"亚健康"作为健康与疾病之间的状态，又称"慢性疲劳综合征"或"第三状态"，更确切地说，可以称为"疾病的早期阶段或非临床阶段"，因大多数人都无明显感觉而常常被忽视。

健康促进和疾病预防，是从两个不同侧面关注并着力于预防疾病：前者是旨在促进个体健康水平提升的行为，包括健康饮食、运动、戒烟、充足的睡眠或休息、减轻压力等；后者是个体旨在预防疾病的行为，包括一级预防、二级预防和三级预防。一级预防是指通过减少危险因素及相关暴露，阻止疾病和感染发生而采取的措施，例如注射流感疫苗。二级预防是指通过疾病的早期发现和诊断，控制和减缓疾病进展而采取的措施，例如钼靶检测用于乳腺癌的诊断。三级预防是指在疾病治疗后为预防残疾及力图恢复个体功能至最佳水平而采取的措施，例如髋部骨折后的复健。

营养是人体从外界环境摄取食物，经过消化、吸收和代谢，利用其有益物质，供给能量，构成和更新身体组织以及调节生理功能的全过程，是人类维持生命、生长发育和健康的重要物质基础。营养与健康具有密切的关系：早自《黄帝内经》的"医食同源"到"医学之父"希波克拉底所强调的"您的食物就是您的药物"，以及近三十多年临床营养的实践和循证医学研究，都充分证明了合理营养对健康和疾病状态的决定性作用。营养在健康促进及疾病预防中的作用，从古至今，源远流长，并随着人类生活环境、生活方式的改变而在实践中不断地被发掘，且越来越强调须结合不同状态下（健康、亚健康、疾病）的个体化需求。

一、营养学发展简史

营养学是研究人体营养规律以及改善措施的科学，包括基础营养、食物营养、人群营养、公共营养、临床营养等，具有很强的科学性、社会性和应用性，与国计民生关系密切，其学科发展历程及相关学科的发展也与国民经济和科技水平紧密联系在一起。

营养学在中国有着悠久的历史。2000多年前的春秋战国时期，《孟子·告子上》记载的"食色，性也"，就道出了饮食与繁衍后代是人的本能。孔子提出的"五不食"："食饐而餲，鱼馁而肉败，不食。色恶，不食。臭恶，不食。失饪，不食。不时，不食……"则涉及饮食及安全方面的观念。中医经典著作《黄帝内经·素问·脏器法时论》，以朴素的辩证思想，提出了许多至今仍然有益的见解："五谷为养，五果为助，五畜为益，五菜为充，气味合而服之，以补精益气"，告诉人们应以谷、肉、果、菜等各类食物的互相配合以补充营养，增强体质。又提及"谷肉果菜，食养尽之，勿使过之，伤其正也。"也就是说，谷、肉、果、菜等虽是养生之物，但若过食偏食，非但不能补益，反而有伤正气，于健康不利。这些先人根据实践经验加以总结而形成的古代朴素的营养学说，迄今仍为国内外营养学家所称道，被视为世上最早的膳食指南。东汉的《神农本草经》记载了40种药食两用的食物，明朝李时珍的《本草纲目》将350种食物分寒、凉、温、热、有毒和无毒归类列入具有治疗作用的范畴。

现代营养学起源于18世纪末期，19世纪至20世纪初是发现和研究各种营养素的鼎盛时期。1783年氧的发现，证明了呼吸是一种燃烧过程；1842年蛋白质、脂肪和糖被确认为人体主要成分，奠定了食物化学分析的基础；1850年明确了所有含蛋白质的食物均含氮，且氮的多少与营养相关；1900年完成了简单碳水化合物结构的测定。19世纪中期开始，经过漫长时间的探索，逐渐发现并认识到蛋白质、脂肪、碳水化合物、矿物质以外的营养素，特别是维生素的生理作用。1912年营养学家首次提出维生素的概念，"生命胺（硫胺素，即维生素B_2）"是第一个发现的维生素，至第二次世界大战结束，共发现16种水溶性和脂溶性维生素。微量元素的系统研究始于1930年，源于当时有些地方出现原因不明的人畜共患区域性疾病，经研究和调查发现与微量元素有关。1931年发现人患斑釉牙与饮水中氟含量过多有关；1937年发现仔猪营养性软骨障碍是锰缺乏所致；之后的40多年里，先后发现铜、锰、硒、锌等多种微量元素，并相继被确认为人体的必需微量元素。

营养物质的研究曾获得诺贝尔奖：1914年美国科学家Kendall证实碘与甲状腺功能的关系；1939年丹麦科学家Dam和Karer分离出预防出血的因子维生素K；1953年美国科学家Woodward完成维生素D_3的人工合成；1955年英国科学家Hodgkin等完成了维生素B_{12}结构测定。随着基础研究的进一步深入，某些营养素对疾病防治的重要性逐渐被人们所认识。例如食物纤维、n-3系列多不饱和脂肪酸、α-亚麻酸及其体内衍生产物二十碳五烯酸（EPA）和二十二碳六烯酸（DHA）、单不饱和脂肪酸等在血脂代谢中的调节作用；叶酸、维生素B_{12}、维生素B_6与出生缺陷及心血管疾病病因的关联；维生素E、维生素C、β-胡萝卜素及微量元素硒、锌、铜等在体内的抗氧化作用及其机制的研究等。

营养素生理功能研究进一步发现：营养素不仅有预防营养缺乏病的作用，还有预防慢性疾病和延缓衰老等新功能。营养素发挥这些新功能，通常都需要比以往的人体需要量，或推荐的膳食营养素供给量（recommended dietary allowance, RDA）更高的摄入量。于是美国自1943年首次发布RDA后，在1997年提出了新的概念，即每天参考摄入量（daily reference intake, DRI），在RDA基础上，增加了适宜摄入量（adequate intake, AI）和最高耐受限制量（tolerable upper limit, UL）。中国营养学会于2000年发布了《中国居民膳食营养素参考摄入量（DRIs）》，并于2013年再次修订DRIs时，纳入了近十年来营养学研究的新成果，尤其是循证营养学的研究资料，并基于非传染性慢性病（non-communicable chronic disease, NCD）一级预防资料，提出了宏量营养素的可接受范围（acceptable macronutrient distribution ranges, AMDR）、部分微量营养素的建议摄入量（proposed intakes for preventing non-communicable chronic diseases, PI-NCD）和某些膳食成分的特定建议值（specific proposed levels, SPL）三个新参数。

营养学进展和研究成果，只有在被民众了解和应用之后，才能发挥更大作用。为了指导民众合理地选用食物，提高其整体营养水平，世界各国都着力于膳食指南（dietary guidelines）的制订与修订。美国于1977年发布第1版"美国膳食目标"，并自1980年起每5年修订一次，《2015-2020美国居民膳食指南》已是第8版。中国于1989年首次发布《中国居民膳食指南》，并于1997、2007和2016年三次更新。《中国居民膳食指南2016》由一般人群膳食指南、特定人群膳食指南和中国居民平衡膳食实践三部分组成，并配备了"中国居民平衡膳食宝塔（2016）""中国居民平衡膳食餐盘（2016）"和"儿童平衡膳食算盘"三个可视化图形，指导大众在日常生活中进行具体实践。许多国家和地区也发布了各具特色、形式多样的膳食指南，如意大利，加拿大，日本，巴西，瑞典等。

1992年在罗马召开的世界营养大会，全球159个国家政府的领导人与会，并发布《世界营养宣言》和《营养行动计划》，号召各国政府保障食品供应、控制营养缺乏病、加强宣传教育，并制订国家营养改善行动计划。中国于1997年颁布《中国营养改善行动计划》，其总目标为："通过保障食物供给，落实适宜的干预措施，减少饥饿和食物不足，降低能量-蛋白质营养不良的发生率，预防、控制和消除微量营养素缺乏症；通过正确引导食物消费，优化饮食模式，促进健康的生活方式，全面改善居民营养状况，预防与营养有关的慢性病。"2014年颁布的《中国食物与营养发展纲要（2014-2020）》，更是明确指出"提高全民营养意识，提倡健康生活方式，树立科学饮食理念，研究设立公众营养日。开展食物营养知识进村入户活动，加强营养与健康教育"。为此，由中国营养学会倡导，联合中国疾控中心营养与健康所、农业部食物与营养发展研究所、中国科学院上海生命科学院营养科学研究所作为发起及组织单位，将每年5月的第3周定为"全民营养周"，旨在通过以科学界为主导，全社会、多渠道、集中力量、传播核心营养知识和实践，使民众了解食物、提高健康素养、建立营养新生活，让营养意识和健康行为代代传递，提升国民素质，实现中国"营养梦，健康梦"。

二、认识应用营养学

基础营养学不断发展的同时，与其他相关学科互相渗透，派生出许多新的各具特色的学科，如人体营养学、人群营养学、医学营养学、特殊营养学、临床营养学、应用营养学、饮食治疗学、运动营养学、护理营养学、康复营养学等，此外还有分子营养学、营养药物学、免疫营养学、病理营养学等。

应用营养学，是研究各类食物营养素及非营养素生物活性物质及其与人体健康关系的一门学科。重点介绍各类食物的营养特点，改善食品营养价值的原理和方法；各类人群的合理营养与膳食要求，改善各人群营养的基础理论与途径；辅以膳食调查、食品营养价值评估、食谱编制与评价、食品生产的危害分析及关键点控制等营养与食品卫生工作方法的实训指导。它与基础营养学、人体营养学、临床营养学、食品卫生学等相关学科有着错综复杂的关联。

思考与练习

应用营养学与其相关学科有何关联？

第一章 基础营养

教学目标

通过本章节的学习，了解能量及各种营养素的体内代谢，掌握其主要功能及食物来源，熟悉能量及主要营养素营养状况的评估、需要量及改善应用。

营养（nutrition），是指人体消化、吸收、利用食物或营养素的过程，是人类通过摄取食物以满足机体生理需要的生物化学过程，也是一个动态的过程。营养素（nutrient），是人类为维持正常生理功能和满足劳动及工作需要，必须每天从食物中获得的营养物质。除空气和水外，由各种食物组成的膳食，提供着人体需要的各种营养素，以满足机体的正常生长发育、新陈代谢和工作、劳动的需要。其中，蛋白质、脂肪和碳水化合物需要量较大，称为宏量营养素（macronutrients）；维生素和矿物质需要量较小，称为微量营养素（micronutrients）。人体内，凡总重量大于体重0.01%的矿物质，称为常量元素；反之，总重量小于体重0.01%的矿物质，则称为微量元素（trace elements）。能量的来源主要是食物中的碳水化合物、脂肪和蛋白质，此三种营养素经过氧化分解后释放出能量，故又称为生热营养素。

营养素是生命的物质基础，营养不仅维系个体生命，也关系到种族延续、国家昌盛、社会繁荣和人类文明，因此合理营养、平衡膳食极为重要。随着社会科学的发展，生活水平的提高，人们对健康意识的增强，营养日益受到重视。特别是近年来，国家更加重视营养问题，出台了《中国儿童发展纲要（2011-2020）》《国民营养计划（2017-2030）》，自2007年起，将每年的9月1日定为"全民健康生活方式行动日"，并在全国开展《家庭营养改善计划》的巡讲。

人体所需的营养素有蛋白质、糖、膳食纤维、脂类、无机盐（矿物质）、维生素和水7类。其中，不能在体内合成而必须从食物中获得的营养素，称为"必需营养素"，包括9种氨基酸：异亮氨酸、亮氨酸、赖氨酸、甲硫氨酸、苯丙氨酸、苏氨酸、色氨酸、缬氨酸、组氨酸（婴儿为主）；2种脂肪酸：亚油酸和α-亚麻酸；1种碳水化合物：膳食纤维；7种常量元素：钾、钠、钙、镁、硫、磷、氯；8种微量元素：铁、碘、锌、硒、铜、铬、钼、钴；14种维生素：维生素A、维生素D、维生素E、维生素K、维生素B_1、维生素B_2、维生素B_6、维生素C、烟酸、泛酸、叶酸、维生素B_{12}、胆碱、生物素；加上水，共计42种。

第一节 蛋 白 质

蛋白质（protein）是一切生命的物质基础，没有蛋白质就没有生命。蛋白质约占正常成人体重的16%～19%，是构成细胞、组织和器官的最重要物质，体内的蛋白质始终处于不断分解、又不断合成的动态平衡中，以保障组织蛋白的不断更新与修复。总体来说，人体内每天约更新3%的蛋白质，肠和骨髓内的蛋白质更新速度相对较快。

一、蛋白质组成

（一）氨基酸和肽

蛋白质是由许多氨基酸（amino acid）以肽键连接，并形成具有一定空间结构的大分子。因氨基酸种类、数量、排列次序和空间结构的千差万别，构成无数种功能各异的蛋白质，才有了丰富多彩且奥妙无穷的生物世界。构成人体蛋白质的氨基酸有20种（不含胱氨酸），见表1-1。蛋白质分解时的次级结构称为肽（peptide）：根据肽链的长短，可分为含10个以上氨基酸的多肽（polypeptide），含4～6个氨基酸的寡肽（oligopeptide），含3个或2个氨基酸的3肽（tripeptide）或2肽（dipeptide）。

（二）必需氨基酸

构成人体蛋白质的20种氨基酸中，有9种是人体不能合成或合成速度不能满足机体需要，必须从食物中直接获得的，称为必需氨基酸（essential amino acid，EAA），另外9种是人体自身可以合成且能满足机体需要的，称为非必需氨基酸（non-essential amino acid，NEAA），见表1-1。

表1-1 人体氨基酸分类

必需氨基酸	非必需氨基酸	条件必需氨基酸
异亮氨酸	天门冬氨酸	半胱氨酸
亮氨酸	天门冬酰胺	酪氨酸
赖氨酸	谷氨酸	
甲硫氨酸	谷氨酰胺	
苯丙氨酸	甘氨酸	
苏氨酸	脯氨酸	
色氨酸	丝氨酸	
缬氨酸	丙氨酸	
组氨酸	精氨酸	

组氨酸是婴儿必需氨基酸。自联合国粮食及农业组织（FAO）、世界卫生组织（WHO）在1985年首次提出成人组氨酸需要量为8～12mg/（kg·d）后，同期许多报道证实组氨

酸可能也是成人体内必需氨基酸，但因其在人体肌肉和血红蛋白中有大量贮存，所以需要量相对较少，也不易通过研究来直接证实成人体内无合成组氨酸能力，故最终尚难确认组氨酸为成人体内的 EAA。

半胱氨酸和酪氨酸，在人体内分别由甲硫氨酸和苯丙氨酸转变而来，若膳食能直接提供这两种氨基酸，则人体对甲硫氨酸和苯丙氨酸的需要量可分别减少 30% 和 50%，故将半胱氨酸和酪氨酸称为条件必需氨基酸（conditionally essential amino acid）或半必需氨基酸（semi-essential amino acid）。在计算食物必需氨基酸组成时，常将甲硫氨酸和半胱氨酸、苯丙氨酸和酪氨酸合并计算。

（三）氨基酸模式和限制氨基酸

人体蛋白质及食物蛋白质必需氨基酸种类及含量的差异，营养学用氨基酸模式（amino acid pattern）来表示。所谓的氨基酸模式，即指某种蛋白质的各种必需氨基酸构成比例。计算方法是将该种蛋白质的色氨酸含量设为 1，分别计算出其他必需氨基酸的相应比值，这些比值就是该种蛋白质的氨基酸模式，见表 1-2。

表 1-2 常用食物和人体蛋白质氨基酸模式

氨基酸	人体	全鸡蛋	牛奶	牛肉	大豆	面粉	大米
异亮氨酸	4.0	3.2	3.4	4.4	4.3	3.8	4.0
亮氨酸	7.0	5.1	6.8	6.8	5.7	6.4	6.3
赖氨酸	5.5	4.1	5.6	7.2	4.9	1.8	2.3
甲硫氨酸 + 半胱氨酸	3.5	3.4	2.4	3.2	1.2	2.8	2.3
苯丙氨酸 + 酪氨酸	6.0	5.5	7.3	6.2	3.2	7.2	3.8
苏氨酸	4.5	2.8	3.1	3.6	2.8	2.5	2.9
缬氨酸	5.0	3.9	4.6	4.6	3.2	3.8	4.8
色氨酸	1.0	1.0	1.0	1.0	1.0	1.0	1.0

食物蛋白质氨基酸模式与人体蛋白质越接近时，必需氨基酸被机体利用程度越高，食物蛋白质营养价值也相对越高，如动物性食物中的蛋类、奶类、肉类、鱼类等以及植物性食物中的大豆类，常常统称为优质蛋白质。鸡蛋蛋白质，与人体蛋白质氨基酸模式最接近，在实验中常将其作为参考蛋白（reference protein）。反之，若食物蛋白质的一种或几种必需氨基酸含量相对较低，将导致其他必需氨基酸不能被充分利用而浪费，从而降低蛋白质的整体营养价值，这些含量相对较低的必需氨基酸，统称为限制氨基酸（limiting amino acid），其中含量最低的称为第一限制氨基酸，余者以此类推。植物性蛋白常因相对缺少下列必需氨基酸：赖氨酸、甲硫氨酸、苏氨酸和色氨酸，营养价值相对不高，如大米和面粉蛋白质中赖氨酸含量最少。为提高植物性蛋白质的营养价值，常将两种及以上食物混合食用，以多补少，提升膳食蛋白质的整体营养价值。营养学将相互补充其必需氨基酸不足的作用，称为蛋白质互补作用（complementary action）。例如大豆制品和米面同食，大豆蛋白可弥补米、面蛋白的赖氨酸不足，米、面蛋白也可一定程度补充大豆蛋白的甲硫氨酸不足，提升混合食物蛋

白质的营养价值。

（四）特殊氨基酸

1. 牛磺酸

牛磺酸是动物细胞含硫氨基酸代谢的终产物，通常认为主要是通过半胱亚硫酸脱羧酶由半胱氨酸氧化转变而来。牛磺酸可与胆酸结合，对脂肪的溶解和吸收具有十分重要的作用。在低钙的情况下，牛磺酸可增加心肌收缩力，钙过高时，又可保护心肌免于受损。牛磺酸在初乳中含量非常丰富，而新生儿及婴儿合成牛磺酸的能力很低。牛磺酸缺乏可使婴儿体重增加减缓。植物性食物不含牛磺酸，动物性食物如肉类则含量丰富，尤其是贝类食物。

2. 谷氨酰胺

谷氨酰胺对肠黏膜细胞、淋巴细胞及纤维细胞具有特殊作用，常作为条件必需氨基酸，适量添加在肠外、肠内、经口营养补充液中，用以保护肠黏膜屏障、改善肠功能、减少细菌扩散，尤其对危重症患者十分重要。

3. 精氨酸

精氨酸虽为非必需氨基酸，因其在肌酸合成时起重要作用，常被认为是条件必需氨基酸。肌酸代谢中产生的一氧化氮，能调节血管张力，调整血压和血流量。

二、蛋白质的分类

蛋白质的化学结构较为复杂，至今仍有许多蛋白质的化学结构尚未阐明。现行的蛋白质分类主要依据为化学组成、溶解度和形状三项，营养学上也常按营养价值分类。

（一）按化学组成分类

首先依据蛋白质化学组成的复杂程度，将其分为单纯蛋白质与结合蛋白质两大类；再按其形状和溶解度分成各类蛋白质。单纯蛋白质仅由氨基酸组成，其水解的最终产物只有氨基酸；结合蛋白质则由单纯蛋白质与非蛋白质结合而成，后者常称为结合蛋白质的辅基，故彻底水解后的产物除氨基酸外，还有所含的辅基。

1. 单纯蛋白质

依据其溶解度、受热凝固性及盐析等物理性质的不同，单纯蛋白质可分为清蛋白、球蛋白、谷蛋白、醇溶蛋白、精蛋白、组蛋白和硬蛋白7类。

2. 结合蛋白质

依据辅基的不同，结合蛋白质可分为核蛋白、糖蛋白、脂蛋白、磷蛋白和色蛋白5类。

（二）按蛋白质形状分类

依据蛋白质形状，可将其分为纤维状蛋白和球状蛋白。前者多为结构蛋白，由长的氨基酸肽链连接成为纤维状或蜷曲成盘状，成为各种组织的支柱，如皮肤、肌腱、软骨及骨组织中的胶原蛋白；后者的形状近似于球形或椭圆形，多为具有生理活性的蛋白质，如酶、转运蛋白、蛋白类激素与免疫球蛋白、补体等。

（三）按蛋白质的营养价值分类

食物蛋白质的营养价值取决于其所含氨基酸的种类与比例。依据食物蛋白质的氨基酸组成不同，将其分为完全蛋白质、半完全蛋白质和不完全蛋白质三类。

1. 完全蛋白质

完全蛋白质是指所含的 EAA 种类齐全、数量充足、比例适当，不但能维持成人的健康，还能促进儿童生长发育，例如乳类的酪蛋白、乳白蛋白，蛋类的卵白蛋白、卵磷蛋白，肉类的白蛋白、肌蛋白，大豆类的大豆蛋白等。

2. 半完全蛋白质

半完全蛋白质是指所含的 EAA 种类齐全，但某些数量不足或比例不适当，可以维持生命，但不利于促进生长发育，例如小麦中的麦胶蛋白等。

3. 不完全蛋白质

不完全蛋白质是指所含的 EAA 种类不全，既不能维持生命，也不能促进生长发育，例如玉米中的玉米胶蛋白，动物结缔组织和肉皮中的胶质蛋白，豌豆中的豆球蛋白等。

三、蛋白质的生理功能

（一）构成与修复组织

蛋白质是人体所有细胞、组织和器官的重要组成成分，伴随着生长发育，体内的蛋白质不断增加。人体瘦组织（lean tissue）中，如肌肉、心、肝、肾等器官均含大量蛋白质；骨骼和牙齿含大量胶原蛋白，指、趾甲含大量角蛋白；细胞从内到外各种结构均含蛋白质。

人体内各组织细胞的蛋白质在不断更新中，不同蛋白质的半衰期差异很大，短的仅几秒，长的约 3 年。故摄取充足的蛋白质，有利于维持人体组织的更新，加速创伤的修复。

（二）调节生理功能

人体生命活动的有序进行，依赖于多种生理活性物质的调节，蛋白质则以众多生理活性物质的构成成分，参与调节生理功能。例如酶蛋白具有促进食物消化、吸收和利用的作用；核蛋白直接构成细胞核并影响细胞功能；免疫蛋白具有维持机体免疫功能的作用；收缩蛋白具有调节肌肉收缩的功能；血液中的脂蛋白、运铁蛋白、视黄醇（即维生素 A_1）结合蛋白具有运送营养素的作用；血红蛋白具有携带、运送氧的功能；白蛋白具有调节渗透压、维持体液平衡的功能；由蛋白质或蛋白质衍生物构成的某些激素，如垂体激素、甲状腺素、胰岛素及肾上腺素等都是机体的重要调节物质。

(三) 供给能量

蛋白质在体内降解为氨基酸后，经脱氨基作用生成的 α-酮酸，可直接或间接经三羧酸循环氧化分解，同时释放能量，是人体能量来源之一。供给能量，是蛋白质的次要功能，可由碳水化合物和脂肪所替代。

四、蛋白质的消化、吸收和代谢

(一) 蛋白质的消化

蛋白质未经消化不易吸收，有时某些抗原或毒素蛋白可少量通过黏膜细胞进入体内，产生过敏、毒性反应。一般情况下，食物蛋白质水解成氨基酸和短肽后方能被人体吸收。因唾液不含水解蛋白质的酶，故食物蛋白质的消化始于胃，主要在小肠。

胃内消化蛋白质的酶是胃蛋白酶（pepsin），它是由胃底部和幽门部黏膜主细胞分泌的胃蛋白酶原（pepsinogen）经胃酸和已存在的胃蛋白酶激活而产生活性，但作用较弱、专一性较差，除黏液蛋白外，主要水解芳香族氨基酸、甲硫氨酸或亮氨酸等残基组成的肽链，胃蛋白酶对母乳中酪蛋白的凝乳作用，有助于延长凝成乳块的乳液在胃中的停留时间，有助于婴儿的充分消化。

食物在胃中停留时间较短，蛋白质的消化也不完全，其降解产物及未消化的蛋白质在小肠内经胰液及小肠黏膜细胞分泌的多种蛋白酶和肽酶共同作用，进一步水解为氨基酸和寡肽。胰腺分泌的蛋白酶分两类：①内肽酶（endopeptidase），可水解蛋白质分子内的肽键，包括胰蛋白酶（trypsin）、糜蛋白酶（chymotrypsin）和弹性蛋白酶（elastase）；②外肽酶（exopeptidase），可逐个降解肽链末端的氨基酸，包括羧基肽酶与氨基肽酶。胰酶催化蛋白质水解的作用和专一性都较强，所以胃切除术后食物蛋白的消化，虽未经胃蛋白酶的作用，但并不受严重影响。

初分泌的各种胰酶都无活性，分泌至十二指肠后才被激活发挥作用。胰蛋白酶原被小肠上皮细胞刷状缘表面的肠激酶激活变成胰蛋白酶，后者再激活糜蛋白酶原、弹性蛋白酶原和羧基肽酶原，使之变成相应酶。胰蛋白酶原的分泌受肠内食物蛋白的影响，当胰蛋白酶与食物蛋白结合完毕后，多余的胰蛋白酶能抑制胰腺再分泌。

胰酶水解蛋白的产物，仅 33% 左右为氨基酸，其余为含 10 个以下氨基酸肽链的寡肽，将在肠黏膜细胞刷状缘和胞液中存在的多种寡肽酶作用下，逐步水解至可吸收的三肽或二肽，吸收入细胞后再进一步分解成氨基酸。

(二) 蛋白质的吸收

1. 整蛋白的吸收

在低等动物中，吞噬是其摄入大分子的基本方式。而对于高等动物，只有在其胚胎期仍保持这种低级的原始机制。例如，母乳中的抗体可通过肠黏膜细胞的吞噬作用传递给婴儿。

有关成年人对整蛋白的吸收问题已有不少研究：例如将胰岛素和胰蛋白酶抑制剂同时注入大鼠的隔离肠袢，发现可引起血糖降低，说明有一部分胰岛素被吸收；人的血液中会存在食物蛋白质的抗体，说明食物蛋白质可进入血液而起抗原的作用。但通常状况下，大分子蛋白质的吸收是极微量的，也无任何营养学意义。应引起注意的是一旦肠黏膜屏障损伤，细菌的毒素、食物抗原等可能会进入血液成为致病因子。

2. 氨基酸和短肽的吸收

经过小肠腔内和黏膜的消化，蛋白质被水解为可被直接吸收的氨基酸和含 2～3 个氨基酸的短肽。

氨基酸的吸收，通过小肠黏膜细胞的主动转运系统进行，分别转运中性、酸性和碱性氨基酸。具有相似结构的氨基酸在使用同一转运系统时，相互间具有竞争机制，竞争的结果是往往含量高的氨基酸吸收得也相应多些，保证了肠道能按食物氨基酸含量比例进行吸收。如果膳食中过多加入某种氨基酸，则会发生竞争性选择吸收，从而减少了同类型氨基酸的吸收。例如亮氨酸、异亮氨酸和缬氨酸有共同转运系统，过多加入任意一种都会减少另两种氨基酸的吸收，进而降低食物蛋白质的营养价值。

肠道内被消化吸收的蛋白质，来自于食物、肠黏膜细胞的脱落和消化液的分泌等，每天约有 70g 左右的蛋白质进入消化系统，其中大部分被消化和重吸收。未被吸收的蛋白质则由粪便排出体外。

（三）氨基酸代谢池

氨基酸代谢池是存在于人体各组织、器官和体液中的氨基酸的统称，其中游离氨基酸除来自食物外，大部分是体内蛋白质分解产物。这些氨基酸主要被用来重新合成人体蛋白质，以确保机体蛋白质的不断更新与修复；未被利用的氨基酸，则经代谢转变成尿素、氨、尿酸和肌酐等，由尿液排出体外。

机体每天因皮肤、毛发和黏膜的脱落，妇女经期失血及肠道内菌体死亡等排出约 20g 以上蛋白质，这类氮排出是机体不可避免的氮消耗，称为必要氮损失（obligatory nitrogen losses，ONL）。按每千克体重计，成年男性每天必要氮损失为 54mg，成年女性为 55mg。当饮食碳水化合物和脂肪不能满足机体能量需要，或蛋白质摄入过多时，蛋白质才分别被用来作为能源或转化为碳水化合物和脂肪，故正常情况下，理论上只要从膳食中获得相当于必要氮损失量的氮量，即可满足人体对蛋白质的需要。

（四）氮平衡

1. 氮平衡（nitrogen balance）的概念

氮平衡是指机体摄入氮和排出氮之间的平衡关系。食物中蛋白质含氮量约为 16%，其关系式如下：

$$B=I-(U+F+S)$$

其中，B：氮平衡；I：摄入氮；U：尿氮；F：粪氮；S：皮肤等氮损失。

正常成人每天摄入与排出的氮量应大致相等，即 B 等于或接近零，为零氮平衡（zero nitrogen balance）；儿童、孕妇、乳母及其消耗性疾病恢复期，应增加摄入氮，确保组织蛋白的合成多于分解，B 为正数，即正氮平衡（positive nitrogen balance），可以满足机体对蛋白质的额外需要；衰老、短暂饥饿或某些消耗性疾病期，排出氮量大于摄入氮量，B 为负数，即负氮平衡（negative nitrogen balance），在这种状况下，应尽可能增加蛋白质供应，以减轻或改善负氮平衡。

2. 氮平衡影响因素

（1）能量。机体能量供给低于实际需求时，氮平衡向负平衡方向改变。若蛋白质供给达到需要，能量供给超过需要则可保证氮平衡；但若蛋白质供给不足，即便增加额外能量，也不会改善氮平衡状况；能量不足加重，将持续向负平衡方向发展。

（2）活动量。减少活动量，可以降低能耗；能量供给达到或高于需要时，则可对蛋白质具有保护作用。

（3）激素。生长激素、睾酮等作用于合成代谢的激素倾向于使氮在体内储留，而甲状腺素、皮质类激素等作用于分解代谢的激素则倾向于使体内氮排出。

（4）蛋白质与氨基酸摄入量。若处于低氮摄入水平，尿氮排出将随之下降；一旦低于需求，则会出现负氮平衡并致体内蛋白质消耗，继续发展还引发器官功能的改变。

（5）各种应激状态。精神过分紧张、焦虑、思想负担过重及疾病状态，对氮排出均有一定影响。

五、食物蛋白质营养价值评价

评价食物或食品蛋白质的营养价值，对于食品品质鉴定、新食品资源研究和开发、指导人群膳食等许多方面，都十分必要。各类食物的蛋白质含量、氨基酸模式等都不同，人体对不同蛋白质的消化、吸收和利用程度也存在差异。所以，营养学主要从蛋白质含量、被消化吸收程度和被人体利用程度几方面来全面评价食物蛋白质的营养价值。

（一）蛋白质含量

虽然蛋白质含量不等于质量，但若数量有限，质量再好，其营养价值也有限；蛋白质含量是食物蛋白质营养价值的基础。食物蛋白质的含量测定，常用微量凯氏（Micro-Kjeldahl）定氮法测定食物中氮含量，再折算成蛋白质含量。同种食物的换算系数不变，换算系数根据氮占蛋白质百分比（16%）计算。

（二）蛋白质消化率（digestibility）

蛋白质消化率既能反映蛋白质在体内被分解程度，也能反映消化后氨基酸和肽被吸收程度。因蛋白质在食物中存在形式、结构各不相同，加上食物中含有的一些不利于蛋白质吸收的其他因素等，不同食物或同种食物不同加工方式，其蛋白质的消化率都有差异。例如动物性食物蛋白质通常高于植物性食物（见表1-3）；整粒大豆的蛋白质消化率仅60%，加工成豆腐后蛋白质消化率提高到90%以上，源于加工过程中去除了大豆纤维素和其他不利于大豆蛋白质消化吸收的影响因素。

蛋白质消化率测定，无论以人还是以动物为实验对象，都建议检测实验期间摄入的食物氮、排出体外的粪氮和粪代谢氮再利用下列公式计算，得到食物蛋白质的真消化率（true digestibility）。粪代谢氮是指肠内源性氮，是在试验对象完全不摄取蛋白质时，粪中含氮量。成人24h内粪代谢氮为0.9～1.2g。实际应用中，常忽略粪代谢氮，简化了实验方法，由此推算的结果比真消化率要低，具有安全性。这种消化率，叫作表观消化率（apparent digestibility）。

$$蛋白质消化率 = [食物氮 - （粪氮 - 粪代谢氮）] \div 食物氮 \times 100\%$$

表1-3　常用食物蛋白质消化率　　　　　　　　　　（单位：%）

食物	真消化率	食物	真消化率	食物	真消化率
鸡蛋	97±3	大米	88±4	大豆粉	86±7
牛奶	95±3	面粉	96±4	菜豆	78
肉、鱼	94±3	燕麦	86±7	花生酱	88
玉米	85±6	小米	79	中国混合膳	96

（三）蛋白质利用率

衡量蛋白质利用率的指标很多，不同指标分别从不同角度反映了蛋白质利用程度。以下介绍几种常用指标。

1. 生物价（biological value，BV）

生物价是反映食物蛋白质消化吸收后，被机体利用程度的指标。生物价的值越高，表明其被机体利用程度越高，最大值为100，相关计算公式如下：

$$生物价 = 储留氮 \div 吸收氮 \times 100$$

$$吸收氮 = 食物氮 - （粪氮 - 粪代谢氮）$$

$$储留氮 = 吸收氮 - （尿氮 - 尿内源性氮）$$

尿氮和尿内源性氮检测原理和方法与粪氮、粪代谢氮相同。生物价对指导肝、肾疾病患者膳食治疗很有意义。生物价高，表明食物蛋白质中氨基酸主要用来合成人体蛋白，极少有多余的氨基酸经肝、肾代谢而释放能量，或由尿排出，故可大大减轻肝、肾负担，有利于其功能恢复。

2. 蛋白质净利用率（net protein utilization，NPU）

蛋白质净利用率反映了食物中蛋白质被利用的程度，该项指标包含了食物蛋白质的消化和利用，故更为全面，其计算公式如下：

$$蛋白质净利用率 = 消化率 \times 生物价 = 储留率 \div 食物氮 \times 100\%$$

3. 蛋白质功效比值（protein efficiency ratio，PER）

常用刚断奶的雄性大鼠等处于生长阶段的幼年动物，观察其在实验期间体重增加与蛋白质摄入量的比值，作为反映蛋白质营养价值的指标。因所测蛋白质主要被用来提供生长发育的需要，故该指标被广泛用于婴幼儿食品的蛋白质评价。实验期间饲料中被测蛋白质是唯一蛋白来源，占饲料总能量的10%，实验周期为28d。

$$蛋白质功效比值 = 动物体重增加（g）÷ 食物蛋白质摄入量（g）$$

同种食物，在不同实验条件下，所测的功效比值常有明显差异。为使实验结果更具一致性和可比性，实验中常用标化酪蛋白为参考蛋白并设对照组，无论酪蛋白组功效比值为多少，均应换算为2.5，然后按下式计算被测蛋白质的功效比值。

$$被测蛋白质功效比值 = 实验组功效比值 ÷ 对照组 × 2.5$$

4. 氨基酸评分（amino acid score，AAS）

氨基酸评分又称蛋白质化学评分（chemical score），是目前广为采用的评价方法。用被测食物蛋白质必需氨基酸评分模式（amino acid scoring pattern）与推荐的理想模式或参考蛋白模式进行比较，该指标反映了蛋白质构成与利用率之间的关系。不同年龄人群，其氨基酸评分模式不同；不同食物，氨基酸评分模式也不相同。

氨基酸评分分值为食物蛋白质中必需氨基酸与参考蛋白或理想模式中对应的必需氨基酸的比值。

$$氨基酸评分 = \frac{被测食物蛋白质每克氮（或蛋白质）中氨基酸量（mg）}{理想模式或参考蛋白质每克氮（或蛋白质）中氨基酸量（mg）}$$

确定某种食物蛋白质氨基酸评分，分为两个步骤：首先计算被测蛋白质中每种EAA的评分值；其次，在上述计算结果中，找出最低的EAA评分值（第一限制氨基酸），即为该蛋白质的氨基酸评分，见表1-4。

表1-4　几种常见食物的蛋白质利用率

食物	BV	NPU（%）	PER	AAS
全鸡蛋	94	84	3.92	1.06
全牛奶	87	82	3.09	0.98
鱼	83	81	4.55	1.00
牛肉	74	73	2.30	1.00
大豆	73	66	2.32	0.63
精制面粉	52	51	0.60	0.34
大米	63	63	2.16	0.59
土豆	67	60	—	0.48

氨基酸评分，方法比较简单，缺点是没有考虑食物蛋白质消化率。为此，美国食品药品监督管理局（food and drug administration，FDA）又通过了一种新方法：经消化率修

正的氨基酸评分（protein digestibility corrected amino acid score，PDCAAS），此法可替代蛋白质功效比值PER，除孕妇和1岁以下婴儿以外，对所有人群的食物蛋白质进行评价。其计算公式为：

$$PDCAAS = 氨基酸评分 \times 真消化率$$

除上述介绍的方法和指标外，还有些蛋白质营养评价方法和指标，例如相对蛋白质值（relative protein value，RPV）、净蛋白质比值（net protein ratio，NPR）、氮平衡指数（nitrogen balance index，NBI）等则相对应用较少。

六、人体蛋白质营养状况评价

（一）膳食蛋白质摄取量

膳食蛋白质摄取量用于评价机体蛋白质营养状况的背景材料或参考材料，与机体蛋白质营养状况评价指标结合起来，有助于正确判断机体蛋白质营养状况。

（二）身体测量

身体测量是鉴定机体蛋白质营养状况的重要依据。例如评定生长发育状况常采用的测量指标，包括体重、身高、上臂围、上臂肌围、上臂肌面积、胸围以及生长发育指数等；评判老年人肌肉减少症常用的测量指标有身高、体重、小腿围、握力等。

（三）实验室相关指标

1. 血液中的蛋白质标记物（表1-5）

表1-5 营养状态的蛋白质标记物

蛋白质标记物	半衰期（d）	正常血浆浓度参考值
白蛋白（ALB）	20	35～55g/L
前白蛋白（PA）	2	200～500mg/L
运铁蛋白（TRF）	8	2～4g/L
纤维结合蛋白（FN）	0.5～1	200～280mg/L
视黄醇结合蛋白（RBP）	0.5	40～70μg/L

2. 尿液中的蛋白质标记物

尿液中的蛋白质标记物常用指标有尿肌酐、尿三甲基组氨酸、尿羟脯氨酸等。

蛋白质缺乏在各类人群及各个年龄段都有发生，以生长阶段的儿童更为敏感。蛋白质-能量营养不良（protein-energy malnutrition，PEM）的发生，有因疾病和营养不当所致，也有因贫穷和饥饿所致。PEM分为两种：①夸希奥科病（kwashiorkor），来自加纳语，指能量摄入基本满足要求，而蛋白质严重不足所致，主要表现为腹部和腿部水肿、虚弱、表情淡漠、生长滞缓、头发变色、变脆和易脱落、易感染等；②消瘦（marasmus），是指蛋白质和能量摄入均严重不足，主要表现为消瘦无力，因易感染其他疾病而死亡。也有学者认为，这两种营养不良症是PEM的不同阶段。

蛋白质，尤其是动物性蛋白质摄入过多，对人体同样有害。首先，过多动物蛋白质摄入，必然伴随摄入较多的动物脂肪和胆固醇；其次，蛋白质过多对人体本身也会产生有害影响。通常人体不贮存蛋白质，所以必须将过多蛋白质脱氨分解，再由尿排出体外；此过程需要大量水分，可加重肾负担，若肾功能本来不好，则危害更大。过多动物蛋白的摄入，也会造成含硫氨基酸摄入过多，加速骨骼中钙质丢失，易发生骨质疏松（osteoporosis）。

而长期蛋白质摄入不足，将影响机体组织蛋白质的合成。在儿童和青少年，表现为生长发育迟缓，身高体重低于正常儿童，甚至影响智力的正常发育。成人可有疲倦、无力、体重降低、血浆清蛋白下降、肌肉萎缩、贫血，严重时可出现营养不良性水肿，另外还可致伤口愈合缓慢、免疫功能低下。

七、蛋白质供给量及来源

人体内存在氮平衡，通过膳食蛋白质的供给来满足机体的需求，长期不恰当正氮平衡和负氮平衡，都可能对人体造成危害。

理论上，成人每天摄入大约30g蛋白质就可达到零氮平衡。但从安全性考虑，成人按每千克体重每天摄入0.8g蛋白质较好，量的多少还需结合蛋白质的来源及质量调整。以植物性食物为主的膳食蛋白质供给量在1.0～1.2g/（kg·bw），约占总能量的10%～12%，儿童青少年可提升为12%～14%。蛋白质营养正常时，人体内有关反映蛋白质营养水平的指标也应正常。常用观察指标也可见表1-5。

蛋白质广泛存在于动植物性食物之中。动物性蛋白质质量好，但同时富含脂肪酸、胆固醇等；植物性蛋白质利用率较低，如谷类的蛋白质含量在10%左右，不算高，但由于是主食，摄入量较多，仍然是膳食蛋白质的主要来源。

豆类含有丰富的蛋白质，尤其是大豆含蛋白质高达36%～40%，氨基酸组成也比较合理，在体内的利用率较高，是植物性蛋白质中非常好的蛋白质来源。蛋类含蛋白质11%～14%，是优质蛋白质的重要来源。奶类（牛奶）一般含蛋白质3.0%～3.5%，是婴幼儿蛋白质的最佳来源。肉类包括禽、畜和鱼虾的鲜肉中含蛋白质15%～22%，且蛋白质营养价值高，是人体蛋白质的重要来源。

为改善膳食蛋白质质量，在膳食中应保证有一定数量的优质蛋白质。一般要求动物性蛋白质和大豆蛋白质应占膳食蛋白质总量的30%～50%；提倡关注蛋白质的互补作用，适当搭配。

第二节　糖　类

糖类，又称碳水化合物（carbohydrate），是多羟基醛或多羟基酮及其聚合物和某些衍生物的总称，由碳、氢、氧三种元素组成，广泛分布于自然界。

一、糖的分类

糖通常可分为四类：单糖（monosaccharide）、双糖（disaccharide）、寡糖（oligosaccharide）和多糖（polysaccharide）。糖的结合物有糖脂、糖蛋白、蛋白多糖三类。

（一）单糖

单糖含 3～7 个碳原子，不能水解为更简单的糖，具有醛基或酮基，故又称为醛糖或酮糖。食物单糖主要有葡萄糖、果糖和半乳糖。

1. 葡萄糖（glucose）

葡萄糖是构成食物中各种糖类的最基本单位。有些糖类完全由葡萄糖构成，如淀粉；有些则由葡萄糖与其他糖化合而成，如蔗糖。葡萄糖较少以单糖形式存在于天然食品中。葡萄糖有 D 型和 L 型两种结构，人体只能代谢 D-葡萄糖而不能利用 L-葡萄糖。故 L-葡萄糖常用作甜味剂，在增加食品甜味的同时，不会增加能量摄取。

D-葡萄糖，又称右旋糖，不仅是最常见的糖，也是世界上最丰富的有机物。在血液、脑脊液、淋巴液、水果、蜂蜜以及多种植物液中都以游离形式存在，是构成多种寡糖和多糖的基本单位。

2. 果糖（frucose）

果糖主要存在于水果和蜂蜜中，是一种最常见的己酮糖，是葡萄糖的同分异构体，通常为黏稠状液体，易溶于水、乙醇和乙醚。D-果糖，又称左旋糖，是甜度最高的单糖。

人工制作的玉米糖浆中含 40%～90% 的果糖，是饮料、冷冻食品、糖果蜜饯生产的重要原料。果糖被人体吸收后，多经肝转变成葡萄糖，部分可转变为糖原、乳酸和脂肪。

3. 半乳糖（galactose）

半乳糖很少以单糖形式存在于食品中，是乳糖的重要组成成分，自然界中游离的半乳糖存在于常青藤的浆果中。半乳糖为白色晶体，也分为 D 型和 L 型两种结构，均天然存在。D-半乳糖多作为乳糖的结构部分存在于牛奶中。

半乳糖在人体中也须先转变成葡萄糖才能被利用，母乳半乳糖是在体内重新合成的，而非从食物中直接获得。

4. 其他单糖

除上述三种重要己糖外，食物中还有少量的戊糖，如核糖（ribose）、脱氧核糖（deoxyribose）、阿拉伯糖（arabinose）和木糖（xylose）。甘露糖（mannose）也是一种六碳单糖，是多种多糖的重要组成成分。除核糖和脱氧核糖能在动物体内合成外，其余几种单糖主要存在于水果和根、茎类蔬菜中。

在水果、蔬菜中，还天然存在有少量糖醇类物质，具有在体内消化、吸收速度慢，提供能量较葡萄糖少的特点，已被用于食品加工。目前常用的糖醇有山梨醇（sorbitol）、甘露醇（mannitol）、木糖醇（xylitol）和麦芽醇（maltol）等。

天然食物，如谷胚含有环状肌醇（annular inositol），可与磷酸结合形成植酸（phytic acid），不利于营养素的吸收。

（二）双糖

双糖是由两个相同或不同的单糖分子上的羧基脱水缩合而成的糖苷。自然界中最常见的双糖是蔗糖和乳糖，此外还有麦芽糖、海藻糖、异麦芽糖、纤维二糖、壳二糖等。

1. 蔗糖（sucrose）

蔗糖俗称白糖、砂糖或红糖，是由1分子D-葡萄糖和1分子D-果糖经脱水缩合，以α-1,2-糖苷键相连而成。蔗糖遍布植物的叶、花、根、茎、种子和果实中，尤以甘蔗、甜菜和槭树汁中含量最为丰富。

2. 乳糖（lactose）

乳糖由1分子D-葡萄糖和1分子D-果糖经脱水缩合，以β-1,4-糖苷键相连而成，只存在于各种哺乳动物的乳汁中，浓度约为5%。

3. 麦芽糖（maltose）

麦芽糖由2分子葡萄糖以α-1,4-糖苷键连接而成，大量存在于发芽的谷粒，特别是麦芽中，是淀粉和糖原的结构成分。淀粉在酶作用下，可降解生成大量麦芽糖，制糖、制酒工业中大量使用麦芽糖淀粉酶就是这个目的。

4. 海藻糖（trehalose）

海藻糖又称漏芦糖、蕈糖，由2分子葡萄糖以1,1-糖苷键连接而成，有三种异构体：海藻糖（α,α）、异海藻糖（β,β）和新海藻糖（α,β），并对多种生物活性物质具有非特异性保护作用。海藻糖在自然界中广泛存在，如食用的菌菇类、海藻类、豆类、虾、面包、啤酒及酵母发酵食品中。

（三）寡糖

寡糖又称低聚糖，是由3～10个单糖构成的小分子多糖。目前已知的几种重要寡糖有棉籽糖、水苏糖、异麦芽低聚糖、低聚果糖、低聚甘露糖、大豆低聚糖等。其甜度通常只有蔗糖的30%～60%。

1. 低聚果糖（fructo oligosaccharide，FOS）

低聚果糖又称寡果糖或蔗果三糖族低聚糖，由蔗糖分子的果糖残基上结合1～3个果糖而组成，主要存在于日常食用的水果、蔬菜中，如洋葱、大蒜、香蕉等。低聚果糖的甜度约为蔗糖的30%～60%，难以被人体消化吸收，是一种水溶性膳食纤维，易于被大肠双歧杆菌利用，是双歧杆菌的增殖因子。

2. 大豆低聚糖（soybean oligosaccharide）

大豆低聚糖是存在于大豆中的可溶性糖的总称，其主要成分是水苏糖、棉籽糖和蔗糖。大豆低聚糖也是肠道双歧杆菌的增殖因子，可作为功能性食品的基料，能部分代替蔗糖应用于清凉饮料、酸奶、乳酸菌饮料、冰淇淋、面包、糕点、糖果和巧克力等食品中。

（四）多糖

由10个及以上单糖组成的大分子叫做多糖。性质上与单糖和低聚糖不同，多糖一般不溶于水，无甜味，不形成结晶，也无还原性。在酶或酸的作用下，多糖可水解成单糖残基不等的片段，最后成为单糖。营养学上具有重要作用的多糖有3种，即糖原、淀粉和食物纤维。

1. 糖原（glycogen）

糖原又称动物淀粉，由肝和肌肉合成和贮存，是多聚D-葡萄糖。糖原结构与支链淀粉相似，分子中各葡萄糖残基间通过α-1,4-糖苷键相连，链与链之间以α-1,6-糖苷键连接。糖原的分支多，支链比较短。每个支链平均长度相当于12～18个葡萄糖分子。糖原的分子很大，一般由几千个至几万个葡萄糖残基组成。

肝糖原可维持正常血糖浓度，肌肉糖原可提供机体运动所需的能量，尤其是高强度和持久运动时的能量需要。其较多分支的结构可提供较多酶的作用位点，以便能快速地分解和提供较多的葡萄糖。

2. 淀粉（starch）

人类的主要食物，存在于谷类、根茎类、豆类等植物中。淀粉由葡萄糖聚合而成，因聚合方式不同分为直链淀粉和支链淀粉，前者易使食物老化，后者易使食物糊化；其次级水解产物相对含葡萄糖数目较少，称为糊精（dextrin）。为了增加淀粉的用途，淀粉经改性处理后获得了各种各样的变性淀粉。

（1）直链淀粉（amylose） 又称糖淀粉，分子量为1万～10万，由几十个至几百个葡萄糖分子残基以α-1,4-糖苷键相连而成的一条直链，卷曲成螺旋状二级结构。直链淀粉可以溶解于热水中，遇碘产生蓝色反应，一般不显还原性。天然食品中，直链淀粉含量较少，仅占淀粉成分的19%～35%。

（2）支链淀粉（amylopectin） 又称胶淀粉，其分子相对较大，由几千个葡萄糖残基组成，其中每25～30个葡萄糖残基以α-1,4-糖苷键相连形成许多个短链，每两个短链之间又以α-1,6-糖苷键连接，如此产生整个支链淀粉分子许多分支再分支犹如树冠般的复杂结构。支链淀粉难溶于水，其分子中有许多个非还原性末端，却只有一个还原性末端，故不显现还原性，遇碘产生棕色反应。在食物淀粉中，支链淀粉含量较高，一般占65%～81%。

3. 食物纤维（fiber）

食物纤维又称非淀粉多糖（non starch polysaccharides，NSP），纤维内葡萄糖分子以β-糖苷键连接，不能被人体消化吸收。80%～90%的NSP由植物细胞壁成分组成，包括纤维素、半纤维素、果胶等，也就是人们常说的膳食纤维（dietary fiber，DF）。根据其水溶性不同，分为可溶性纤维（soluble fiber）和不溶性纤维（insoluble fiber）；其他是非细胞壁物质，如植物胶质、海藻胶类等。基于NSP特殊的生理作用，营养学上仍将其作为重要营养素。

（1）纤维素（cellulose），由1000至10000个葡萄糖残基以β-1,4-糖苷键相连形成的一条线状长链，分子量约为20万～200万。纤维素在植物界无处不在，是各种植物细胞壁的主要成分。

（2）半纤维素（hemicellulose），绝大多数的半纤维素都是由2～4种不同的单糖或衍生单糖构成的杂多糖，也是植物细胞壁的主要成分，通常与纤维素共存，但既不是纤维素的前体或衍生物，也不是其生物合成的中间产物。

（3）果胶类（pectins），亦称果胶物质，以D-半乳糖醛酸为主的复合多糖的总称。果胶类普遍存在于陆地植物的原始细胞壁和细胞间质层，在一些植物的软组织中含量特别丰富。如柑橘类水果的皮中约含30%，甜菜中约含25%，苹果中约含15%。果胶物质均溶于水，与糖、酸在适当的条件下能形成凝冻，常用作果酱、果冻及果胶糖果等的凝冻剂，也用作果汁、饮料、冰淇淋等食品的稳定剂。

（4）其他多糖，动植物中含有多种类型的多糖，部分多糖具有调节生理功能的活性，如香菇多糖、茶多糖、银耳多糖、壳聚糖等。

二、糖类的生理功能

糖类是生命细胞结构的主要成分及主要供能物质，并且有调节细胞活动的重要功能。人体内的糖有三种存在形式：葡萄糖、糖原和含糖复合物，其功能与形式有关。

（一）贮存和供给能量

每克葡萄糖体内氧化可提供16.7kJ（4.0kcal）的能量，是人类获取能量的最经济和最主要的来源，提供维持人体健康所需能量的55%～65%。糖原是糖在肌肉和肝内的贮存形式，肝贮存机体内约33%糖原。一旦机体需要，肝糖原即刻分解为葡萄糖入血供能，提供机体，尤其是红细胞、脑和神经组织的能量；肌糖原只供自身能量需要。体内糖原贮存只能维持数小时，必须从饮食中不断得到补充。乳母体内合成的乳糖是乳汁中主要的碳水化合物。

（二）构成组织及重要生命物质

糖类也是构成机体组织的重要物质，并参与细胞的组成和多种活动。每个细胞都有糖类，含量为2%～10%，主要以糖脂、糖蛋白和蛋白多糖的形式存在。DNA和RNA含有大量核糖，在遗传中起重要作用；一些具有重要生理功能的物质，如抗体、酶和激素的组成成分，也需糖类的参与；结缔组织中的黏蛋白，神经组织中的糖脂，细胞膜表面具有信息传递功能的糖蛋白，通常都是寡糖复合物。

（三）节约蛋白质作用

机体需要的能量主要由碳水化合物提供。当膳食中碳水化合物供给不足时，机体为满足自身对葡萄糖的需要，则通过糖原异生作用（gluconeogenesis）动用蛋白质产生葡萄糖，供给能量；当摄食足够量的碳水化合物时，能预防体内或膳食蛋白质消耗，不需动用蛋白质供能，即碳水化合物具有节约蛋白质作用（sparing protein action）。

（四）抗生酮作用

脂肪在体内彻底被代谢分解，需要葡萄糖的协同作用。脂肪酸被分解产生的乙酰基需要与草酰乙酸结合，进入三羧酸循环才能最终被彻底氧化和分解而产生能量。若膳食中碳水化合物供应不足，则草酰乙酸的供应相应减少，体内脂肪或食物脂肪将被动员并加速分解为脂肪酸来供应能量。这一代谢过程中，由于草酰乙酸不足，脂肪酸不能彻底氧化而产生过多的酮体，酮体不能及时被氧化而在体内蓄积，以致产生酮血症（ketosis）和酮尿症。膳食中充足的碳水化合物可以防止上述现象的发生，因此称为碳水化合物的抗生酮作用（antiketogenesis）。人体每天至少需要 50～100g 碳水化合物，就可防止酮血症产生。

（五）解毒作用

经糖醛酸途径生成的葡萄糖醛酸，是体内一种重要的结合解毒剂，在肝脏中能与许多有害物质如细菌毒素、酒精、砷等结合，以消除或减轻这些物质的毒性或生物活性，从而起到解毒作用。

（六）增强肠道功能

非淀粉多糖类如纤维素、果胶、抗性淀粉、功能性低聚糖等抗消化的碳水化合物，虽不能在小肠消化吸收，但刺激肠道蠕动，增加了结肠内的发酵，发酵产生的短链脂肪酸和肠道菌群增殖，有助于正常消化和增加排便量。

（七）改变食物感官性状

利用碳水化合物的各种性质，可以加工出色、香、味、形各异的许多种食品；食糖的甜味，更是食品烹调加工不可缺少的原料。若以蔗糖甜度为参照，则几种糖及糖醇的相对甜度为：乳糖 0.2、麦芽糖 0.4、葡萄糖 0.7、果糖 1.2～1.8、山梨醇 0.6、甘露醇 0.7、木糖醇 0.9。

三、糖类的消化、吸收和代谢

（一）糖类的消化

1. 口腔内消化

碳水化合物的消化自口腔开始。口腔分泌的唾液中含有 α-淀粉酶（α-amylase），又称唾液淀粉酶（ptyalin），还含有 α-淀粉酶的激动剂氯离子以及最合适 α-淀粉酶的环境（pH 6～7）。α-淀粉酶能催化直链淀粉、支链淀粉及糖原分子中 α-1,4 糖苷键的水解，但不能水解这些糖分子中分支点上的 α-1,6-糖苷键及紧邻的两个 α-1,4-糖苷键。水解后的产物为葡萄糖、麦芽糖、异麦芽糖、麦芽寡糖以及糊精等的混合物。

2. 胃内消化

由于食物在口腔停留时间短暂，以致唾液淀粉酶的消化作用不大。当口腔内的碳水化合物食物被唾液所含的黏蛋白黏合成团，并被吞咽而进入胃后，其中所包藏的唾液淀粉酶仍可使淀粉短时内继续水解，但当胃酸及胃蛋白酶渗入食团或食团散开后，pH 下降至 1～2 时，不再适合唾液淀粉酶发挥作用，同时该淀粉酶本身亦被胃蛋白酶水解而完全失活。胃液不含任何能水解碳水化合物的酶，其所含的胃酸虽然很强，但对碳水化合物也只可能有微少或极局限的水解，故碳水化合物在胃中几乎完全不被消化。

3. 肠内消化

碳水化合物的消化主要在小肠中进行。小肠内消化又分肠腔内消化和小肠黏膜上皮细胞表面上的消化。极少部分非淀粉多糖可在结肠内通过发酵消化。

（1）肠腔内消化。肠腔内的主要水解酶是来自胰液的 α-淀粉酶，又称胰淀粉酶（amylopsin），其作用和性质与唾液淀粉酶一样，最适宜的 pH 为 6.3～7.2，也需要氯离子作激动剂。胰淀粉酶对末端 α-1,4-糖苷键和邻近 α-1,6-糖苷键的 α-1,4-糖苷键不起作用，但可随意水解淀粉分子内部的其他 α-1,4-糖苷键。消化结果可使淀粉变成麦芽糖、麦芽三糖（约占65%）、异麦芽糖、α-临界糊精及少量葡萄糖等。α-临界糊精由 4～9 个葡萄糖基构成。

（2）小肠黏膜上皮细胞表面上的消化。淀粉在口腔及肠腔中消化后的上述各种中间产物，可在小肠黏膜上皮细胞表面进一步彻底消化。小肠黏膜上皮细胞刷状缘上含有丰富的 α 糊精酶（α-dextrinase）、糖淀粉酶（glucoamylase）、麦芽糖酶（maltase）、异麦芽糖酶（isomaltase）、蔗糖酶（sucrase）及乳糖酶（lactase），它们彼此分工协作，将食物中可消化的多糖及寡糖完全消化成大量的葡萄糖及少量的果糖及半乳糖，最终被小肠黏膜上皮细胞全部吸收。

（3）结肠内消化。小肠内未被消化的碳水化合物到达结肠后，被结肠菌群分解，产生氢气、甲烷气、二氧化碳和短链脂肪酸等，这一系列过程称为发酵。发酵也是消化的一种方式。所产生的气体经体循环转运经呼气和直肠排出体外，其他产物如短链脂肪酸则由肠壁吸收并被机体代谢。碳水化合物在结肠发酵时，促进了肠道内一些特定菌群的生长繁殖，如双歧杆菌、乳酸杆菌等。

（二）糖类的吸收

碳水化合物经消化变成单糖后才能被细胞吸收。单糖吸收的主要部位在小肠的空肠。单糖首先进入肠黏膜上皮细胞，再进入小肠壁的毛细血管，并汇合于门静脉而进入肝脏，最后进入大循环，运送到全身各个器官。在吸收过程中也可能有少量单糖经淋巴系统而进入大循环。

单糖的吸收过程不单是被动扩散吸收,而是一种耗能的主动吸收。目前普遍认为,在肠黏膜上皮细胞刷状缘上有一类特异的运糖载体蛋白,不同的载体蛋白与各种单糖的结合能力不同,有的单糖甚至完全不能与之结合,故各种单糖的相对吸收速率也就各异。吸收速率己糖快于戊糖,己糖中的半乳糖和葡萄糖吸收最快,果糖次之,甘露糖最慢。这种吸收机制属于继发性主动转运,动力来自钠泵。钠和钠泵对单糖的吸收是必需的,抑制钠泵或用能与钠离子竞争转运体的钾离子,均能抑制糖吸收。果糖在小肠吸收属被动扩散式吸收,其吸收率相对较低,不到葡萄糖和乳糖的50%。肠腔内某些食物纤维,尤其是可溶性纤维被肠内细菌作用,产生水分、气体和短链脂肪酸,这些短链脂肪酸也可被吸收产生能量。

乳糖不耐受症(lactose intolerance)患者分布于全球各地,因不能或仅少量分解吸收乳糖,致大量乳糖未被吸收就进入大肠,在肠道细菌作用下产酸、产气,致胃肠不适、胀气、痉挛和腹泻等。不耐受程度因人而异,也与单次摄取量等相关。造成乳糖不耐受的原因主要有:①先天性缺少,或不能分泌乳糖酶;②某些药物如抗癌药物或肠内感染使乳糖酶分解减少;③随着年龄增加,乳糖酶分泌水平不断降低等。例如,幼儿期到青年期,乳糖酶分泌水平可降至出生时的5%~10%,为克服这种乳糖不耐受性,可选用发酵乳制品(如酸奶),也有选择添加乳糖酶的乳品等。全球人群中,完全没有乳糖不耐受者仅占30%左右。

(三)糖类的代谢

碳水化合物在体内分解过程中,首先经糖酵解途径降解为丙酮酸,在无氧情况下,丙酮酸在胞质内还原为乳酸,这一过程称为碳水化合物的无氧氧化。由于缺氧时葡萄糖降解为乳酸的情况与酵母菌内葡萄糖"发酵"生成乙酸的过程相似,因而碳水化合物的无氧分解也称为"糖酵解"。在有氧的情况下,丙酮酸进入线粒体,氧化脱羧后进入三羧酸循环,最终被彻底氧化成二氧化碳及水,这个过程称为碳水化合物的有氧氧化。

1. 无氧氧化

(1)糖酵解途径。葡萄糖降解到丙酮酸阶段的反应过程对于有氧氧化和糖酵解是共同的,因此将这一具体反应过程单独称为"糖酵解途径"。整个过程可分为两个阶段:①第一阶段由1分子葡萄糖转变为2分子磷酸丙糖,是耗能过程,消耗2分子ATP;②第二阶段由磷酸丙糖生成丙酮酸,是产能过程,1分子葡萄糖可生成4分子的ATP。整个糖酵解过程净生成2分子ATP。

(2)糖酵解作用的生理意义。糖酵解产生的可利用能量虽然有限,但在某些特殊情况下具有重要的生理意义。例如重体力劳动或剧烈运动时,肌肉可因氧供应不足处于严重相对缺氧状态,这时需要通过糖酵解作用补充急需的能量。

2. 有氧氧化

(1)葡萄糖的有氧氧化的反应过程可归纳为三个阶段:①第一阶段是葡萄糖降解为丙酮酸,与糖酵解途径完全相同;②第二阶段是丙酮酸转变成乙酰辅酶A(乙酰CoA);③第三阶段是乙酰 CoA 进入三羧酸循环被彻底氧化成 CO_2 和 H_2O，并释放出能量。

（2）三羧酸循环由一连串的反应组成：从有 4 个碳原子的草酰乙酸与 2 个碳原子的乙酰 CoA 的乙酰基缩合成 6 个碳原子的柠檬酸开始，反复地脱氢氧化。通过三羧酸循环，葡萄糖被完全彻底分解。

（3）糖有氧氧化的生理意义：有氧氧化是机体获取能量的主要方式。1 分子葡萄糖彻底氧化可净生成 36～38 个 ATP，是无氧酵解 ATP 生成量的 18～19 倍。有氧氧化不但释放能量的效率高，还可将逐步释放的能量储存于 ATP 分子中，因此能量的利用率也很高。

（4）糖氧化过程中生成的 CO_2 并非都是代谢废物，有相当部分被固定于体内某些物质上，用于许多重要物质的合成代谢。例如：在丙酮酸羧化酶及其辅酶生物素的催化下，丙酮酸分子可以固定 CO_2 生成草酰乙酸；再如嘌呤、嘧啶、脂肪酸、尿素等重要化合物的合成，CO_2 都是必需的原料之一。

（5）有氧氧化过程中的多种中间产物使糖、脂类、蛋白质及其他许多物质发生广泛的代谢联系和互变。例如第一阶段生成的磷酸丙糖可转变成 α-磷酸甘油；第二阶段生成的乙酰 CoA 可以合成脂肪酸，二者还可进一步合成脂肪。有氧氧化反应过程中生成的丙酮酸、脂酰 CoA、α-酮戊二酸、草酰乙酸，通过氨基酸的转氨基作用或联合脱氨基的逆行，可分别生成丙氨酸、谷氨酸及天冬氨酸，这些氨基酸又可转变成为其他多种非必需氨基酸，合成各种蛋白质。

（四）糖原的合成与分解

消化吸收的葡萄糖或体内其他物质转变而来的葡萄糖进入肝脏和肌肉后，可分别合成肝糖原和肌糖原，此种过程称为糖原的合成作用。肝糖原可在肝脏分解为葡萄糖，此种过程称为糖原的分解作用。肌糖原主要供肌肉收缩时能量需要，肝糖原则是血糖的重要来源。人体肝糖原总量 70～100g，肌糖原 180～300g。

糖原的合成和分解作用，在维持血糖相对恒定方面具有重要意义。例如当机体处于暂时饥饿时，血糖趋于低下，这时肝糖原分解加速，及时升高血糖至恢复正常；反之，当机体饱餐后，消化吸收的葡萄糖大量进入血循环，血糖趋于升高，这时可通过糖原合成酶的活化及磷酸化酶的活性降低，使血糖水平下降而恢复正常。

（五）糖异生

糖异生是指由非糖物质转变为葡萄糖或糖原的过程。非糖物质主要是乳酸、丙酮酸、甘油、丙酸盐及生糖氨基酸。糖异生的主要场所在肝脏。糖异生具有重要生理意义。

1. 保持饥饿时血糖相对稳定

饥饿时，血糖趋于下降，此时除了肝糖原大量分解外，糖异生作用开始加强。当肝糖原耗尽时，机体组织蛋白质分解而来的大量氨基酸和体脂分解而来的甘油等非糖物质加速转变成葡萄糖，使血糖保持相对稳定，这对于主要依赖葡萄糖供能的组织功能的维护十分重要，如人的大脑、肾髓质、血细胞、视网膜等。

2. 促进肌乳酸的充分利用

当人体剧烈运动时，肌肉经糖酵解作用生成大量的乳酸，通过骨骼肌细胞扩散至血液，并被运送到肝脏。通过肝中强大的糖异生能力，乳酸转变为葡萄糖，再返回肌肉供肌肉糖酵解产生能量。一旦糖异生途径发生障碍，则乳酸利用受限，会导致人体运动能力明显下降。

3. 有利于肾脏排 H^+ 保 Na^+

在长期禁食或糖尿病晚期，可出现代谢性酸中毒：血液 pH 降低，促使肾小管细胞中磷酸烯醇式丙酮酸羧激酶的合成加速，从而促进了糖异生作用，由此可引起谷氨酰胺脱氨。脱下的氨，由肾小管细胞分泌进入管腔的肾小球滤液中，与 H^+ 结合形成 NH_4^+，随尿排出，从而降低了肾小球滤液中 H^+ 浓度，同时替回了 Na^+，进而有助于缓解酸中毒。

（六）血糖指数

1. 血糖水平调节

血糖水平，即血液中的葡萄糖浓度，相对恒定，维持在 3.89～6.11mmol/L。血糖来源为肠内吸收、肝糖原分解、肝内糖异生，血糖去路则为周围组织及肝的摄取利用。

血糖水平的调节以激素为主、神经为辅。其中激素调节包括：①胰岛素，是体内唯一降低血糖的激素，也是唯一能同时促进糖原、脂肪、蛋白质合成的激素。胰岛素的分泌受血糖控制，血糖升高立即刺激胰岛素分泌；血糖下降，分泌即减少；胰岛素既能促进糖的有氧氧化，也能促进糖原合成，抑制糖原分解和糖异生，维持血糖水平。②胰高血糖素，是体内主要升高血糖的激素。血糖降低或血内氨基酸升高，都可刺激胰高血糖素的分泌。胰高血糖素可抑制糖原合成酶和激活磷酸化酶，加强肝糖原分解；还能抑制糖酵解，促进糖异生，从而升高血糖。③糖皮质激素，可促进蛋白质分解，促使分解产生的氨基酸转移至肝内进行糖异生，同时抑制肝外组织摄取和利用葡萄糖，使血糖升高。糖皮质激素本身并不促进脂肪分解和脂肪动员，但其存在时，其他促脂肪动员的激素才能发挥最大的效果。④肾上腺素，是强有力的升高血糖的激素，通过肝和肌肉的细胞膜受体、cAMP、蛋白激酶激活磷酸化酶，加速糖原分解，主要在应急状态下发挥调节作用。

2. 血糖指数（glycemic index，GI）

血糖指数又称血糖生成指数，1981 年由加拿大临床内科医生 Jenkins 等学者首次提出，以 GI 作为含糖类食物分类的生理学基础。

GI 的定义：含有 50g 有价值的碳水化合物的食物与相当量的葡萄糖相比，在一定时间内（一般为餐后 2h）引起体内血糖应答水平的百分比值。

用公式表示为：

$$GI = \frac{含有 50g 碳水化合物某食物摄食后 2h 血糖应答}{50g 葡萄糖摄食后 2h 血糖应答} \times 100\%$$

由此，提出了不同种类的糖有不同"质量"的新理论，即含有相同数量糖的不同食物，其消化吸收率和血糖应答水平不相同。GI 是衡量食物引起餐后血糖反应的一项生理学参数，能准确反映食物摄入后人体的生理状态。含有等量碳水化合物的食物，其消化吸收率和引起的血糖反应是不同的：高 GI 食物进入胃肠道后消化快、吸收率高，葡萄糖入血快，引起的血糖峰值高；而低 GI 食物则相反。GI 的分类：高（GI>70，如葡萄糖、白面包、蜂蜜等）；适度（55<GI≤70，如全麦面包、黑米和白米等）；低（GI≤55，如牛奶、酸奶、苹果、菜豆等）。食物的血糖指数受多方面因素影响，包括食物中糖的类型（如葡萄糖和果糖）、糖的构成（如直链淀粉与支链淀粉的比例）、食物的物理性状和烹调加工（如淀粉的糊化程度、颗粒大小）、食物的化学成分和含量（如膳食纤维、脂肪、蛋白质、酸度等）、成熟度、个体差异、烹调时间等。其中，食物淀粉的物理状态和烹调加工是影响 GI 的最重要因素。一般食物中果糖含量高时，GI 值偏低；直链淀粉含量高时，GI 值偏低；高脂肪、高蛋白、酸性食物能降低胃的排空能力，减少淀粉糊化，通常也有低的 GI 值。常见食物的 GI 值，见表 1-6。

3. 血糖负荷（glycemic load，GL）

血糖负荷表示一定质量（重量）食物对人体血糖影响程度的大小，1997 年由哈佛大学的研究者 Salmeron 等提出。GL 可对实际提供的食物或总体膳食模式的血糖效应进行定量测定，因此 GL 比 GI 更能全面评价食物引起血糖升高的能力。GL 与 GI 值结合使用，可反映特定食品的一般食用量中所含可利用碳水化合物的数量，因此更接近实际饮食情况。用公式表示：

$$GL = GI \times 碳水化合物含量（g）/100$$

通常，GL>20 为高负荷饮食，对血糖的影响明显；GL 在 10～20，为中负荷饮食，对血糖的影响一般；GL<10 为低负荷饮食，对血糖的影响不大。

表 1-6 常见食物的 GI 值

高 GI 食物（GI>70）	GI	适度 GI 食物（55<GI≤70）	GI	低 GI 食物（GI≤55）	GI	低 GI 食物（GI≤55）	GI
麦芽糖	110	西谷米	70	乌冬面	55	草莓	40
葡萄糖	100	蔗糖	68	芋头	55	李子	39
糯米	98	牛角面包	67	牛油蛋糕	54	苹果	38
焗土豆	93	哈密瓜	65	奇异果	53	酸乳	38
蜜糖	91	葡萄干	64	热巧克力	51	番茄汤	38
即食土豆泥	86	可乐汽水	63	草莓果酱	51	炸鱼条	38
中圆米	83	燕麦片	63	芒果	51	山药	37
玉米片	83	雪糕（冰淇淋）	61	西柚汁	50	全脂牛奶	36
甜麦圈	76	甜炼乳	61	橙汁	49	低脂牛奶	35

(续)

高 GI 食物 （GI>70）	GI	适度 GI 食物 （55<GI≤70）	GI	低 GI 食物 （GI≤55）	GI	低 GI 食物 （GI≤55）	GI
炸薯条	75	米粉	61	菠萝汁	48	巧克力牛奶	34
南瓜	75	香蕉	61	柑橘酱	48	脱脂奶（牛乳）	33
苏打饼干	74	糖心番薯	61	三文鱼寿司	48	杏干	33
爆米花	72	意大利薄饼	60	方便面	47	粉丝	33
白面包	72	消化饼	59	青豆	47	西梅	29
全麦面包	72	木瓜	59	炸鸡球	46	香肠	28
炸玉米片	72	菠萝	59	葡萄	45	腰果	22
百吉饼	72	米粉	58	牛奶巧克力	44	果糖	22
西瓜	72	水果罐头	57	意大利粉	44	黄豆	15
		杏	57	橙子	43	花生米	14
		炸薯片	56	苹果汁	43	木糖醇	7
		长米粒	56	梨	42	三氯蔗糖	0
				桃子	42		

四、糖类的供给量及来源

（一）糖类的膳食参考摄入量

人体对糖类的需要量，常以其提供能量的百分比来表示，此外，体内其他营养素也可转变为糖类，发挥供能的作用。2013年修订的中国居民膳食营养素参考摄入量（dietary reference intakes, DRIs）中总碳水化合物的宏量营养素可接受范围（acceptable macronutrient distribution ranges, AMDR）占总能量的50%～65%，其中添加糖占总能量小于10%（AMDR）。

（二）糖类的来源

糖类的供给来源，提倡多样化，包括复合碳水化合物淀粉、不消化的抗性淀粉、非淀粉多糖和低聚糖等；限制纯能量食物如单糖、双糖的摄入；建议摄取营养素或能量密度高的食物，以确保人体能量和营养素的需要，以及改善胃肠道环境和预防龋齿的需要。

碳水化合物的食物来源：膳食中淀粉的来源主要是粮谷类和薯类食物；每百克食部碳水化合物的含量：粮谷类60%～80%、薯类15%～29%、豆类40%～60%；膳食中单糖和双糖的来源主要是蔗糖、糖果、甜食、糕点、甜味水果、含糖饮料和蜂蜜等。

第三节 膳食纤维

20世纪70年代以后，膳食纤维，不限于代表饮食中的特定成分，而是作为独立的营养学概念被提出；1991年，世界卫生组织的营养专家在日内瓦会议上，将膳食纤维推荐为继糖、蛋白质、脂肪、水、矿物质和维生素之后的"第七大营养元素"。

一、膳食纤维的定义

膳食纤维主要是不能被人体利用的多糖，即不能被人类的胃肠道中消化酶所消化，且不被人体吸收利用的多糖。这类多糖主要来自植物细胞壁的复合碳水化合物，也可称之为非淀粉多糖，即非α-葡聚糖的多糖。近年来，有人建议将不可利用的低聚糖或称为抗性低聚糖（resistant oligosaccharides）也包括在膳食纤维的成分之中。

《中国食物成分表（标准版）》中所列膳食纤维包括不溶性膳食纤维和膳食纤维两种。

膳食纤维多数属于碳水化合物，主要包括除淀粉以外的多糖，如纤维素、β-葡聚糖、半纤维素、果胶、树胶，还有非多糖结构的木质素。

二、膳食纤维的分类

膳食纤维按溶解于水的程度分为两大基本类型：水溶性纤维与非水溶性纤维。纤维素、部分半纤维素和木质素是3种常见的非水溶性纤维，存在于植物细胞壁中；而果胶和树胶等属于水溶性纤维，则存在于自然界的非纤维性物质中。

常见食物中的大麦、豆类、胡萝卜、柑橘、亚麻、燕麦和燕麦糠等食物都含有丰富的水溶性纤维；小麦糠、玉米糠、芹菜、果皮和根茎蔬菜等含有较多的非水溶性纤维。

（一）不溶性纤维

主要包括纤维素、某些半纤维素和木质素。

1. 纤维素（cellulose）

纤维素的化学结构与直链淀粉相似，是由数千个葡萄糖以β-1,4-糖苷键呈线性聚合而成。纤维素不能被人体胃肠道内的酶消化，也不能被肠内的微生物分解。纤维素具有亲水性，在肠内起吸收水分的作用。

2. 半纤维素（hemicellulose）

半纤维素是由多种糖基组成的多糖，为谷类纤维主要成分，包括戊聚糖（pentosan）、木聚糖（xylan）、阿拉伯木糖和半乳聚糖（galactosan）及一类酸性半纤维素如半乳糖醛酸（galacturonic acid）、葡萄糖醛酸（glucuronic acid）等，如由木聚糖、半乳聚糖或甘露聚糖组成骨干,支链中则含阿拉伯糖和半乳糖。半纤维素及某些混杂多糖能被肠内微生物分解,并有结合离子作用。

半纤维素中有些成分可溶,在谷类中可溶半纤维素被称为戊聚糖;另外还有1,3和1,4-β-D葡聚糖,可形成黏稠液,并具有降低血清胆固醇的作用。半纤维素的大部分为不可溶性,也有一定生理作用,如增加粪便体积,促进排便,防止便秘和结肠癌等疾病。

(二)可溶性纤维

可溶性纤维是既溶解于水,又可吸水膨胀,并能被大肠中微生物酵解的一类纤维,常存在于植物细胞液相细胞间质中,可分为以下几类:

1. 果胶(pectin)

果胶是指被甲酯化至一定程度的半乳糖醛酸多聚体(β-1,4-D-galacturonic acid polymers),主链糖基是半乳醛酸,侧链上是半乳糖和阿拉伯糖。果胶是无定形的物质,存在于水果和蔬菜的软组织中,在热溶液中可溶解,在酸性溶液中遇热形成胶态。果胶也具有与离子结合的能力。果胶在柑橘类和苹果中含量较多。果胶分解后产生甲醇和果胶酸,这就是为何过熟或腐烂水果、各类果酒中甲醇含量较多的原因。在食品加工中,常用果胶作为增稠剂制作果冻、色拉调料、冰淇淋和果酱等。

2. 树胶(gum)和黏胶(viscose)

树胶和黏胶是由不同单糖及其衍生物组成。阿拉伯胶(arabic gum)、瓜拉胶(guar gum)均属于此类物质,可用于食品加工中,作为稳定剂。其化学结构因来源不同而有差别。主要成分是葡萄糖醛酸、半乳糖、阿拉伯糖及甘露糖所组成的多糖。可分散于水中,具有黏稠性,起到增稠剂的作用。

3. 半纤维素

某些半纤维素(如存在于谷类、苹果、梨中)是可溶性的。

(三)其他

1. 木质素(lignin)

木质素是植物本质化时形成的非碳水化合物,由苯丙烷单体聚合而成,具有复杂的三维结构,不能被人和动物消化吸收。食物中木质素含量较少,主要存在于蔬菜木质化部分和种子中,如草莓籽、老胡萝卜等植物中。因为木质素存在于细胞壁中难以与纤维素分离,故在膳食纤维组分中包括木质素。

2. 抗性淀粉(resistant starch,RS)

抗性淀粉又称抗酶解淀粉或难消化淀粉,在小肠中不能被酶解,但在结肠中可与挥发性脂肪酸起发酵反应。抗性淀粉存在于某些天然食品中,如马铃薯、香蕉、大米等都含有抗性淀粉,特别是高直链淀粉的玉米淀粉含抗性淀粉高达60%。抗性淀粉较其他淀粉难降解，在体内消化缓慢，吸收和进入血液都较缓慢；其性质类似溶解性纤维，具有一定的瘦身效果。抗性淀粉也可通过特殊加工方法提高其含量，如将原淀粉加热使其糊化并迅速冷却，则此糊液产生老化，或将淀粉制品在冰箱内贮存，都可增加抗性淀粉含量；还可通过添加脂肪使淀粉变性来增加抗性淀粉含量，因脂肪可使淀粉分子内部的螺旋结构凝固而趋于稳定，可抵抗酶的侵蚀。

从生理上说，抗性淀粉类似于膳食纤维，不被人体小肠酶所降解，能被大肠微生物利用；但性质上，抗性淀粉与膳食纤维有所不同，不如膳食纤维那样较易保持高水分，故添加抗性淀粉生产低水分食品，如饼干、甜饼是极为有利的，且加入的抗性淀粉不会产生似沙砾的不适感，也不会影响食品的风味与质构。

抗性淀粉的分类基于小肠消化的多少而分为四类：RS1、RS2、RS3和RS4。

（1）RS1——物理包埋淀粉，是指那些因细胞壁屏障作用或蛋白质隔离作用而不能被淀粉酶接近的淀粉。如部分研磨的谷物和豆类中，一些淀粉被裹在细胞壁里，在水中不能充分膨胀和分散，不能被淀粉酶接近，因而不被消化；但经过再加工和咀嚼之后，往往变得可以消化。

（2）RS2——抗性淀粉颗粒，是指那些天然具有抗消化性的淀粉，主要存在于生的马铃薯、香蕉和高直链玉米淀粉中。其抗酶解的原因是具有致密的结构和部分结晶结构，其抗性随着糊化完成而消失。根据X-射线衍射图像解析的结晶构造，抗性淀粉可细分为A、B、C三类。A类有大麦、小麦、玉米等禾谷类淀粉，这类淀粉即便未经加热处理在体内也能完全消化，但在小肠内仍有一部分未被消化；B类有芋类、未成熟香蕉及直链淀粉，即便加热也难以消化，高直链淀粉需在154～171℃的高温下才能糊化完全；C类有豆类，介于以上两者之间。

（3）RS3——回生淀粉，是指糊化后在冷却或储存过程中结晶而难以被淀粉酶分解的淀粉，也称为老化淀粉。它是抗性淀粉的重要成分，通过食品加工引起淀粉化学结构、聚合度和晶体构象方面等的变化形成，因而也是重要的一类抗性淀粉。RS3是膳食中抗性淀粉的主要成分，即使经加热处理，也难以被淀粉酶类消化，可作为食品添加剂使用。

（4）RS4——化学改性淀粉，主要是指经物理或化学变性后，导致淀粉分子结构的改变以及一些化学官能团的引入而产生的抗酶解淀粉部分，如羧甲基淀粉、交联淀粉等。同时，也指种植过程中，基因改造引起的淀粉分子结构变化而产生的抗酶解淀粉部分。

由于RS1和RS2在加热和加工过程中会损失掉大部分，RS3和RS4才是国内外研究人员目前最感兴趣的，可将它们添加到食品中，提高食品的功能性。

三、膳食纤维的理化性质

（一）黏稠度

黏稠度与膳食纤维自身容水量有关，多数能形成黏性溶液。黏稠度大小也与膳食纤维的结构有关，如分子量降低，果胶的甲基酯或 β-葡聚糖的 β-1,3-糖苷键减少，均会降低黏度。

（二）容水量

容水量即膳食纤维与水的结合力，容水量的大小与溶解度有关。不溶性的纤维素和木质素的水结合力较低；高结晶态纤维素的水结合力也低；改变纤维素为羧甲基纤维素，则水结合力可增加 10 倍。果胶、树胶、β-葡聚糖和某些半纤维素的水结合力高。通常，可溶性纤维比不溶性纤维的容水量大得多，蔬菜纤维的容水量介于二者之间，因其所含的木质素容水量最小。肠道内膳食纤维的容水量与粪便体积和重量呈正相关。

（三）胆汁酸结合力

各类膳食纤维均有结合胆酸和降低胆固醇作用。纯纤维素结合胆酸的能力不如食物含的纤维强，如麦麸和苜蓿。食物中木质素和瓜尔豆胶能结合某些有机微团物质，如胆固醇、卵磷脂、单甘油酯、药物、激素和牛磺酸等，而麦麸和纤维素结合能力较小。

（四）阳离子交换作用

二价阳离子，如钙、铜、铁和锌均可被谷类、玉米中的膳食纤维和分离产生的半纤维素、纤维素、果胶和木质素所结合。pH 可影响纤维素结合阳离子的作用。

（五）颗粒大小

谷类的麸皮颗粒大小与磨研加工有关。粗磨的麦麸较细磨的能增加粪便重量和减少结肠压力；而细磨致细胞壁破碎，颗粒变细，表面积增加，消化酶更易作用于底物，也使微生物更易分解食物纤维。

（六）微生物降解和短链脂肪酸的生成

膳食纤维不能在肠道内被消化，但易被肠道内的细菌酵解。可溶性纤维如瓜尔豆胶和果胶可完全被细菌酵解，而不可溶性纤维则不易被酵解。

膳食纤维多糖对人类大肠中正常存在的微生物菌群的生长比较重要。后者在粪便中占一定比例，分解进入大肠的食物残渣和肠分泌物。混合膳食结构的健康成人摄入的膳食纤维 70%～80% 在肠道内被分解。膳食纤维可增加粪便体积，并非其直接作用，而是间接通过促进肠道菌群的生长，部分源于残渣的水结合力。水果、蔬菜和麦麸均有类似的作用。

膳食纤维多糖在大肠内降解为二氧化碳、氢、甲烷和短链脂肪酸（醋酸、丙酸和丁酸为主）。据估计，结肠每天产生的短链脂肪酸为 200～300mmol，餐后门静脉血内短链脂肪酸浓度可达 400μmol/L。有关短链脂肪酸代谢的研究发现其可能是大肠细胞的能源，也是肠益生菌的营养来源；由此，短链脂肪酸可作为人体部分能量来源，尤其醋酸很快被氧化为二氧化碳，研究还有待深入。

四、膳食纤维的生理功能

(一)增强肠蠕动功能,有利排便

大多数纤维素能促进肠蠕动,使肠肌肉保持健康和张力,还能使粪便含水较多而体积增加和变软,有利于粪便排出;反之,肠蠕动缓慢,粪便少而硬,造成便秘。长期便秘使肠内压增加,易患憩室、肠憩室病和痔疮。膳食纤维多糖组分被肠道细菌酵解而产生的短链脂肪酸,可作为大肠细胞的能量来源;同时,发酵作用可降低肠内容物的 pH 至 4.8～5.0,有助于减少毒素和致癌物产生。

膳食纤维对大肠功能的影响,包括缩短通过肠内时间、增加粪便量及排便次数,稀释大肠内容物及为正常存在于大肠内的菌群提供可发酵的底物。饮食中添加各类膳食纤维,如麦麸、果蔬、非淀粉多糖、抗性淀粉、麦麸、豆类和果胶的实验结果是有差异的,有待针对不同人群的需求而有所选择。

(二)控制体重和减肥

膳食纤维,尤其是可溶性纤维,能减缓食物由胃进入肠道的速度并具有吸水作用,吸水后体积增大,从而产生饱腹感,减少摄食和能量摄入。

(三)降低血糖和血胆固醇

大多数可溶性膳食纤维,如果胶、树胶及羧甲基纤维等可降低血浆胆固醇水平(尤其是低密度脂蛋白胆固醇);可溶性纤维可减少小肠对糖吸收,降低进食后的升血糖速度,进而减少体内胰岛素释放,因胰岛素可刺激肝合成胆固醇;各种膳食纤维因吸附胆汁酸、脂肪等成分,从而影响这些成分的吸收率,间接起到降血脂作用;可溶性纤维被肠道细菌分解产生的短链脂肪酸,一旦进入肝,也可降低肝内胆固醇的合成。抗性淀粉对降低血糖有明显效果,尤其是餐后血糖。

(四)对结肠癌影响

膳食纤维有预防结肠癌的作用。这种作用除与增加粪便量、通便和及时稀释潜在致癌物相关外,还与其在肠道被微生物发酵降解生成的短链脂肪酸相关。近年有关抗性淀粉的研究,发现其在肠道内生成的短链脂肪酸里,丁酸含量明显高于其他。流行病学调查和体外试验证实丁酸与结肠癌明显负相关。

(五)对脂质代谢的影响

膳食纤维降胆固醇的作用,与其阻碍消化系统内脂肪微粒体形成、胆固醇肠肝循环受阻及大肠内产生短链脂肪酸相关,也与肝内胆固醇合成受阻有关。也有研究证实:抗性淀粉降低胆固醇作用,主要是因胆汁酸类化合物排泄增多,导致生物合成基质供给速度不平衡所致。

(六)对维生素和微量元素影响

膳食纤维对微量元素影响与其种类以及植物性食物所含的植酸量有关;摄食抗性淀粉

会减少对脂肪吸收，进而影响某些脂溶性维生素的吸收。

（七）膳食纤维副作用

过多摄食膳食纤维可致腹部不适，如增加肠蠕动和增加产气量，也会影响机体对蛋白质、维生素和微量元素的吸收。

五、膳食纤维的消化与代谢

膳食纤维在肠内细菌作用下先酵解为单糖，又生成短链脂肪酸，主要是乙酸、丙酸和丁酸及气体如 CO_2、H_2 和 CH_4，少部分未被酵解的则成为粪便的一部分。某些可溶性食物纤维易被水解，却难以被酵解，如藻酸盐或鹿角菜聚糖。膳食纤维在人类大肠中的酵解度（不过量摄入情况下），见表1-7。

表1-7　各种食物纤维在人类大肠中的酵解度　　　　（单位：%）

食物纤维组分	酵解度
纤维素	20～80
半纤维素	60～90
果胶	100
瓜拉胶	100
麦麸	50
抗性淀粉	100
菊粉，低聚糖	100

膳食纤维酵解产物：部分为细菌提供能量和碳元素；短链脂肪酸主要被大肠细胞用作能量，并在肠内产生 CO_2，增加肠内酸度值；氢和甲基大部分被肠内细菌所利用，部分由呼吸道排出，剩余由肛门排出；粪便量增加并加速肠内容物在结肠内转移，易于排便。

六、膳食纤维的参考摄入量

世界卫生组织（WHO）和各国营养学界的统一建议每人每天25～35g；美国糖尿病协会（ADA）建议糖尿病患者每天45～55g；联合国粮农组织（FAO）建议正常人群每人每天27g；欧洲共同体食品科学委员会推荐每人每天30g；美国防癌协会（ACS）推荐每人每天30～40g。

中国营养学会修订的DRIs（2013）推荐每人每天25～35g（AI）。膳食纤维的量及范围：低能量饮食1800kcal为25g/d；中等能量饮食2400kcal为30g/d；高能量饮食2800 kcal为35g/d。

目前，中国居民膳食纤维摄入普遍不足，且呈下降的趋势；成人日均膳食纤维（不可溶）的摄入量为11g，采用折算系数推算出每日膳食纤维总量约为13g，城乡基本一致。为此，2016年新版膳食指南指出，"食物多样、谷类为主"是平衡膳食模式的重要特征，要求每天摄入谷薯类食物250～400g，其中全谷物和杂豆类50～150g，薯类50～100g。

膳食纤维的主要来源和种类，包括谷类纤维、燕麦纤维、番茄纤维、苹果纤维、魔芋葡聚糖纤维、抗性淀粉等。

第四节　脂　　类

营养学上重要的脂类（lipids）有甘油三酯（triglycerides）、磷脂（phospholipids）和固醇类（sterols）。食物中脂类的95%是甘油三酯，5%为其他脂类。人体内贮存的脂类，甘油三酯高达99%。脂类的共同特点是溶于有机溶剂而不溶于水，又称粗脂肪或乙醚提取物，为脂溶性。脂类不仅易溶解于有机溶剂，也溶解其他脂溶性物质，如脂溶性维生素等，在活细胞结构中有极其重要的生理功能。

通常所说的脂肪包括脂和油，常温下呈固态的称"脂"，呈液态的叫作"油"。脂和油都是由碳、氢、氧三种元素组成的，先组成甘油和脂肪酸，再由甘油和脂肪酸组成甘油三酯，也称"中性脂肪"。日常食用的动、植物油，如猪油、菜油、豆油、芝麻油等均属于脂或油，也就是说，日常的食用油就是脂肪。类脂是与脂和油很类似的物质，种类很多，主要有卵磷脂、神经磷脂、胆固醇和脂蛋白等。

一、脂类的分类

脂类是脂肪和类脂的总称，是人体必需的一类营养素。

（一）脂肪（fats）

脂肪又称甘油三酯（triglycerides）或中性脂肪，由1分子甘油和3分子脂肪酸结合而成。不同脂肪酸组成的脂肪对人体的作用也有所不同，自然界已知存在的脂肪酸有四十余种。通常4~12碳的脂肪酸都是饱和脂肪酸，随碳链增长时可出现1个甚至多个双键，称为不饱和脂肪酸。

不饱和脂肪酸中由于双键的存在可出现顺式或反式的立体异构体。天然的不饱和脂肪酸几乎都是以不稳定的顺式异构体形式存在。脂肪酸中顺反构型对熔点有一定的影响，如顺式油酸熔点为14℃，而反式则为44℃。

人体组织中的脂肪皆以软脂酸（棕榈酸C16:0）和油酸（C18:1）为主要成分，主要分布在腹腔、皮下和肌肉纤维之间，其他动物也类似；牛、羊脂肪中的硬脂酸含量高，油酸和亚油酸含量少。

（二）类脂（lipoid）

类脂主要包括磷脂和固醇类。

1. 磷脂（phospholipids）

磷脂按组成结构可分为磷酸甘油酯（phosphoglyceride）和鞘磷脂（sphingomyelin），

其中磷酸甘油酯包括：磷脂酸（phosphatidic acid）、磷脂酰胆碱（卵磷脂 lecithin）、磷脂酰乙醇胺（脑磷脂 cephalin）、磷脂酰丝氨酸（phosphatidylserine）和磷脂酰肌醇（phosphatidylinositol）。

人体主要的鞘磷脂是神经鞘磷脂，其分子结构中不含甘油，但含有脂肪酰基、磷酸胆碱和神经鞘氨醇。人体最重要的磷酸甘油酯是卵磷脂，由1个含磷酸胆碱基团取代甘油三酯中的1个脂肪酸而构成，这种结构使其具有亲水性和亲油性的双重特性。

2. 固醇类（sterols）

固醇类是一些类固醇激素的前体，如7-脱氢胆固醇即为维生素 D_3 的前体。胆固醇（cholesterol）是人体主要的固醇类化合物，部分可已酯化形成胆固醇酯；动物性食物所含的胆固醇，部分也以胆固醇酯的形式存在。所以，膳食中的总胆固醇是胆固醇和胆固醇酯的混合物。

胆固醇酯中的脂肪酸通常含有16～20个碳原子，且多属单烯酸或多烯酸。人体组织内最常见的胆固醇酯为胆固醇油酸酯和胆固醇亚油酸酯，大量存在于血浆脂蛋白、肾上腺皮质和肝中。低密度脂蛋白（low-density lipoprotein，LDL）中约80%的总胆固醇以胆固醇酯的形式存在；高密度脂蛋白（high-density lipoprotein，HDL）中更高达90%。动脉粥样硬化病灶中，堆积在动脉壁的脂类同样是胆固醇酯最多。胆固醇酯作为体内固醇类物质的一种贮存形式，也是人体组织中非极性最大的脂类。胆固醇酯在细胞膜和血浆脂蛋白之间，或各种血浆脂蛋白之间，都不容易进行交换，与游离的胆固醇不同。

植物不含胆固醇，其所含的其他固醇类物质统称为植物固醇，后者的环状结构和胆固醇完全一样，仅侧链有所不同。

（三）脂肪酸（fatty acids，FA）

1. 脂肪酸的基本结构

脂肪酸是构成甘油三酯的基本单位，其基本结构为：$CH_3[CH_2]_nCOOH$。式中 n 的数目为2～24个，基本为偶数。脂肪酸的命名和表示方式可以简化为碳与不饱和键的数目，如硬脂酸为18个碳的饱和脂肪酸，没有不饱和键，故以 C18:0 表示；亚油酸含有18个碳和两个不饱和键，以 C18:2 表示。硬脂酸的结构式为：$CH_3[CH_2]_{14}CH_2CH_2COOH$。

2. 脂肪酸的分类

脂肪因所含脂肪酸的碳链长短、饱和程度和空间结构不同，而呈现不同特性和功能。脂肪酸的分类按其碳链长短分为：长链脂肪酸（>14C），中链脂肪酸（含6～12C）和短链脂肪酸（<5C）；按其饱和程度可分为：饱和脂肪酸（saturated fatty acid，SFA），单不饱和脂肪酸（monounsaturated fatty acid，MUFA），多不饱和脂肪酸（polyunsaturated fatty acid，PUFA）；按其空间结构不同，可分为顺式脂肪酸（cis-fatty acid）和反式脂肪酸（trans-fatty acid），见表1-8。顺式结构是指连接到双键两端碳原子上2个氢原子都在碳链同侧，而反式结构则2个氢原子在碳链的不同侧。

（1）脂肪酸的饱和程度，既影响其物理性状，又影响其生理特性。食物中的脂肪酸以18碳为主。脂肪随所含脂肪酸饱和程度越高、碳链越长，其熔点也越高。动物脂肪主要由饱和脂肪酸组成，常温下呈固态而称为"脂"，如猪油；植物脂肪不饱和脂肪酸较多，常温下呈液态而称为"油"，如花生油、菜籽油等；棕榈油和可可籽油虽含较多饱和脂肪酸，但碳链较短，其熔点则低于大多数的动物脂肪。

（2）脂肪酸的不饱和键，能与氢结合变成饱和键，随着饱和程度的增加，油类可由液态变为固态，此过程称为氢化（hydrogenation）。氢化可使大部分不饱和脂肪酸变成饱和脂肪酸，并呈顺式和反式两类。

表1-8中，不饱和脂肪酸中不饱和键的位置，按目前国际习惯从甲基端的碳原子数起，这个碳称为ω碳（或n碳）。如亚油酸的表示方式为：C18:2,n-6（或C18:2,ω-6）；亚麻油酸的表示方式为：C18:3,n-3（或C18:3,ω-3）。

（3）营养学上最具价值的脂肪酸为n-3系列不饱和脂肪酸和n-6系列不饱和脂肪酸，有关其特殊功能的研究至今仍在不断深入与开拓。

（4）其余类别脂肪酸是指n-7（如棕榈油酸）和n-9（如油酸）系列脂肪酸。

表1-8 常见脂肪酸

名称	代号
丁酸（butyric acid）	C4:0
己酸（hexoic acid）	C6:0
辛酸（caprylic acid）	C8:0
葵酸（capric acid）	C10:0
月桂酸（lauric acid）	C12:0
肉豆蔻酸（myristic acid）	C14:0
棕榈酸（palmitic acid）	C16:0
棕榈油酸（palmitoleic acid）	C16:1,n-7 cis
硬脂酸（stearit acid）	C18:0
油酸（oleic acid）	C18:1,n-9 cis
反油酸（elaidic acid）	C18:1,n-9 trans
亚油酸（linoleic acid）	C18:2,n-6,9 all cis
α-亚麻油酸（α-linolenic acid）	C18:3,n-3,6,9 all cis
γ-亚麻油酸（γ-linolenic acid）	C18:3,n-6,9,12 all cis
花生酸（arachidic acid）	C20:0
花生四烯酸（arachidonic acid）	C20:4,n-6,9,12,15 all cis
二十碳五烯酸（eicosapentaenoic acid, EPA）	C20:5,n-3,6,9,12,15 all cis
芥子酸（sinapic acid）	C22:1,n-9 cis
鲦鱼酸（clupanodonic acid）	C22:5,n-3,6,9,12,15 all cis
二十二碳六烯酸（docosahexaenoic acid, DHA）	C22:6,n-3,6,9,12,15,18 all cis
神经酸（nervonic acid）	C24:1,n-9 cis

每类脂肪酸都是由系列脂肪酸组成，该系列各个脂肪酸均能在生物体内自母体脂肪酸合成。如花生四烯酸（C20:4,n-6）由n-6类母体亚油酸（C18:2,n-6）合成。不同类脂肪

酸不能相互转变。

通常，人体细胞中不饱和脂肪酸的含量至少是饱和脂肪酸的2倍，但各种组织中二者的组成有很大差异，且一定程度上与膳食脂肪的种类有关。

（四）必需脂肪酸（essential fatty acid，EFA）

人体除了从食物获得脂肪酸外，还能自身合成多种脂肪酸，包括SFA、MUFA和PUFA，但也有部分脂肪酸人体是不能自身合成、必须通过食物获取，这些脂肪酸称为必需脂肪酸：n-6（ω-6）系列中亚油酸和n-3（ω-3）系列中的α-亚麻油酸，是人体必需的2种脂肪酸。

事实上，n-3和n-6系列中许多脂肪酸，如花生四烯酸、二十碳五烯酸（EPA）、二十二碳六烯酸（DHA）等都是人体不可缺少的脂肪酸，但人体可以利用亚油酸和α-亚麻油酸来合成这些脂肪酸；合成数量不足时，应由食物供给。

图1-1表示由亚油酸和α-亚麻油酸在体内合成n-6类和n-3类脂肪酸的过程。机体在合成同系列其他多不饱和脂肪酸时，使用同一种酶，因而会发生竞争抑制作用，使得体内合成速度较为缓慢，若能从食物中直接获得这些脂肪酸，无疑是最有效的。

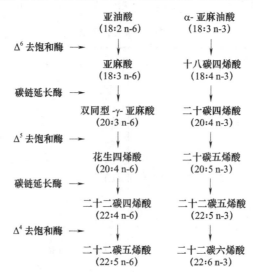

图1-1 人体内多不饱和脂肪酸合成途径

必需脂肪酸是人体不可缺少的营养素，主要有以下功能。

1. 构成磷脂重要组成成分

磷脂是细胞膜的主要结构成分，故EFA与细胞膜的结构和功能直接相关；EFA缺乏可导致线粒体肿胀、细胞膜结构和功能改变、膜透性和脆性增加。

2. 合成前列腺素的前体

前列腺素（prostaglandins）存在于许多器官中，具有多种多样的生理功能，如使血管扩张和收缩，影响神经刺激的传导，作用肾影响水的排泄，母乳中的前列腺素还可以防止婴儿消化系统损伤等。

3. 与胆固醇代谢有关

体内约70%的胆固醇与脂肪酸酯化成酯。在低密度脂蛋白（LDL）和高密度脂蛋白（HDL）中，胆固醇与亚油酸形成亚油酸胆固醇酯，然后被转运和代谢，例如：HDL可将胆固醇运往肝而被代谢分解。具有这种降血脂作用的脂肪酸还包括n-3和n-6系列的多不饱和脂肪酸（EPA、DHA等）。

4. 与动物精子形成有关

动物实验证实膳食中若长期缺乏EFA，动物可出现不孕症，授精过程也可发生障碍甚至生长发育受阻。

5. 防护辐射损害

必需脂肪酸对X射线所致的皮肤损害有保护作用。

6. 保护视力

体内由α-亚麻油酸衍生的DHA是视网膜受体中最丰富的PUFA，是维持视紫红质正常功能所必需的，对增强视力有良好作用。

EFA缺乏可致生长迟缓、生殖障碍、皮肤损伤（如皮疹）等症状以及肾、肝、神经和视觉功能障碍等多种疾病。但过多摄入多不饱和脂肪酸，也可使体内有害的氧化物、过氧化物等增加，对身体造成多种慢性危害。

（五）中链甘油三酯（medium chain triglycerides，MCT）

MCT多由椰子油分馏而制成。中链脂肪酸（MCFA）熔点低于长链脂肪酸（LCFA），MCT分子量小于LCT，其水解比LCT更快、更完全。人体摄入MCT不刺激胰液的分泌，在肠腔内水解迅速且相对完全，故MCT的吸收与葡萄糖一样快。MCT主要以脂肪酸的方式吸收，很少数以单二酰甘油的形式吸收；在胆盐或胰脂酶缺乏，或两者都缺乏时，MCT主要以甘油三酯方式吸收；在肠细胞内这些甘油三酯被脂酶水解。

MCFA通过门静脉系统进入肝，不经淋巴液，以可溶性脂肪的形式，与血浆蛋白结合而运载。MCFA的吸收可降低固醇类的吸收；MCT的摄入可加强对钙和镁以及氨基酸的吸收。MCFA不在肝内合成为脂肪。MCT生酮作用远大于LCT。

MCT可广泛运用于脂肪吸收不良者，尤其是存在脂肪消化、吸收和运输阻碍者；但不能用于糖尿病患者、酮中毒及酸中毒患者；也不宜用于肝硬化患者，因为MCT大部分在肝内代谢。

二、脂类的生理功能

脂类是人体必需营养素之一，与蛋白质、糖类是产能的三大营养素，在供给人体能量方面起着重要作用；脂类也是构成人体细胞的重要成分，如细胞膜、神经髓鞘膜都必须有脂类参与构成。其主要生理功能如下：

（一）供给能量

平衡膳食中总能量的20%～30%应由脂肪提供。储备脂肪常处于分解（供能）与合成（储能）的动态平衡中。哺乳动物体内有两种脂肪组织：一种是含储备脂肪较多的白色脂肪组织，另一种是含线粒体、细胞色素较多的褐色脂肪组织，后者较前者更容易分解供能。初生婴儿上躯干和颈部含褐色脂肪组织较多，故呈褐色；婴儿体表面积与体脂的比值较高，体温散失较快，褐色脂肪组织可及时分解产热以补偿体温的散失；随增龄体脂逐步增加，白色脂肪组织也随之增多。1g 脂肪在体内氧化可产生 37.56kJ（9kcal）的能量。

（二）构成身体成分

成年男性的体内脂肪，按体重计约 14%～19%，随肥胖程度而递增，甚至可高达 60% 左右；绝大部分是以甘油三酯形式储存于脂肪组织内，多分布于腹腔、皮下、肌纤维间；这部分脂肪常称为储存脂肪（stored fat），可受营养状况和机体活动的影响而增减，又称为可变脂。通常储脂在正常体温下多为液态或半液态；皮下脂肪因含不饱和脂肪酸较多，故熔点低而流动度大，有利于在较冷的体表温度下仍能保持液态，从而进行各种代谢；机体深处储脂的熔点较高，常处于半固体状态，有利于保护内脏器官，防止体温丧失。类脂包括磷脂和固醇类物质，是组织结构的组成成分，约占总脂的 5%，这类脂类比较稳定，不易受营养和机体活动状况影响，故称为定脂。类脂的组成因组织不同而有差异。

人体脂类的分布受年龄、性别影响显著。例如，中枢神经系统的脂类含量，由胚胎至成年阶段可增加 1 倍以上；女性的皮下脂类高于男性；男性皮肤的总胆固醇含量则高于女性。

细胞膜、内质网膜、线粒体膜、核膜、神经髓鞘膜以及红细胞膜是机体主要的生物膜。脂类，特别是磷脂和胆固醇，是所有生物膜的重要组成成分。生物膜按重量计，一般含蛋白质约 20%，含磷脂 50%～70%，含胆固醇 20%～30%，糖和甘油三酯的含量甚低或无。由于功能不同，各种膜的脂类含量也有显著差异：亚细胞结构的膜含磷脂较高，所以胆固醇与磷脂之比值较低；细胞膜及红细胞膜含胆固醇较高，故比值较高；神经髓鞘膜除含较多的胆固醇、磷脂和脑苷脂外，尚含一定量的糖脂；磷脂中的不饱和脂肪酸有利于膜的流动性，饱和脂肪酸和胆固醇则有利于膜的韧性。所有生物膜的结构和功能，与其所含脂类成分有密切关系，膜上许多酶蛋白均与脂类结合、存在并发挥作用。

（三）供给必需脂肪酸

必需脂肪酸是磷脂的重要成分，而磷脂又是细胞膜的主要结构成分，故必需氨基酸与细胞的结构和功能密切相关；亚油酸是合成前列腺素的前体，前列腺素在体内有多种生理功能；必需脂肪酸还与胆固醇代谢有密切关系。必需脂肪酸缺乏，可引起生长迟缓、生殖障碍、皮肤受损（出现皮疹）等。另外，还可引起肝脏、肾脏、神经和视觉等多种疾病。

此外，脂肪还可溶解脂溶性维生素并促进其吸收；保护脏器和维持体温；节约蛋白质；脂肪还可增加膳食的美味和饱腹感；脂肪具有内分泌作用，参与构成某些内分泌激素。

三、脂类的消化、吸收与代谢

（一）脂肪的消化

脂肪消化始于口腔，唾液腺分泌的脂肪酶可水解部分食物脂肪，对成人来说此处消化能力很弱，对婴儿则可有效分解奶中短链和中链脂肪酸。膳食中的脂类主要为甘油三酯，少量磷脂及胆固醇。胃液酸性强，含脂肪酶甚少，故脂肪在胃内几乎不能被消化，脂肪消化主要场所是小肠。胃的蠕动能促使摄入的脂肪被磷脂乳化成分散在水相内的细小油珠而排入小肠腔内，即与肝脏分泌的磷脂胆固醇复合体结合成胆汁酸盐微团。小肠蠕动可使微团中的脂肪油珠乳化成脂肪小滴，增加酶与脂肪分子的接触面，然后被激活的胰脂肪酶水解为甘油和脂肪酸。摄食的甘油三酯约70%被水解为单酰甘油和两分子脂肪酸；其余约20%的甘油三酯被小肠黏膜细胞分泌的肠脂肪酶继续水解为脂肪酸及甘油，未被消化的少量脂肪则随胆汁酸盐由粪便排出。单酰甘油和脂肪酸均是表面活性剂，故能促进乳化作用。

胰液中还含有一定量的胆固醇酯酶和磷脂酶 A_2，分别水解胆固醇和卵磷脂。脂肪及脂溶性维生素的消化和吸收还需要胆盐的作用。胆汁中的胆盐到达一定浓度后，可聚合而形成微胶粒。脂肪的分解产物如脂肪酸、一酰甘油等掺入到微胶粒中形成混合微胶粒，为水溶性复合物，可通过肠上皮表面的静水层到达肠黏膜表面，有助于脂肪吸收。

（二）甘油三酯的合成

甘油三酯是机体的贮能形式。机体摄入的糖、脂肪等食物均可合成脂肪贮存，以供禁食、饥饿时能量需要。

1. 合成部位

脂肪合成酶系存在于肝、肾、脑、肺、乳腺及脂肪等组织，位于线粒体外胞液中。肝、脂肪组织及小肠是合成甘油三酯的主要场所，以肝的合成能力最强。正常肝不贮存脂肪。肝细胞合成的甘油三酯因营养不良、中毒、必需脂肪酸缺乏、胆碱缺乏或蛋白质缺乏而不能形成极低密度脂蛋白（very-low-density lipoprotein, VLDL, 即前 β-脂蛋白）分泌入血时，则聚集在肝细胞内，形成脂肪肝。脂肪组织可利用从食物脂肪而来的乳糜微粒（CM）或极低密度脂蛋白（VLDL）中的脂肪酸合成脂肪，更主要的是以葡萄糖为原料合成脂肪。

2. 合成原料

甘油和脂肪酸主要由葡萄糖代谢提供，吸收入血的食物脂肪、肝和脂肪组织中的脂肪酸也可作为合成脂肪原料。脂肪酸合成原料主要为乙酰 CoA 和 NADPH，还需要 ATP、HCO_3^- 及 Mn^{2+} 等。

3. 合成过程

乙酰 CoA 经羧化作用转变成丙二酰 CoA，然后在脂肪酸合成酶系催化下，从乙酰 CoA 与丙二酰 CoA 开始合成长链脂肪酸。整个过程就是一个重复加成过程，每次加上1个丙二酰基，脱去1个 O_2，最终延长2个碳原子，直至16碳的软脂酸生成。脂肪酸碳链的延长在肝细胞的内质网或线粒体中进行。小肠黏膜细胞主要利用消化吸收的一酰甘油及脂肪酸再合成甘油三酯，肝细胞及脂肪组织则主要通过二酰甘油途径合成甘油三酯。

长链脂肪酸是以乙酰 CoA 为原料在体内合成的。首先合成含16个碳的软脂酸，再根据需要可进一步延长脂肪酸碳链至26碳脂肪酸,或去饱和后产生体内需要的不饱和脂肪酸。

4. 脂肪酸合成的调节

进食高脂膳食或饥饿状态下脂肪动员加强时,体内脂肪酸合成受抑制;进食碳水化合物时,糖代谢增强,有利于脂肪酸合成。胰岛素可促进脂肪酸合成、增加脂肪合成;胰高血糖素、肾上腺素及生长激素则抑制脂肪酸合成。

(三)甘油三酯的分解

1. 脂肪动员

贮存于脂肪细胞的脂肪,被脂肪酶逐步水解为游离脂肪酸及甘油并释放入血以供其他组织氧化利用的过程,称为脂肪动员。催化水解的酶为激素敏感性甘油三酯脂肪酶,其活性受肾上腺素、胰高血糖素、ACTH及TSH等激素调节。

2. 脂肪酸 β-氧化

脂肪酸是人和哺乳动物的主要能源物质。除脑组织外,大多数组织均能氧化脂肪酸,以肝和肌肉最活跃。

(1)脂肪酸的活化:脂肪酸氧化前必须活化,在脂肪酰CoA合成酶作用下,生成其活化形式脂酰CoA。1分子脂肪酸活化,消耗2个ATP。

(2)脂酰CoA进入线粒体:催化脂肪酸氧化的酶系存在于线粒体中,胞液中的脂酰CoA必须进入线粒体才能被代谢。此转运过程由存在于线粒体内膜和外膜上的脂肪酰肉碱酯酰转移酶完成,其中脂肪酰肉碱酯酰转移酶Ⅰ是脂肪酸 β-氧化的限速酶。

(3)脂肪酸 β-氧化:脂酰CoA进入线粒体基质后,在脂酸 β-氧化酶复合体的催化下,进行脱氢、加水、再脱氢及硫解4步连续反应,使脂酰基断裂生成1分子乙酰CoA和1分子比原来少2个碳原子的脂酰CoA。此4步反应不断重复进行,最终长链脂酰CoA完全裂解成乙酰CoA。所生成的乙酰CoA一部分在线粒体通过三羧酸循环彻底氧化,一部分在线粒体缩合生成酮体,经血液运送至肝外组织氧化利用。

3. 酮体的生成、利用和生理作用

酮体包括乙酰乙酸、γ-羟丁酸和丙酮。酮体是脂肪酸在肝分解氧化时特有的中间产物,但肝缺乏利用酮体的酶系,故肝内产生的酮体,透过细胞膜进入血液运至肝外组织氧化利用。酮体能透过血脑屏障及毛细血管壁,是肌肉,尤其脑组织的重要能量来源。长期饥饿、糖供应不足时酮体可以代替葡萄糖,成为脑组织及肌肉的主要能源。

(四)脂肪的吸收

脂肪水解后的小分子,如甘油、短链和中链脂肪酸,在小肠内很容易被小肠上皮细胞吸收并直接进入门静脉到达肝,最终在肝被氧化。MCT是治疗脂肪吸收不良患者的特殊营养素,但在某些哺乳动物和人体中可致酮血症,应用中要注意。一酰甘油、胆固醇和蛋白质等很快形成混合微胶粒,到达小肠微绒毛上,脂肪酸、一酰甘油、胆固醇等又逐渐释出,透过脂质膜进入黏膜细胞。长链脂肪酸在内质网中大部分重新合成甘油三酯,并与细胞中载脂蛋白合成 $0.1\sim0.6\mu m$ 乳糜微粒(chylomicron,CM)扩散入淋巴,由淋巴从胸导管进入血循环。进入肠内的胆固醇主要有两个来源,即食物和肝分泌的胆汁。游离的胆固醇通过形成混合微胶粒,在小肠上部吸收,吸收后在小肠黏膜细胞中又重新酯化生成胆固醇酯,最后与载脂蛋白一起组成乳糜微粒经淋巴系统进入血液循环。

血乳糜微粒是血中颗粒最大、密度最低的脂蛋白,是膳食脂肪的主要运输形式,随血流进入全身,以满足机体对脂肪和能量需要,最终被肝吸收。膳食脂肪吸收率通常在80%以上,最高的菜籽油吸收率可达99%。

肝将来自膳食的脂肪、内源性脂肪和蛋白质等合成极低密度脂蛋白(VLDL),并随血流供应机体对甘油三酯的需要;随血中甘油三酯的减少,又不断地集聚血中胆固醇,最终形成甘油三酯少、胆固醇多的低密度脂蛋白(LDL)。血流中LDL既满足机体对各种脂类需要,又可被细胞中LDL受体结合进入细胞,借此可适当调节血中胆固醇浓度。但LDL过多,可致动脉粥样硬化等疾病。体内还可合成高密度脂蛋白(HDL),其重要功能就是将体内胆固醇、磷脂运送到肝代谢,起到保护作用。HDL升高有防治动脉粥样硬化的作用。因各种脂蛋白中所含蛋白质和脂类的组成及比例不同,其密度、颗粒大小、表面电荷和电泳特性也各不相同,按电泳法将脂蛋白分为 α-脂蛋白、前 β-脂蛋白、β-脂蛋白和乳糜微粒4种;用超速离心法将脂蛋白分为乳糜微粒、VLDL、LDL和HDL 4种。血浆中各种脂蛋白见表1-9。

表1-9 血浆脂蛋白的分类、组成及合成场所 (单位:%)

组成	乳糜微粒	VLDL(前 β-脂蛋白)	LDL(β-脂蛋白)	HDL(α-脂蛋白)
蛋白质	0.5~2.0	5~10	20~25	50
甘油三酯	80~95	50~70	10	5
游离胆固醇	1~3	5~7	8	5
酯化胆固醇	3	10~12	40~42	15~17
磷脂	5~7	15	20	25
合成部位	小肠黏膜细胞	肝细胞、血浆	肝、肠	血浆

(五)血浆脂蛋白代谢

1. 血浆脂蛋白分类、组成及结构

血浆脂蛋白主要由蛋白质、甘油三酯、磷脂、胆固醇及胆固醇酯组成。HDL含蛋白质最多,约占50%,其脂类以磷脂和胆固醇为主,密度最高,颗粒最小;LDL含胆固醇及胆固醇酯最多,为40%~50%;VLDL含甘油三酯达50%~70%;乳糜微粒的颗粒最大,含甘油三酯最多,达80%~95%,蛋白质最少,密度最小。

2. 载脂蛋白及其作用

脂蛋白中蛋白质部分称为载脂蛋白（apo），现已发现 18 种。不同的脂蛋白含不同的载脂蛋白。载脂蛋白能结合和转运脂类，稳定脂蛋白的结构，还能调节脂蛋白代谢关键酶活性，参与脂蛋白受体识别。

3. 血浆脂蛋白代谢概况

（1）乳糜微粒：CM 是运输外源性甘油三酯及胆固醇的主要形式。

（2）极低密度脂蛋白：VLDL 是运输内源性甘油三酯的主要形式。

（3）低密度脂蛋白：血浆中 LDL 由 VLDL 转变而成，是转运肝合成的内源性胆固醇的主要形式。

（4）高密度脂蛋白：主要在肝合成，小肠也可合成。HDL 可将胆固醇从肝外组织转运到肝进行代谢，这种胆固醇由肝外向肝内转运的过程称为胆固醇的逆向转运。

（5）高脂蛋白血症：共分 6 型，见表 1-10。

表 1-10　高脂蛋白血症分型

分型	脂蛋白变化	血脂变化
I	CM 增加	甘油三酯↑↑↑、胆固醇↑
IIa	LDL 增加	胆固醇↑↑
IIb	LDL 和 VLDL 增加	胆固醇↑↑、甘油三酯↑↑
III	LDL 增加	胆固醇↑↑、甘油三酯↑↑
IV	VLDL 增加	甘油三酯↑↑
V	VLDL 和 CM 增加	甘油三酯↑↑↑、胆固醇↑

磷脂的消化吸收和甘油三酯相似。除脂肪酸外，磷脂消化产物大多数是水溶性的，在肠内易于吸收。胆固醇则可直接被吸收，如果食物中胆固醇和其他脂类呈结合状态，则先被酶水解成游离胆固醇，再被吸收。胆固醇是胆汁酸主要成分，胆汁酸在乳化脂肪后，一部分被小肠吸收，经血液到肝和胆囊，被重新利用；另一部分和食物中未被吸收的胆固醇被食物纤维，主要为可溶性纤维素吸附，由粪便排出体外。

（六）胆固醇代谢

1. 影响胆固醇吸收的因素

（1）胆汁酸促进胆固醇吸收。胆汁酸是促进胆固醇吸收的重要因素，其缺乏时，胆固醇吸收明显降低；膳食中脂肪不足时，会影响胆固醇的吸收；高脂肪膳食不仅可促进胆汁分泌，脂肪水解产物还有利于形成混合微胶粒，并促进胆固醇在黏膜细胞中进一步参与形成 CM，转运入血，故高脂肪膳食易导致血胆固醇升高。

（2）肠内吸收率与食物胆固醇有关。胆固醇的肠内吸收率随膳食胆固醇含量增加而下降。同位素标记实验结果证明，每天膳食中胆固醇含量 <450mg 时，50% 可被吸收，若增加到

1600mg，仅 32% 被吸收。胆固醇的吸收虽有自限作用，但若摄入量高，人体胆固醇吸收的绝对量仍会有所增高。不同动物对胆固醇的吸收率有所不同，例如家兔通常不进食胆固醇，对胆固醇的吸收率甚强，一旦摄食可很快升高血胆固醇，易于导致动脉粥样硬化。

（3）饱和脂肪酸使胆固醇升高。膳食中含 SFA 过高，可使血浆胆固醇升高。摄入较多 PUFA，如亚油酸，血浆胆固醇却降低。这是因为 PUFA 能促进卵磷脂的合成和提高卵磷脂胆固醇酯酰转移酶（LCAT）活性，生成较多胆固醇酯，由 HDL 转运至肝，再经肠排出体外。

（4）植物固醇阻碍胆固醇吸收。植物性食物中的固醇类，如谷固醇、豆固醇等能阻碍胆固醇的正常吸收，与其分子结构与胆固醇极为相似，可竞争性抑制胆固醇酯的水解和再酯化有关。膳食中不能被利用的多糖，如纤维素、果胶、琼脂等容易吸附胆汁酸盐妨碍微粒的形成，可减少胆固醇的吸收；肠内细菌能使胆固醇还原为不易吸收的粪固醇后由粪便排出。

（5）年龄和性别的影响。血浆胆固醇可随增龄而有所增加，50 岁以前，男女之间差别不太明显，60 岁后，女性血浆胆固醇含量显著升高，超过男性，在 65 岁左右达到高峰，与妇女绝经有关。血浆胆固醇的变化主要取决于 LDL，而脂蛋白代谢受性激素的影响；在男性和缺乏雌激素的女性中，给予雌激素则血中 HDL 和 VLDL 水平增高，而 LDL 浓度下降；女性绝经后雌激素水平下降，致使血胆固醇升高。

2. 胆固醇合成

（1）合成部位和原料。全身各组织均可合成胆固醇，肝是主要场所。胆固醇合成酶系存在于胞液及光面内质网膜上。合成胆固醇的原料为乙酰 CoA、NADPH 及 ATP。乙酰 CoA 由葡萄糖、氨基酸和脂肪酸在线粒体内代谢生成，通过柠檬酸-丙酮酸循环而转运至胞液。

（2）胆固醇合成调节。HMG-CoA 还原酶是胆固醇合成的限速酶，也是各种因素对胆固醇合成的调节点。肝 HMG-CoA 还原酶活性有昼夜节律性，午夜时酶活性最高，中午酶活性最低。饥饿和禁食可抑制肝合成胆固醇；反之，摄入高糖、高饱和脂肪膳食后，肝 HMG-CoA 还原酶活性增加，胆固醇合成增加。胆固醇可反馈抑制肝胆固醇的合成。胰岛素及甲状腺素能诱导肝 HMG-CoA 还原酶的合成，从而增加胆固醇的合成。胰高血糖素和皮质醇则抑制并降低 HMG-CoA 还原酶的活性，减少胆固醇的合成。甲状腺素能促进胆固醇在肝内转变为胆汁酸，其作用强于促进 HMG-CoA 还原酶的合成，所以甲亢患者血清胆固醇含量反而下降。

3. 胆固醇转化

（1）转变为胆汁酸。胆固醇在肝中转化生成胆汁酸是胆固醇在体内代谢的主要去路。胆汁酸有肠肝循环。抑制胆汁酸肠肝循环，增加胆汁酸排泄，有利于胆固醇进一步转变为胆汁酸，也是降低胆固醇的有效途径之一。考来烯胺（消胆胺）和膳食纤维等都能促进胆汁酸的排泄。

（2）转化为类固醇激素。胆固醇是肾上腺皮质、睾丸、卵巢等内分泌腺合成和分泌类固醇激素的原料。

（3）转化为7-脱氢胆固醇。在皮肤，胆固醇被氧化为7-脱氢胆固醇，后者经紫外线光照射转变为维生素 D_3。

四、脂类营养评价

（一）膳食摄入量计算

根据膳食供给及摄取情况，计算每日蛋白质、脂肪供能比，脂肪总量及分类，胆固醇摄入量等，包括膳食制备的各种辅料。

（二）相关指标测定

1. EFA营养鉴定

检测血中C20:3与花生四烯酸（C20:4）的比例来判断EFA是否缺乏，当C20:3/C20:4比值大于0.4时，则认为存在EFA缺乏。测定方法采用气相色谱分析法或高效液相色谱法。

2. 血脂测定

采用生物化学法和电泳法，判断标准如下：

（1）血清胆固醇总量（成人）：2.9～6.0mmol/L（100～230mg/100mL）。

（2）血清甘油三酯：0.22～1.2mmol/L（20～110mg/100mL）。

（3）HDL-C：0.78～2.2mmol/L（30～85mg/100mL）。

（4）LDL-C：1.56～5.72mmol/L（60～220mg/100mL）。

3. 食物中的脂肪测定

食物中粗脂肪测定常用索氏抽提法，并以g/100g表示；而其脂肪酸含量的测定通常采用气相色谱法或液相色谱法进行分析，以百分比表示。

五、脂类供给量及食物来源

膳食脂肪主要来源于动物脂肪组织、肉类及植物种子。动物脂肪相对含SFA和MUFA多，植物油则主要含PUFA。供给人体脂肪的动物性食物主要有猪油、牛脂、羊脂、奶脂、蛋类及其制品；植物性食物主要有菜籽油、大豆油、麻油、花生油等植物油及坚果类食品。亚油酸普遍存在于植物油中，亚麻酸在豆油和紫苏籽油中较多；椰子油含SFA（C12:0和C14:0）为主，仅含5%的MUFA和1%～2%的PUFA；鱼类、贝类食物含C20:5（EPA）和C22:6（DHA）相对较多。

含磷脂较多的食物有蛋黄、肝、大豆、麦胚和花生等。含胆固醇丰富的食物是动物脑、肝、肾、肠等内脏以及皮、鱼籽、蟹籽和蛋类；其次为蛤贝类；肉类和奶类也含一定量胆固醇。

脂肪摄入过多，可导致肥胖、心血管疾病、高血压和某些癌症发病率升高，控制脂肪摄入，既往已成为防治此类疾病的重要措施。2015版美国居民膳食指南中胆固醇和总脂肪将不再受限，转而强调优化脂肪的种类。我国2016版膳食指南基于中国居民营养与健康状况的监测数据，仍建议每人每日摄入的脂肪供热比为20%～30%，但取消了胆固醇的每日摄入上限。

EFA的摄入量，通常认为应不少于总能量3%；n-6与n-3系列脂肪酸的推荐摄入量，至今仅加拿大建议（1990年）n-3 FA不低于总能量0.5%，n-6 FA不低于总能量3%；大多数学者仍建议n-3:n-6为1:4较适宜。日常只要注意摄入一定量的植物油，很少会造成EFA缺乏。

SFA可升高血中LDL-C水平，如月桂酸、肉豆蔻酸和棕榈酸，分别为C12:0、C14:0和C16:0脂肪酸，升高血胆固醇作用较强；而C18:0脂肪酸作用则相对较弱。SFA不易被氧化产生有害的氧化物、过氧化物等，故人体不应完全排除SFA的摄入。

反式脂肪酸（trans fatty acids，TFA），主要存在于植物奶油、起酥油等加工油脂和以这些油为原料制造的食品中，如油炸松脆食品、方便面、方便汤、快餐、冷冻食品、烘焙食物、饼干、薯片、炸薯条、早餐麦片、巧克力以及各种糖果、沙拉酱等；在天然食品如乳制品、牛肉等反刍动物肉类中也存在微量反式脂肪酸。目前世界各国建议人们养成良好膳食习惯，尽量减少摄入反式脂肪酸；中国DRIs（2013）提出2岁及以上健康人群每日TFA的摄入上限应小于总能量1%，约2克。

脂肪因在食品加工中的重要作用及可产生很好的感官性状，造成人类对其的依赖性，然而过多摄入又不利健康。现代食品加工工艺研发出具有脂肪性状，又不能被人体吸收的脂肪替代产品（oil and fat substitute），如由蔗糖和脂肪酸合成的蔗糖聚酯（sucrose polyester），各种性状和膳食脂肪相似，但不能被肠黏膜吸收，经长期人体和动物实验证明安全可靠，但也有不良反应，如引起胃痉挛和腹泻，可抑制某些维生素和其他营养素的吸收等，美国FDA等要求食品标签明示。燕麦素是另一类以碳水化合物为基础的油脂模拟品，对热稳定，主要用于冷冻食品如冰淇淋、色拉调料和汤料中；产品含有大量食物纤维，不仅可替代SFA，还有一定的降低胆固醇作用。

六、膳食参考摄入量

我国早期RDA只提出脂肪供能比，未规定脂肪酸的供给量。中国营养学会2000年开始结合我国膳食结构实情，并参考各国不同人群脂肪DRIs，提出了中国居民每天膳食脂肪参考摄入量，DRIs（2013）再次修订并补充了各年龄段总脂肪、SFA、n-3及n-6系列FA的供热比（AMDR，U-AMDR，AI）及部分摄入量。详见附录B中的附表B-3。

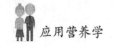

第五节 能 量

一、概述

能量（energy）又称为热能、热量、热卡；包括热和能两种。在体内，能量维持体温恒定并不断地向外环境散发，能量可维持各种生理和体力活动正常进行。

能量单位，国际通用焦耳（joule, J），营养学常规使用其1000倍单位，即千焦耳（kilojoule, kJ）；中国、美国、加拿大等习惯使用卡（calorie, cal）和千卡（kilocalorie, kcalorie, kcal）。焦耳与卡的换算关系如下：1cal=4.184J；1J=0.239cal。

食物及其生热营养素所产生能量多少，可用测热器进行精确测量。原理是无论体内体外，食物或生热营养素均可完全氧化产生CO_2和H_2O，同时释放能量。将被测样品放入测热器燃烧室完全燃烧，用水吸收释放出的全部能量。在常温常压下，每1mL水升高1℃，需吸收4.18J能量，记录水质量和水温变化，即可计算样品所释放能量。

事实上，食物中的生热营养素不可能全部被消化吸收，且消化率也各不同。消化吸收后，在体内也不一定完全彻底被氧化分解产能，尤其是蛋白质，可产生某些不被继续分解利用的含氮化合物如尿素、肌酐、尿酸等。所以，实际应用时，生热营养素产热按下列换算关系换算：

碳水化合物和蛋白质，每克产热16.7kJ（4.0kcal）；脂肪每克产热36.7kJ（9.0kcal）；乙醇每克产热29.3kJ（7.0kcal）；膳食纤维（可溶性为主）每克产热8.4kJ（2.0kcal）。

二、能量消耗

成年人能量消耗包括基础代谢、体力活动和食物热效应。基于能量平衡，人体每天摄入能量若能满足需要，就能保障有健康体质和良好工作效率。对于孕妇（母体组织，即子宫、乳房、胎盘生长发育、体脂贮备、胎儿生长发育）、乳母（合成乳汁）、婴幼儿/儿童/青少年（生长发育）能量需要以及创伤和康复期患者等能量需要，因酌情适度增加。

（一）基础代谢（basal metabolism）

基础代谢是指维持生命的最低能量消耗，人体在安静和恒温条件下，即室温18～25℃，禁食12h后，静卧、放松且清醒时的能量消耗。此时能量仅用于维持体温和呼吸、血液循环及其他器官生理需要。为确定基础代谢能量消耗（basic energy expenditure, BEE），须首先确定基础代谢率（basic metabolic rate, BMR）。BMR指人处于基础代谢状态下，每小时每平方米体表面积（或每千克体重）的能量消耗。按以下方法可计算每天的BEE。

1. 按体表面积计算

1984年中国赵松山提出相对适合国人体表面积的计算公式：

体表面积（m^2）=0.00659×身高（cm）+0.0126×体重（kg）-0.1603

按此公式先计算体表面积，再按年龄、性别，可在表1-11中查出对应的BMR，计算

24h 基础代谢水平。熟睡时能耗比基础代谢约少 10%，故结果应扣除睡眠时少消耗的能量。

表 1-11　人体基础代谢率　　　　　　　　[单位：kJ/（m²·h）]

年龄（岁）	男	女	年龄（岁）	男	女	年龄（岁）	男	女
1	221.8	221.8	17	170.7	151.9	50	149.8	139.7
3	214.6	214.2	19	164.0	148.5	55	148.1	139.3
5	206.3	202.5	20	161.5	147.7	60	146	136.8
7	197.9	200	25	156.9	147.3	65	143.9	134.7
9	189.1	179.1	30	154.0	146.9	70	141.4	132.6
11	179.9	175.7	35	152.7	146.4	75	138.9	131.0
13	177.0	168.6	40	151.9	146.0	80	138.1	129.3
15	174.9	158.8	45	151.5	144.3			

2. 按公式（Harris-Benedic）计算

男 BEE=66.47+13.75×体重（kg）+5.00×身高（cm）-6.76×年龄（y）

女 BEE=655.10+9.56×体重（kg）+1.85×身高（cm）-4.67×年龄（y）

3. WHO 计算公式

FAO/WHO/UNU 专家委员会（1985 年）推荐，以体重为变量计算 BMR 的 Schofield 公式，见表 1-12。计算结果就我国而言，可能偏高 5%。

表 1-12　WHO 建议的 BEE 计算公式

年龄（岁）	男性		女性	
	kcal/d	MJ/d	kcal/d	MJ/d
0～3	（60.9×W）-54	（0.255×W）-0.226	（61.0×W）-51	（0.255×W）-0.214
3～10	（22.7×W）+495	（0.0949×W）+2.07	（22.5×W）+499	（0.0941×W）+2.09
10～18	（17.5×W）+651	（0.0732×W）+2.72	（12.2×W）+746	（0.0510×W）+3.12
18～30	（15.3×W）+679	（0.0640×W）+2.84	（14.7×W）+496	（0.0615×W）+2.08
30～60	（11.6×W）+879	（0.0485×W）+3.67	（8.7×W）+829	（0.0364×W）+3.47
>60	（13.5×W）+487	（0.0565×W）+2.04	（10.5×W）+596	（0.0439×W）+2.49

注：W 为体重（kg）。

4. 临床粗略估算成人 BMR

临床可用简单方法粗略估算成人 BMR，可分为男性 4.18kJ（1kcal）/（kg·h），女性 3.97kJ（0.95kcal）/（kg·h），和体重相乘可得 BEE。

5. 静息代谢率（resting metabolic rate，RMR）

基于 BMR 测定较为困难，WHO 于 1985 年提出用静息代谢率代替 BMR，测定时，全身处于休息状态，禁食仅需 4h，通常 RMR 值略高于 BMR。人体 BEE 不仅存在个体差异，自身 BMR 也常有变化。人体 24h 静息代谢参考值见表 1-13。

影响人体基础代谢的因素如下。

（1）体格影响：体表面积大者，散发能量也多，故同等体重者，瘦高者 BEE 高于矮胖者。瘦体组织消耗能量占 BEE 的 70%～80%，包括肌肉、心、脑、肝、肾等组织和器官，故瘦体质量（lean body mass）大、肌肉发达者 BEE 高。这也是男性 BEE 高于女性 5%～10% 的原因。

（2）不同生理、病理状况（包括性别、年龄）等因素影响：儿童和孕妇 BEE 相对较高，成年后随增龄 BEE 不断下降。30 岁后，每 10 年降低约 2%，60 岁以后下降更多。若加强体育锻炼，下降速度相对减缓。生病发热、甲状腺素等有关激素水平异常时，BEE 也发生变化。

（3）环境影响：炎热或寒冷，过多摄食，精神紧张时，都可升高 BEE，这部分能量消耗称为适应性生热作用（adaptive thermogenesis）。另外，在禁食、饥饿或少食时，BEE 水平也相应降低。

（4）其他因素：尼古丁、咖啡因等因素刺激时，可升高 BEE。

表 1-13 人体 24h 静息代谢参考值

年龄（岁）	体重（kg）								
	40	50	57	64	70	77	84	91	100
男性 （单位：kcal）									
10～18	1351	1526	1648	1771	1876	1998	2121	2243	2401
18～30	1291	1444	1551	1658	1750	1857	1964	2071	2209
30～60	1343	1459	1540	1621	1691	1772	1853	1935	2093
>60	1027	1162	1256	1351	1423	1526	1621	1716	1837
女性 （单位：kcal）									
10～18	1234	1356	1441	1527	1600	1685	1771	1856	1966
18～30	1094	1231	1334	1437	1525	1628	1731	1833	1966
30～60	1077	1264	1325	1386	1438	1499	1560	1621	1699
>60	1016	1121	1195	1268	1331	1404	1478	1552	1646

（二）体力活动（physical activity）

体力活动消耗的能量是构成人体总能量消耗的重要部分，约占总能耗的 15%～30%。每日从事各种体力活动消耗的能量是人体能量消耗中变化最大，也是人体控制体重、保持能量平衡、维持健康最重要的部分，主要取决于体力活动的强度和持续时间，活动时间越长、强度越大，能量消耗越多。体力活动一般分为职业活动、社会活动和家务活动，其中以职业活动消耗的能量差别最大。影响体力活动能耗的 3 个因素：①肌肉越发达者，活动时消耗能量越多；②体重超重者，做相同运动所消耗能量越多；③活动时间越长、强度越大，消耗能量越多。

一般采用体力活动比（physical activity rate，PAR）来表示体力活动的能耗水平。体力活动比是每一种体力活动每分钟的能量消耗，按 BMR（或 RMR）的倍数表示。由于每个人的 BMR 相对稳定，所以不同性别、不同体重的人进行同一活动，体力活动比非常相似。按体力活动比值区分各种活动的强度，1.0～2.5 为轻度，2.6～3.9 为中度，4.0 以上为重度。

中国营养学会 2001 年起就将我国居民活动强度分为三级：即轻、中、重体力活动，见表 1-14。成人能量的推荐摄入量用 BMR 乘以不同的体力活动水平系数（physical activity level，PAL）进行计算。

表 1-14 中国成人活动水平分级（2013 版）

活动强度	职业工作时间分配	工作内容举例	PAL 男	PAL 女
轻	75% 时间坐或站立 25% 时间站着活动	办公室工作、修理电器钟表、售货员、酒店服务员、化学实验操作、讲课等	1.50	1.50
中	25% 时间坐或站立 75% 时间特殊职业活动	学生日常活动、机动车驾驶、电工、安装、车床操作、金工切割等	1.75	1.75
重	40% 时间坐或站立 60% 时间特殊职业活动	非机械化农业劳动、炼钢、舞蹈、体育运动、装卸、采矿等	2.0	2.0

（三）食物热效应（thermic effect of food，TEF）

食物热效应旧称食物特殊动力作用（specific dynamic action，SDA），是指人体摄食时，因对食物中营养素进行消化、吸收、代谢转化等，需要额外消耗能量，同时致体温升高和能量散发，这种由摄食引起的能量的额外消耗称为 TEF。

不同营养素成分的食物热效应不等：脂肪 TEF 4%～5%；碳水化合物 TEF 5%～6%；蛋白质 TEF 特别高，约 30%。上述差异的主要原因是各种营养素消化吸收后转变成 ATP 贮存量的不同，蛋白质为 32%～34%，低于脂肪和碳水化合物 38%～40%，剩余的则变成能量。

食物热效应与食物成分、进食量和进食频率有关。通常含蛋白质丰富的食物 TEF 最高，其次是富含碳水化合物的食物，最后才是富含脂肪食物。混合性膳食的 TEF 约占其总能量 10%；吃得越多，能量消耗也越多；吃得快比吃得慢者 TEF 高，吃得快时，因中枢神经系统更活跃，激素和酶分泌速度快、量更多，吸收和贮存速率更高，其能量消耗也相对更多。

（四）生长发育

处于正常发育过程的婴幼儿、儿童及青少年每天能量消耗应包括生长发育所需要的能量。成年人也有类似的需求，如怀孕的妇女等。

三、能量需要量

确定各类人群或个人的能量需要量，对于指导人们改善自身膳食结构、饮食规律、维持能量平衡，提高健康水平非常重要，也是营养学研究的永恒关注点。能量需要量是指维持机体正常生理功能所需要的能量，低于此值将会对机体产生不利影响。在儿童、孕妇和哺乳妇女，能量需要量还应包括满足组织生长和分泌乳汁的能量贮备的需要。

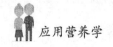

（一）计算法

计算法简便、易行但相对粗糙，个体或群体能量需要计算均可行。

1. 计算能量消耗

人体能量消耗包括基础代谢、体力活动和食物热效应，故详细记录一天中各项活动或根据工作性质确定其活动强度，就可按前述方法计算出全天能量消耗量，即能量需要量。

2. 饮食调查

健康人在食物供应充足、体重无明显变化时，其能量摄入量基本上反映了能量所需。详细记录某段时间摄入食物种类和数量，计算出平均每天摄入食物的总能量，即可认为是其日均需要量。建议膳食调查至少3d（有条件的应5～7d）。某类人群能量需要，须注意调查对象应达到一定数量，才相对可信和可靠。

3. 生活观察法

详细记录测试对象一天各种动作及持续时间，然后查相关活动能量消耗量表，计算出一天的能量消耗量，即能量需要量。

（二）测量法

1. 直接测热法

直接测热法是指通过测定身体向环境的散热量计算能量消耗的测量方法，通常在密闭热量测热室（calorimetry chambers）内进行：分别测定非蒸发性散热（传导、对流和辐射）和蒸发性散热。非蒸发性散热可通过测量密闭测热室壁内外的温度梯度或者在热量从测热室壁散失前通过测量热量转移率而计算获得。蒸发性热散失则是通过收集测热室内出现的水分，并测量潜在冷凝热或者通过测量热室内空气中水分含量的增加，再计算其潜在冷凝热而获得的。蒸发性加非蒸发性热散失即为总的热散失。

2. 间接能量测定法

间接能量测定法是指通过测定氧气消耗量和二氧化碳产量来估算能量消耗量。测定方法是受试者戴上一个头罩或被限制在一个密封的房间内，新鲜空气持续不断地通入该头罩或房间，通过比较流入和流出空气的成分，同时测定空气流量来测量受试者的呼吸气体交换。间接能量测量的技术难度比直接能量测量小，是测量24h静坐状态能量消耗、BMR和TEF的常用方法。

3. 双标水法（doubly labelled water，DLW）

双标水法属于间接能量测量方法，是在获得被氧化的代谢物质平衡资料的基础上，根据CO_2产生量计算能量消耗的一种新技术。该方法是摄入含有精确已知量稳定性同位素的水（$^2H_2^{18}O$），其中标记氢将通过水（尿液、呼吸水蒸气、汗液和体表蒸发水）离开身体，而标记氧则通过水和CO_2离开身体，然后收集受试者尿液或唾液样本，测量其中两种同位素浓度的变化,获得同位素随时间的衰减率。两种同位素清除率的差异反映了CO_2的产生量,据此可估算能量消耗。双标水法精确度为2%~8%,准确度为1%~3%,且可在不影响受试者正常生活的条件下测定1~3周的能量消耗量。

4. 其他简易现场工作技术

在现场调查研究中,人们常用气体代谢法(又称Douglas袋法)、时间和动作观察法、活动调查表登记法、计步器运动测评法和心率测量法估测自由生活状态受试者的能量消耗量。这些方法的精确度不如双标水法,但简单易行,而且能获得双标水法所不能得到的信息(如可测定某一特定活动状态下的能量消耗)。

四、膳食能量参考摄入量及食物来源

人体能量的需要量因受年龄、性别、生理状态和劳动强度等因素的影响而有所不同。一般健康成年人能量摄入量与消耗量保持平衡,就能保持身体健康,满足各种正常的活动,摄入量过多或过少都对身体健康不利。人体能量代谢最佳状态是达到能量消耗与能量摄入平衡。中国营养学会在DRIs(2013)中修订的膳食能量需要量(RNI),按轻体力活动水平:18~49岁,男性2250kcal,女性1800kcal;50~64岁,男性2100kcal,女性1750kcal;65~79岁,男性2050kcal,女性1700kcal;80~岁,男性1900kcal,女性1500kcal。

人体能量的食物来源以食物中的碳水化合物、脂肪和蛋白质为主,这三大产能营养素普遍存在于各种食物中。粮谷类和薯类食品含碳水化合物较多,是能量最经济的食物来源;油料作物含丰富的脂肪;一般动物性食物比植物性食物含有较多的脂肪和蛋白质,但大豆例外,大豆和坚果类含有丰富的油脂和蛋白质;蔬菜和水果一般含能量较少。三大产能营养素在体内都有其特殊的生理功能,又相互影响,如碳水化合物与脂肪的相互转化及它们对蛋白质有节约作用,故三者在总的膳食供给中应保持恰当的比例。目前中国DRIs(2013)推荐(RNI)碳水化合物占总能量的50%~65%、脂肪占20%~30%、蛋白质占10%~15%。

第六节 维 生 素

一、维生素的特点、分类、作用及相互关系

维生素是指维持机体正常生理功能和细胞内特异代谢反应所必需的一类低分子有机化合物。目前,有13种物质或是物质群被普遍认为是维生素。维生素命名,可以按字母命名,也可以按化学结构或功能命名,见表1-15。

表 1-15　维生素命名

字母命名	化学结构或功能命名	英文名称
维生素 A	视黄醇，视黄醛，视黄酸，抗干眼病维生素	vitamin A, retinol
维生素 D	钙化醇，抗佝偻病维生素	vitamin D, calciferol
维生素 E	生育酚	vitamin E, tocopherol
维生素 K	叶绿醌，抗出血维生素	vitamin K, phylloquinone
维生素 B_1	硫胺素，抗脚气病维生素	vitamin B_1, thiamin
维生素 B_2	核黄素	vitamin B_2, riboflavin
维生素 B_5	泛酸	vitamin B_5, pantothenic acid
维生素 PP	尼克酸（烟酸），尼克酰胺（烟酰胺），抗癞皮病维生素	niacin, nicotinic acid, nicotinamide
维生素 B_6	吡哆醇，吡哆醛，吡哆胺	pyridoxine, pyridoxal, pyridoxamine
维生素 M	叶酸，维生素 B_{11}，抗贫血因子，维生素 U	folacin, folic acid, folate
维生素 H	生物素，维生素 B_7	vitamin H, biotin
维生素 B_{12}	钴胺素，抗恶性贫血病维生素	vitamin B_{12}, cobalamin
维生素 C	抗坏血酸，抗坏血病维生素	vitamin C, ascorbic acid

（一）维生素的共同特点

各类维生素虽然化学结构不同、生理功能各异，但都具有以下共性：①以维生素本身或能被机体利用的前体化合物的形式存在于天然食物中，含量极少；②体内不能合成或合成不足，必须由食物供给；③不参与机体组成，也不提供能量，常以辅酶或辅基形式参与酶的功能，调节物质代谢；④需要量甚微，但不能缺少，不然可引起维生素缺乏症；⑤许多维生素具有几种结构相近、生物活性相同的化合物，如维生素 A_1 与维生素 A_2，维生素 D_2 和维生素 D_3，吡哆醇、吡哆醛、吡哆胺等。

（二）维生素的分类

1. 脂溶性维生素

脂溶性维生素包括维生素 A、维生素 D、维生素 E、维生素 K，不溶于水而溶于脂肪及有机溶剂如苯、乙醚及氯仿等。在食物中常与脂类共存，在酸败的脂肪中容易破坏，其吸收与肠内的脂类密切相关，主要贮存于肝内。如摄入过多，可致中毒，如摄入过少，可缓慢地出现相应的维生素缺乏症状。

2. 水溶性维生素

水溶性维生素包括 B 族维生素（维生素 B_1、维生素 B_2、维生素 PP、维生素 B_6、叶酸、维生素 B_{12}，泛酸、生物素等）和维生素 C。水溶性维生素及其代谢产物较易自尿中排出，体内无非功能性的单纯贮存形式。当机体饱和后，摄入维生素必然从尿中排出，若组织中维生素耗竭，则给予的维生素将大量被组织取用，尿中排出相对减少，故可利用负荷试验对水溶性维生素营养水平进行鉴定。水溶性维生素通常无毒性，但极大量摄入时，也可出现毒性，如摄入过少，则较快出现相应的维生素缺乏症状。

有些化合物，其活性与维生素相似，曾被列入维生素类，通常称为类维生素，也有建议为其他微量有机营养素，如生物类黄酮、肉碱（carnitine）、辅酶Q（泛醌）、肌醇、硫辛酸、对氨基苯甲酸、乳清酸和牛磺酸（taurine）等。而某些商业上所称的维生素，如临床上用于治疗溃疡的药物维生素U，是L-甲硫氨酸的衍生物，按其性质功能来说并非维生素。

（三）维生素缺乏

1. 缺乏原因

（1）维生素摄入量不足：各种原因所致食物供应严重不足；或因营养知识缺乏，选择食物不当；也可因食物运输、加工、烹调、贮藏不当，使维生素受到破坏和丢失。

（2）吸收利用降低：老年人咀嚼功能及胃肠功能降低，对营养素，包括维生素的吸收利用降低；肝、胆疾病患者因胆汁分泌减少，影响脂溶性维生素的吸收，慢性胃肠炎患者对维生素吸收利用也降低；膳食成分如脂肪过少也会影响脂溶性维生素吸收，膳食纤维过多，会降低维生素的吸收。

（3）维生素需要量相对增高：需要量增多或丢失量增加，使体内维生素需要量相对增高，如妊娠、哺乳期妇女，生长发育期儿童，特殊生活及工作环境的人群，疾病恢复期患者等；长期服用营养素补充剂者，对维生素需要量增加，一旦摄入量减少，也容易出现维生素缺乏症状。

2. 缺乏类型

（1）按病因分为原发性和继发性两种。原发性维生素缺乏指膳食供给不足或其生物利用率过低所致；继发性维生素缺乏指因生理或病理原因，妨碍维生素的消化、吸收、利用或因需要量增加，排泄或破坏增多，而致条件性维生素缺乏。

（2）按缺乏程度分为临床缺乏和亚临床缺乏两种。维生素临床缺乏，即维生素缺乏症，因病因明确，已基本控制。亚临床维生素缺乏，也称维生素边缘缺乏（marginal deficiency），是目前及未来需关注的主要问题，因症状不明显、不特异，易被忽视。

3. 缺乏过程

人体维生素缺乏是渐进的过程。最初表现为组织中贮存量降低，然后出现有关生化指标异常、生理功能降低，继而发展为组织病理改变，出现临床症状和体征，最后当体内营养素，包括维生素耗竭至尽时，人的生命也行将终结。临床上常见有多种维生素混合缺乏的症状和体征。

（四）维生素相互关系

1. 维生素与其他营养素关系

高脂肪膳食会大大提高维生素 B_2 需要量，而高蛋白膳食则有利于维生素 B_2 利用和保存；因维生素 B_1、维生素 B_2 和维生素 PP 与能量代谢有密切关系，所以其需要量都随着能量需要量的增高而增加。

2. 维生素之间的关系

动物实验表明维生素 E 能促进维生素 A 在肝内贮存,这可能是维生素 E 在肠内保护维生素 A,使其免遭氧化破坏。大鼠缺乏维生素 B_1 时,组织中维生素 B_2 下降且尿中排出量增加。

因此,各种维生素间、维生素与其他营养素之间保持平衡非常重要,如果摄入某种营养素不适当,可能导致或加剧其他营养素的代谢紊乱。

二、脂溶性维生素

(一)维生素 A

维生素 A 是族名,指含有 β-白芷酮环的多烯基结构,并具有全反式视黄醇生物活性的一大类物质。狭义的维生素 A 是指视黄醇,广义的应包括已形成的维生素 A 和维生素 A 原。图 1-2 为几种常见维生素 A 及 β-胡萝卜素的化学结构式。

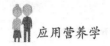

全反式视黄醇　　　　　　　　　　　13-顺式视黄醇

全反式视黄醛　　　　　　　　　　　13-顺式视黄酸

全反式视黄酸　　　　　　　　　　　全反式脱氢视黄基磷酸盐

全反式-3-脱氢视黄醇(有时称为维生素 A_2)　　　　全反式-β-胡萝卜素

图 1-2　几种常见维生素 A 及 β-胡萝卜素的化学结构式

类维生素 A(retinoids)是指维生素 A 及其合成类似物或代谢产物。动物体内具有视黄醇生物活性功能的维生素 A 称为已形成的维生素 A(preformed vitamin A),包括视黄醇(retinol)、视黄醛(retinal)、视黄酸(retinoic acid)等,而 4-氧视黄酸、4-羟视黄酸等是不具备视黄醇生物活性功能的类维生素 A。植物中不含已形成的维生素 A,黄、绿、红色植物含类胡萝卜素(carotenoids),部分在体内可转变成维生素 A 的类胡萝卜素称为维生素 A 原(provitamin A),如 α-胡萝卜素、β-胡萝卜素、γ-胡萝卜素等。

维生素 A 可分为维生素 A_1(视黄醇)和维生素 A_2(3-脱氢视黄醇),二者生理功能相似,但维生素 A_2 生物活性仅为维生素 A_1 的 40%,其促进大鼠生长的作用也比维生素 A_1 小。维生

素 A_1 主要存在于海产鱼中，而维生素 A_2 主要存在于淡水鱼中。与视觉有关的维生素 A 活性形式为 11-顺式视黄醛，与细胞分化有关的 9-顺式视黄酸属于已形成的维生素 A。

目前已发现的类胡萝卜素约 600 种，仅约 10% 是维生素 A 原，其中最重要的为 β-胡萝卜素，常与叶绿素并存。除 β-胡萝卜素外，还有 α-胡萝卜素、γ-胡萝卜素和隐黄素（又名 3-羟基-β-胡萝卜素，cryptoxanthin），都属于维生素 A 原；有些类胡萝卜素，如玉米黄质（3,3′-二羟基-β-胡萝卜素，zeaxanthin）、辣椒红素（capsanthin）、叶黄素（xanthophyll）和番茄红素（lycopene），都不能在体内分解形成维生素 A。

维生素 A 和胡萝卜素都对酸、碱和热稳定，通常烹调和罐头加工不易被破坏；但易被氧化和受紫外线破坏。当食物中含有磷脂、维生素 E、维生素 C 和其他抗氧化剂时，视黄醇和胡萝卜素较为稳定，脂肪酸败可致其严重破坏。

食物中预先形成的维生素 A 大多以视黄酰酯的形式存在，视黄酰酯在小肠黏膜水解酶催化下水解为视黄醇。β-胡萝卜素可被肠道 15-15′ 单加氧酶（15-15′monoxygenase）中心裂解形成脱 2 分子氢视黄醛。β-胡萝卜素也可以经偏心裂解形成 β-脱氢胡萝卜醛，最终转化为类视黄醇。由于上述过程受到许多外因（膳食因素）和内因（机体的消化和吸收能力）的影响，只有小部分胡萝卜素可以裂解形成维生素 A。视黄酰酯和类胡萝卜素都为疏水性，在小肠腔水环境中的扩散依赖胶粒增溶作用。游离的视黄醇和维生素 A 原类胡萝卜素通过被动扩散穿过黏膜进入黏膜上皮细胞，随即与 2 型视黄醇结合蛋白（CRBP2）结合并被再次酯化，进入乳糜微粒后被分泌到淋巴系统。非酯化形式的视黄醇也可被吸收进入门静脉，视黄醇转运蛋白可促进视黄醇从基底侧细胞膜的释放。

维生素 A 转运到肝脏，通过受体介导的胞吞作用被肝细胞摄取后，进入正常代谢，包括酯化、结合、氧化和异构化反应，而乳糜微粒则降解为残粒。肝细胞的维生素 A 可局部转运到肝星状细胞，也可作为视黄醇结合蛋白-转甲腺胺蛋白复合物的组成部分远距离转运到需要维生素 A 的组织细胞。肝脏是维生素 A 的主要储存场所，通常含有体内维生素 A 总量的 90% 以上。维生素 A 充足的个体，肝脏的维生素 A 一半储存在肝细胞，一半储存在星状细胞。维生素 A 及其代谢产物主要通过胆汁排泄。一般通过尿液流失的维生素 A 极少，但在病理情况下，如毒血症、急性肾衰和感染发热等，尿液中维生素 A 的流失量明显增加。

1. **视黄醇当量和视黄醇活性当量**

自然界中维生素 A 有多种形式，不同形式维生素 A 的活性需要统一标准来描述和比较。最初维生素 A 的单位用国际单位（IU）表示，而胡萝卜素用 mg（或 μg）表示。不同类型的胡萝卜素在体内吸收率和转化为视黄醇的效率不同，所发挥的维生素 A 活性明显不同，为此，基于溶解于食用油中的 β-胡萝卜素吸收实验结果显出 2μg 的 β-胡萝卜素可在体内转化为 1μg 视黄醇，并产生 1μg 视黄醇等效活性，而其他类型的胡萝卜素产生的维生素 A 活性仅为 β-胡萝卜素的 1/2。换算关系如下：

1 IU 维生素 A=0.3μg 视黄醇 =0.6μg β-胡萝卜素 =1.2μg 其他胡萝卜素

然而，膳食中 β-胡萝卜素的吸收率远低于溶解在食用油中的胡萝卜素，后续实验证明，仅为油内或以营养补充剂形式提供的 β-胡萝卜素的 1/3，即摄入 6μg β-胡萝卜素或 12μg 其他类型的胡萝卜素才能产生 1μg 视黄醇的活性。

（1）视黄醇当量（retinol equivalent，RE），即食物中包括视黄醇和胡萝卜素在内的具有维生素 A 活性物质相当于视黄醇的量，FAO/WHO（1967）提出。

1）视黄醇与胡萝卜素之间的换算公式：

$$1\mu g \text{ RE 维生素 A} = 1\mu g \text{ 全反式视黄醇} = 2\mu g \text{ 溶于油剂的纯品全反式}\beta\text{-胡萝卜素}$$
$$= 6\mu g \text{ 膳食全反式}\beta\text{-胡萝卜素} = 12\mu g \text{ 其他膳食维生素 A 原类胡萝卜素}$$

2）膳食总维生素 A 摄入量计算公式如下：

$$\text{膳食总维生素 A}(\mu g \text{ RE}) = \text{视黄醇}(\mu g) + \beta\text{-胡萝卜素}(\mu g)/6 + \text{其他类型胡萝卜素}(\mu g)/12$$

近年来，植物性食物 β-胡萝卜素同位素研究中发现，其可利用效率比以前想象得还要低许多。低脂饮食、肠内蛔虫、反复腹泻和其他一些影响肠上皮细胞吸收功能和肠内通过时间的因素均可降低其生物转化率。膳食胡萝卜素的含量以及机体维生素 A 的营养状况等也可影响胡萝卜素的吸收率。

为了更准确计算维生素 A 的摄入量，1988 年 FAO/WHO 建议 β-胡萝卜素摄入量小于 1000μg 时，摄入 4μg β-胡萝卜素的活性相当于 1μg（1RE）视黄醇；当摄入量在 1000～4000μg 时，6μg β-胡萝卜素的活性相当于 1μg 视黄醇活性；当摄入量大于 4000μg 时，10μg β-胡萝卜素活性相当于 1μg 视黄醇活性。进一步研究证明，根据膳食组成不同，β-胡萝卜素的吸收率在 5%～75% 之间，吸收后转化为视黄醇的转化率为 50%，视黄醇与 β-胡萝卜素的换算比例应为（1:2.7）～（1:40）之间，平均约为 1:12。即通过膳食平均摄入 12μg β-胡萝卜素才能产生 1μg 视黄醇活性。因此，以视黄醇当量（RE）为单位计算的膳食总维生素 A 摄入量仍然被高估，特别是以植物性食物为主的人群。

（2）视黄醇活性当量（retinol activity equivalent，RAE）。视黄醇与胡萝卜素之间的换算公式：

$$1 \text{ RAE} = 1\mu g \text{ 全反式视黄醇} = 2\mu g \text{ 溶于油剂的纯品全反式}\beta\text{-胡萝卜素}$$
$$= 12\mu g \text{ 膳食全反式}\beta\text{-胡萝卜素} = 24\mu g \text{ 其他膳食维生素 A 原类胡萝卜素}$$

为了预防维生素 A 缺乏及由此引起的维生素 A 缺乏性疾病，不同国家和地区均制定了维生素 A 的推荐摄入量（RNI）或推荐膳食供给量（RDA）。2001 年美国和加拿大公布的新 DRIs 中，使用了维生素 A 的新单位 RAE，其推荐量为 900μg RAE/d（成年男性）和 750μg RAE/d（成年女性）。

2. 维生素 A 的生理功能

不同结构维生素 A 的生理功能见表 1-16。

（1）维持正常视觉：维生素 A 能够促进视觉细胞内感光物质合成与再生，以维持正常视觉。人视网膜杆状细胞内含有感光物质视紫红质（rhodopsin, 11-cis-retinal-opsin），由 11-顺式视黄醛的醛基和视蛋白内赖氨酸的 ε-氨基通过形成 schiff 碱键缩合而成。视紫红质对光敏感，当其被光照射时可致系列变化，经过各种中间构型，最后由 11-顺式视黄醛转变为全反式视黄醛（all trans-retinal），同时释放出视蛋白，引发神经冲动，此时即能看见物体，这个过程称为光适应。人若进入暗处，因视紫红质消失，故不能见物，只有当足够的视紫红质再生后才能在一定光照下见物，此过程称为暗适应（dark adaptation）。暗适应快慢决定于照射光波长、强度和照射时间，同时也决定于体内维生素 A 营养状况。

（2）维持上皮正常生长与分化：9-顺式视黄酸和全反式视黄酸在上皮细胞分化中的作用尤为重要。近来发现 2 组视黄酸受体 RAR（retinoic acid receptor）和 RXR（retinol X receptor），前者可与全反式或 9-顺式视黄酸结合，而后者只能与 9-顺式视黄酸结合。当视黄酸异构体与其核受体结合后，既能刺激也能抑制基因表达，从而对细胞分化起到调控作用。

有体外试验证明，肝内存在 1 种含视黄醇-磷酸-甘露醇的糖脂，维生素 A 缺乏可使该糖脂量下降，由此推测维生素 A 可能通过糖基转移酶系统，发挥糖基运载或活化作用，从而影响黏膜细胞中糖蛋白的生物合成及黏膜的正常结构。

（3）促进生长发育：视黄醇和视黄酸对于胚胎发育也是必需的，视黄酸可维持动物正常生长和健康，但对生殖及视觉功能无作用。维生素 A 缺乏时，儿童生长停滞、发育迟缓，骨骼发育不良，孕妇所生的新生儿体重较轻。

（4）抑癌作用：维生素 A 或其衍生物，如 5,6-环氧视黄酸，13-顺式视黄酸有抑癌防癌作用。类胡萝卜素抑癌作用可能与其抗氧化性有关，因其能捕捉自由基（free radicals），淬灭单线氧（single oxygen, $^1O_2$），提高抗氧化。

（5）维持机体正常免疫功能：维生素 A 缺乏可影响抗体生成，降低机体抵抗力。

表 1-16 不同结构维生素 A 的生理功能

功能	视黄醇	视黄醛	视黄酸
生长	+	+	+
上皮组织	+	+	+
骨骼	+	+	+
视觉	+	+	-
生殖	+	+	-

3. 维生素 A 缺乏与过量

（1）维生素 A 缺乏是许多发展中国家的主要公共卫生问题之一。维生素 A 缺乏及其导致的眼干燥症发病率相当高，甚至在非洲、亚洲某些地区呈流行状态。婴幼儿和儿童维生素 A 缺乏的发生率远高于成人。某些疾病易致维生素 A 缺乏，如麻疹、肺结核、肺炎、猩红热等消耗性疾病，因高热加快肝内维生素A分解，或食欲不振摄入维生素A减少，肠吸收降低。胆囊炎、胰腺炎、肝硬化、胆管阻塞、慢性腹泻、血吸虫病等疾病及饮酒，均影响维生素A的吸收和代谢。

1）暗适应能力下降：维生素A缺乏的最早症状，即黑夜或暗光下看不清物体，弱光下视力减退，暗适应时间延长，严重者可致夜盲症（night blindness）。

2）眼干燥症：维生素A缺乏最明显的结果，即患者眼结膜和角膜上皮组织变性，泪腺分泌减少，可发生结膜皱纹、失去正常光泽、混浊、变厚、变硬，角膜基质水肿、表面粗糙混浊、软化、溃疡、糜烂、穿孔。患者常感眼睛干燥、怕光、流泪、发炎、疼痛，发展下去可致失明。

3）比奥斑（bitot spots）：儿童维生素A缺乏最重要的临床诊断体征。常出现于结膜颞侧1/4处，是脱落细胞的白色泡沫状聚积物，因角化细胞取代了正常结膜上皮细胞和杯状细胞。

4）维生素A缺乏除眼部症状外，还会致机体不同组织上皮干燥、增生及角化，以至出现各种症状。如皮脂腺及汗腺角化，出现皮肤干燥，在毛囊周围角化过度，发生毛囊丘疹与毛发脱落，多见于上、下肢伸侧面，以后向臀部、腹部、背部、颈部蔓延。呼吸、消化、泌尿、生殖上皮细胞角化变性，完整性被破坏，容易遭受细菌侵入，致感染。特别是儿童、老人容易致呼吸系统炎症，严重时可致死亡。此外，维生素A缺乏时，血红蛋白合成代谢障碍，免疫功能低下，儿童生长发育迟缓。

（2）摄入大剂量维生素A，可致急性、慢性及致畸毒性。急性毒性产生于1次或多次连续摄入成人参考摄入量（RNI）100倍，或儿童大于其RNI 20倍时，其早期症状为恶心、呕吐、头痛、眩晕、视觉模糊、肌肉失调、婴儿囟门突起。当剂量很大时，可有嗜睡、厌食、少动、反复呕吐。摄入普通食物通常不会致维生素A过多，多为过多摄入维生素A浓缩制剂或食用动物肝脏致中毒。例如胡萝卜素血症（hypercarotenemia）是大量摄入类胡萝卜素时出现类似黄疸的皮肤，但停止使用类胡萝卜素，症状会逐渐消失，未发现其他毒性。

4. 营养状况评价

维生素A营养状况可分为5类：缺乏、较少（即边缘状态）、充足、过多和中毒。充足状态指无临床体征，生化指标正常，生理功能完好，体内总贮存量足以应付各种各样应激状态和短期低膳食摄入。关于缺乏和过多，如前所述，维生素A营养状况应根据生化指标、临床表现，结合生理情况、膳食摄入情况综合予以判定。常用的检查方法如下。

（1）血清维生素A水平：成人正常范围为1.05～3.15μmol/L（30～90μg/dL）。测定结果含量低，可确定为维生素A缺乏；但维生素A贮存降低者，血清水平也可能正常，此时不能认为维生素A营养充足。

（2）改进相对剂量反应试验：诊断维生素A边缘状态（marginal vitamin A status）和缺乏新方法。让受试者按每1kg体重0.35μmol（或100μg）剂量口服3,4-二脱氢醋酸视黄酯油剂,服用后5h取血1次,所测血清脱氢视黄醇和视黄醇摩尔比例,测试结果大于 0.06μmol 提示维生素A边缘状态和缺乏,小于0.03μmol表明充足。

(3)视觉暗适应功能测定:可用暗适应计测定,适用于现场调查。有眼部疾患、血糖过低和睡眠不足者,暗适应功能也降低,故此法仅用于筛查。

(4)血浆视黄醇结合蛋白:可较好地反映人体维生素A营养水平。

(5)眼结膜印迹细胞学法:适用于维生素A缺乏期间的检测,在眼结膜杯状细胞(gobletcell)消失,上皮细胞变大且角化。用醋酸纤维薄膜贴于受检者球结膜上取样,然后染色、镜检。

(6)眼部症状检查:WHO将维生素A缺乏眼部症状予以分类,其中角膜干燥、溃疡、角化定为诊断维生素A缺乏的体征,比奥斑用于小儿检查。

5. 膳食摄入参考量及食物来源

中国营养学会DRIs(2013)的推荐量(RNI)为800μg RAE/d(成年男性)和700μg RAE/d(成年女性),安全摄入上限(UL)为3000μg RAE/d(不包括来自于膳食维生素A原类胡萝卜素的ARE);老年人各年龄组的推荐量同成年人。

维生素A最好的来源是各种动物肝、鱼肝油、鱼卵、全奶、奶油、禽蛋等;维生素A原的良好来源是深色蔬菜和水果,如冬寒菜、菠菜、苣荬、空心菜、莴笋叶、芹菜叶、胡萝卜、豌豆苗、红心红薯、辣椒、芒果、杏及柿子等。除膳食来源外,维生素A补充剂也常使用,使用剂量建议不高于推荐量的1.5倍。

(二)维生素D

维生素D是指含环戊氢烯菲环结构,并具有钙化醇生物活性的一大类物质,以维生素D_2(麦角钙化醇,ergocalciferol)及维生素D_3(胆钙化醇,cholecalciferol)最为常见,可通过鱼油等食物获得,也可通过日晒获取。因为大多数高等动物皮肤内的7-脱氢胆固醇可经过光化学反应先转化成维生素D_3前体,之后再转化成维生素D_3。常见维生素D的结构式如图1-3所示。

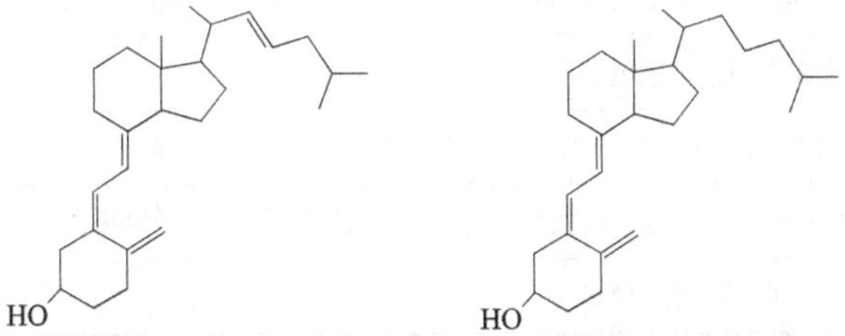

维生素D_2(麦角钙化醇)   维生素D_3(胆钙化醇)

图1-3 常见维生素D的化学结构式

维生素D为白色晶体,溶于脂肪和脂溶剂,其化学性质比较稳定,在中性和碱性溶液中耐热,不易被氧化,但在酸性溶液中逐渐分解,故通常烹调加工不会致维生素D损失,但脂肪酸败可致维生素 D 破坏。过量辐射线照射的维生素 D，可形成具有毒性的化合物。

1. 吸收与代谢

食物或皮肤合成的维生素 D_3 在小肠乳化形成胶团被吸收入血，与血浆 α-球蛋白结合后转运到肝脏，在维生素 D_3-25 羟化酶作用下形成 25-$(OH)D_3$，是血液中维生素 D 的主要形式；经肾脏在羟化酶作用下转变为 $1\alpha, 25$-$(OH)_2D_3$（钙三醇）和 $24R, 25$-$(OH)_2D_3$；再由血液中维生素 D 结合蛋白（vitamin-D-binding protein，DBP）携至靶器官。目前，$1\alpha, 25$-$(OH)_2D_3$ 和 $24R, 25$-$(OH)_2D_3$ 被认为是类固醇激素，形成后被运至外周靶器官，特别是 $1\alpha, 25$-$(OH)_2D_3$ 与其靶器官核受体——维生素 D 受体（vitamin D receptor，VDR）或膜受体结合后产生相应的生物学效应。

维生素 D 的经典靶组织是骨骼、肾脏和肠道，主要作用就是调节钙磷代谢，维护钙的内稳态。近年来，发现维生素 D 受体广泛存在于其他组织（见表 1-17），在调节胰岛 β 细胞的分泌、血压调控、肥胖、抗肿瘤、免疫调节等多方面发挥作用，因此维生素 D 与慢性病的关系受到广泛关注。

表 1-17 已知的维生素 D 受体分布

器官系统	细胞类型
骨骼	成骨细胞
消化道	小肠、结肠、胃的上皮细胞
肝脏	肝细胞
肾脏	上皮（近端和远端）细胞
心脏	心房肌内分泌细胞
骨骼平滑肌	肌细胞
软骨	软骨细胞
血液淋巴	活性的 T 细胞和 B 细胞、巨噬细胞、单核细胞、脾、胸、网状细胞和淋巴细胞、淋巴结、扁桃体枝状细胞
生殖器官	羊膜、绒毛尿囊膜、附睾、乳晕和乳腺管细胞、卵巢、输卵管、胎盘、睾丸、子宫、卵黄囊
皮肤	上皮细胞、成纤维细胞、毛囊细胞、黑色素细胞、皮脂腺
神经	脑（海马、浦肯野细胞、床核、纹状体、杏仁核）感觉神经节、骨髓
其他内分泌	肾上腺髓质和皮质、胰岛 β 细胞、垂体、甲状腺滤泡和 C 细胞、甲状旁腺
其他	膀胱、脉络丛、内皮细胞、腮腺

动物体内维生素 D 营养状况，取决于 1α-羟化酶活性。当血液循环中 $1\alpha, 25$-$(OH)_2D_3$ 降低时，肾合成 $1\alpha, 25$-$(OH)_2D_3$ 量增加，反之，则很快减少。维生素 D 主要贮存于脂肪组织中，其次为肝，大脑、肺、脾、骨、皮肤也有少量存在。分解代谢主要在肝，排泄主要是随胆汁排入肠内，在尿中仅排出 2%～4%。

2. 维生素 D 的作用途径

（1）基因组途径。许多含有 VDR 细胞的细胞核上可结合 $1\alpha,25\text{-}(OH)_2D_3$。VDR 存在于包括皮肤细胞、淋巴细胞、脑细胞和性腺细胞在内的多种细胞内。VDR 与其他类固醇族化合物、甲状腺激素和视黄酸在许多基因序列上具有同源性。依赖维生素 D 浓度调节的基因多与代谢有关，包括细胞分化与增殖、能量代谢、激素信号转导、内环境矿物质的稳态、肿瘤基因的表达以及染色体蛋白与维生素 D 的代谢，且大多数与 $1\alpha,25\text{-}(OH)_2D_3$ 依赖的 mRNA 水平的调控有关（如转录和信息表达稳定的调节）。第一个被 $1\alpha,25\text{-}(OH)_2D_3$ 作为诱导剂辨别出来的基因产物是钙结合蛋白（calcium-binding protein，又称 Calbindin），广泛分布于动物组织之中，在鸟和哺乳动物的十二指肠黏膜上浓度最高。钙结合蛋白的主要功能是通过小肠上皮细胞中的胞液氨基肽酶促进小肠的钙离子吸收，以维持细胞内游离钙的浓度，使其处于正常范围。

（2）非基因组途径。维生素 D 的一些生物效应并不依赖与核受体的结合所引发的转录，而是通过信号转导机制介导的。$1\alpha,25\text{-}(OH)_2D_3$ 可与小肠上皮细胞基底侧面膜上的表面受体结合，增加膜钙离子的渗透性。

3. 维生素 D 的生理功能

（1）促进钙、磷吸收，调节钙磷代谢平衡。脊椎动物体内，维生素 D 的基本生理功能是维持细胞内、外钙浓度，调节钙磷代谢，并通过 $1\alpha,25\text{-}(OH)_2D_3$ 在小肠、肾、骨等靶器官实现其生理功能。

1）小肠钙离子的吸收。钙离子通过胞间、胞外基质在小肠被吸收。钙低摄入状态，钙吸收以十二指肠及空肠上端的主动的饱和性胞间吸收方式为主；体内摄入钙过多时，则整个小肠以非饱和胞外吸收方式为主。维生素 D 的活性代谢产物 $1\alpha,25\text{-}(OH)_2D_3$ 在这两种机制中均能刺激小肠对钙离子的吸收。已证实肠吸收钙的胞间过程有 3 种机制，均由 $1\alpha,25\text{-}(OH)_2D_3$ 激活：①将钙离子从小肠腔吸收到微绒毛缘，该过程涉及钙结合蛋白与钙调蛋白；②钙离子穿越细胞易位到基侧膜，该过程与维生素 D 性钙结合蛋白有关。钙结合蛋白能够转运细胞间 90% 以上的钙离子；维生素 D 缺乏时，钙结合蛋白表达终止，钙离子的吸收也随之终止；③将钙离子主动转入循环，需要位于基侧膜的 Ca^{2+}-ATP 酶提供能量。

钙离子胞外吸收过程目前并不十分清楚，已知维生素 D 可以影响与钙离子紧密结合的复合物的渗透性，或许是通过 $1\alpha,25\text{-}(OH)_2D_3$ 介导的第二信使的作用。

2）肠内磷酸盐的吸收。维生素 D 可增加肠黏膜对于磷的吸收。研究结果显示，活性代谢产物 $1\alpha,25\text{-}(OH)_2D_3$ 可调整黏膜上可用携带位点的数目，促使钠依赖的磷酸盐进入。

3）钙、磷的肾吸收。$1\alpha,25\text{-}(OH)_2D_3$ 可刺激肾脏远曲小管对于钙、磷的吸收。跨细胞转运过程与小肠吸收相似，需要钙通道结构、细胞质内的钙结合蛋白和质膜 Ca^{2+}-ATP 酶。

4）骨矿物质的更新。骨是最重要的靶器官。维生素D在骨的形成及骨矿物质的动员中发挥着重要的作用。有证据表明，$1\alpha,25-(OH)_2D_3$位于成骨细胞和原骨细胞的细胞核，在体内可促进骨的生长。维生素D依赖的钙结合蛋白骨钙素可被$1\alpha,25-(OH)_2D_3$激活而表达增加。维生素D刺激破骨细胞介导的骨吸收。

5）钙、磷稳态。血清中钙离子浓度的波动范围受到严格限制。维生素D依赖的内环境稳态系统通过小肠、肾脏和骨这三个环节调节钙离子进出血浆。例如低血钙时，甲状旁腺开始分泌甲状旁腺激素（PTH），其可调节肾脏的磷酸盐利尿并激活$25-(OH)D_1$羟化酶，后者可以提高$1\alpha,25-(OH)_2D_3$的水平，继而增加小肠对钙离子和磷酸盐的吸收。同时，$1\alpha,25-(OH)_2D_3$与PTH一起在骨发挥作用，促进钙和磷的代谢。这些反应的最终结果是增加血浆中钙和磷的浓度。再如高血钙时，甲状腺C细胞开始分泌降钙素（CT），后者可以抑制骨代谢，并增加肾脏对钙及磷的排泄。此时，$1\alpha,25-(OH)_2D_3$反馈性抑制$25-OH-D_1$羟化酶的活性，最终降低血浆中钙和磷的浓度。

（2）维护正常免疫功能。研究证实，大多数免疫细胞具有VDR，$1\alpha,25-(OH)_2D_3$可以影响这些细胞功能，包括B淋巴细胞免疫球蛋白的分泌，T细胞IL-2、IL-12受体，单核-巨噬细胞集落刺激因子和IFN-γ的生成以及辅助细胞和抗原呈递细胞活性的抑制。$1\alpha,25-(OH)_2D_3$可介导自然免疫和获得性免疫应答，抗原呈递细胞和T细胞是其作用的靶细胞。$1\alpha,25-(OH)_2D_3$可刺激单核细胞提前向成熟吞噬巨噬细胞分化，而巨噬细胞又可通过IFN-γ合成$1\alpha,25-(OH)_2D_3$，正常单核细胞或巨噬细胞中存在活性维生素的自分泌和旁分泌系统。维生素D含量的调节可控制人体的免疫反应，如免疫功能弱者可补充维生素D来增强免疫力，而器官移植等术后，则可以通过减少体内维生素D含量的办法改善排异反应的程度。

（3）维生素D与肌肉功能。研究发现，肌细胞中存在VDR，而VDR敲除，小鼠肌肉发育会受到影响。$1\alpha,25-(OH)_2D_3$通过启动蛋白激酶C和在肌质网中转运Ca^{2+}来作用于肌细胞，这对肌肉收缩作用是必需的，也可能是佝偻病患者常表现为肌无力或肌张力减退以及患骨软化症的患者常有肌肉病变的原因。维生素D不足是否影响肌肉强度、平衡及步态，加大骨折的风险，还有待更多干预性研究的结果，已开展的研究证明，年纪较长者适量补充维生素D（700～800 IU/d）可改善肌肉的量和功能（如身体摇晃程度、步态、平衡性等）。

4. 维生素D的缺乏与过量

（1）维生素D缺乏导致肠吸收钙和磷减少，肾小管对钙和磷重吸收减少，影响骨钙化，造成骨骼和牙齿矿化异常。缺乏维生素D_3对婴儿将致佝偻病（rickets）；对成人，尤其是孕妇、乳母和老人，可使已成熟骨骼脱钙，而发生骨质软化症（osteomalacia）和骨质疏松症（osteoporosis）。

1）佝偻病：维生素 D 缺乏导致骨骼钙化异常，易致骨骼变软和弯曲变形。幼儿学步初期，身体重量使下肢骨弯曲，容易形成"X"形或"O"形腿；胸骨外凸为鸡胸，肋骨与肋软骨连接处形成肋骨串珠；囟门闭合延迟、骨盆变窄和脊柱弯曲；因腹部肌肉发育不好，使腹部明显膨出；出牙推迟、恒牙稀疏、凹陷，易发生龋齿。佝偻病发病程度各地不一，与孕妇维生素 D 摄入不足和婴幼儿日照不足有关。

2）骨质软化症：成人，尤其孕乳母和老年人缺乏维生素 D 和钙、磷时，容易发生骨质软化症。表现为骨质软化，容易变形，孕妇骨盆变形可致难产等。

3）骨质疏松症：老年人因肝肾功能降低、胃肠吸收欠佳、户外活动减少，故体内维生素 D 水平常低于年轻人。骨质疏松症及所致的骨折是威胁老年人健康的主要疾病之一。

4）手足痉挛症：缺乏维生素 D、钙吸收不足、甲状旁腺功能失调或其他原因致血清钙降低时可致痉挛。表现为肌肉痉挛、小腿抽筋、惊厥等。

（2）过量摄入维生素 D 可致维生素 D 过多症。维生素 D_3 中毒剂量尚未确定，常见中毒症状有食欲不振、体重减轻、恶心、呕吐、腹泻、头痛、多尿、烦渴、发热；血清钙磷增高，以至发展成动脉、心肌、肺、肾、气管等软组织转移性钙化和肾结石。发生原因多为误食或误用，出现中毒后，应首先停服停用，限制钙摄入，重症者可静脉注射乙二胺四乙酸（EDTA），促使钙排出。

近年研究证实，维生素 D 缺乏与占全球死亡率一半以上的疾病（心血管疾病、肿瘤、感染、呼吸系统疾病、结核、糖尿病）以及老年人常见病（阿尔兹海默症、摔倒、脑膜炎、帕金森症等）、脓毒血症、妊娠糖尿病及高血压等关系密切，评估及提升体内维生素 D 水平对防治上述慢性病有很好的健康性价比。

5. 营养状况评价

血液循环中有四十余种维生素 D，93%～94% 为 $25\text{-}(OH)D_3$，6%～7% 为其他各种维生素 D 代谢物。血清 $25\text{-}(OH)D_3$ 作为评价维生素 D 营养状况的指标，其正常值为 20～150nmol/L（8～60ng/mL），如低于 20nmol/L 则为明显的维生素 D 缺乏。长期接触日光，尤其夏季，血中浓度可能超上限，达到 250nmol/L（100ng/mL）也属正常。血中 $25\text{-}(OH)D_3$ 半衰期是 21d，可特异性反映人体数周到几个月内维生素 D 贮存情况，多采用高效液相色谱法测定，结果准确可靠。建议血清 $25\text{-}(OH)D_3$ 水平大于 75 nmol/L（30ng/mL）。

血清 $1\alpha, 25\text{-}(OH)_2D_3$ 半衰期是 4～6h，正常值为 38～144pmol/L（16～60pg/mL）。当体内维生素 D 的储备降低或趋于缺乏时，$1\alpha, 25\text{-}(OH)_2D_3$ 血液循环水平可能出现低、正常或高的不同状态，不能用于判定维生素 D 营养状况。

血清钙磷乘积、血清碱性磷酸酶活性也被用于判定佝偻病。因受众多因素影响，没有被作为判定维生素 D 营养状况的良好指标。

6. 膳食参考摄入量和来源

维生素 D 供给量必须与钙、磷供给量同时考虑。在钙、磷供给量充足时，中国营养学会 DRIs（2013）推荐儿童、少年、孕妇、乳母、老人维生素 D 摄入量（RNI）均是 10μg/d，65 岁以上为 15μg/d。

维生素 D 的数量可用 IU 或 μg 表示，其换算关系是：

$$1IU\ 维生素\ D_3 = 0.025\mu g\ 维生素\ D_3$$

维生素 D 的来源，90% 为阳光照射，10% 为食物摄取。成年白人全身暴露，阳光照射 10～12min，产生 10000IU 维生素 D_3；健康的户外工作者，如救生员血清 25-(OH)D_3 可达 54～65.2ng/mL；阳光不足或空气污染严重地区，可用紫外线灯作预防性照射。只要经常接触阳光，在日常饮食条件下，很少发生维生素 D 缺乏病。

维生素 D 主要存在于海水鱼，如沙丁鱼、鲨鱼、动物肝、蛋黄等动物性食品及鱼肝油制剂中。我国不少地区使用维生素 A、维生素 D 强化牛奶等，使维生素 D 缺乏症得到有效控制。

（三）维生素 E

维生素 E 是指含 6-羟基苯并二氢吡喃环的异戊二烯衍生物，包括生育酚（tocopherol，即 α-T，β-T，γ-T，δ-T）和生育三烯酚（tocotrienols，即 α-TT，β-TT，γ-TT，δ-TT）各 4 种，如图 1-4 所示。其中，α-生育酚生物活性最强，故常以 α-生育酚作为维生素 E 代表进行研究。化学合成的 α-生育酚的构象和天然存在的不同。合成的 α-生育酚被称为全消旋 α-生育酚，是 8 种异构体（RRR、RSR、RRS、RSS、SRR、SSR、SRS、SSS）的等量混合物，各种异构体抗氧化能力相当，但生物活性不同。只有 2R-α-生育酚结构形式才能满足人体对维生素 E 的需要。维生素 E 的酯类结构能防止维生素 E 的氧化。维生素 E 主要储存在脂肪组织、肝脏和肌肉中。

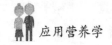

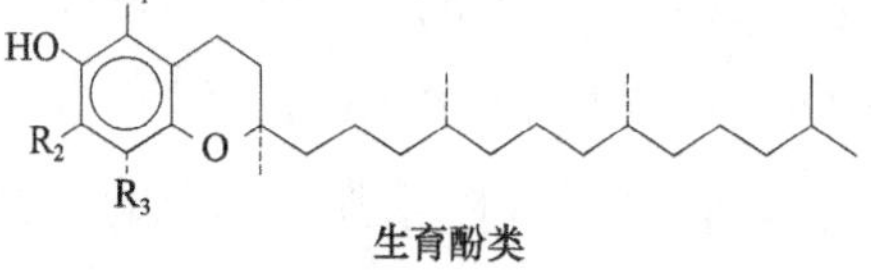

生育酚类

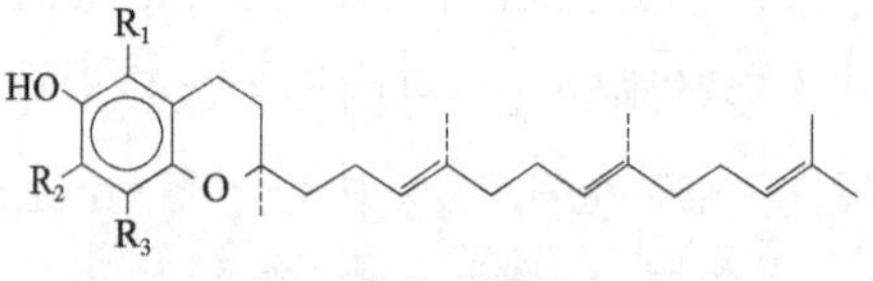

生育三烯酚类

图 1-4　维生素 E 的化学结构式

α-生育酚是黄色油状液体，溶于酒精、脂肪和脂溶剂，对热及酸稳定，对碱不稳定，对氧十分敏感，油脂酸败加速维生素 E 破坏。食物中维生素 E 在烹调时损失不大，但油炸时维生素 E 活性明显降低。

1. 维生素 E 的吸收与代谢

饮食中的维生素 E 主要由 α-生育酚和 γ-生育酚组成，20%～25% 可被吸收。维生素 E 酯先经胰脂酶和肠黏膜酯酶水解，然后才被吸收。游离的 α-生育酚、γ-生育酚与膳食脂肪消化产物由肠细胞产生的载脂蛋白转运进入乳糜微粒（CM），经胸导管进入体循环。当 CM 在血循环中被脂蛋白酯酶水解后，维生素 E 便有可能释放进入组织，或转移到 HDL-C，但大部分被吸收的维生素 E 存在于 CM 中，回到肝后为肝细胞所摄取。

因生育酚溶解于脂质且由脂蛋白转运，故血浆生育酚浓度与血浆总脂浓度间相关度高，而与血浆总胆固醇相关较差，为此，有建议指出评价维生素 E 营养状况，尤其是高脂血症患者，应结合血浆总脂水平来考虑。

由于肝有迅速更新维生素 E 贮存功能，故其在肝贮存不多，主要贮存在脂肪组织，包括脂肪细胞的脂肪滴及所有细胞膜和血循环脂蛋白中。

2. 维生素 E 的生理功能

（1）抗氧化作用：维生素 E 是高效抗氧化剂，在体内保护细胞免受自由基损害。维生素 E 与超氧化物歧化酶（super oxide dismutase, SOD）、谷胱甘肽过氧化物酶（glutathione peroxidase, GP）共同构成体内抗氧化系统，保护生物膜（包括细胞膜、细胞器膜）、脂蛋白中的多不饱和脂肪酸、细胞骨架及其他蛋白质的巯基免受自由基攻击。在非酶抗氧化系统中，维生素 E 是重要的抗氧化剂，其他还有类胡萝卜素、维生素 C、硒和谷胱甘肽等。生育酚分子与自由基反应后，可生成生育酚羟自由基（tocopherol hydroxyl radical），此化合物又可被维生素 C、谷胱甘肽及辅酶 Q 重新还原成生育酚。生育酚的羟基和羟自由基反应过程如下：

1) 有维生素 E 存在时：$ROO^{·}+Vit\ E\text{-}OH \rightarrow RoOH+Vit\ E\text{-}O^{·}$

2) 没有维生素 E 存在时：$ROO^{·}+RH \rightarrow ROOH+R^{·}$，$R^{·}+O_2 \rightarrow ROO^{·}$

3) 维生素 C（或其他氢供体）：$Vit\ E\text{-}O^{·}+AH \rightarrow Vit\ E\text{-}OH+A^{·}$

这一现象被称为"维生素 E 循环"，水溶性抗氧化剂的供应量和细胞的代谢活性发挥关键作用。

维生素 E 具有强大的抗氧化能力，被认为可以预防与氧化应激有关的疾病如心血管疾病、糖尿病和癌症。另外，维生素 E 对维持 T 淋巴细胞正常功能有重要作用，并且对神经系统和骨骼肌有保护作用，对胚胎发育和生殖也必不可少。

（2）促进蛋白质更新合成：维生素 E 可促进 RNA 更新蛋白质合成，促进某些酶蛋白合成，降低分解代谢酶，如 DNA 酶、RNA 酶、肌酸激酶等活性，再加上清除自由基能力，使其总效果表现为促进人体正常代谢，增强机体耐力，维持骨骼肌、心肌、平滑肌、外周血管系统、中枢神经系统及视网膜正常结构和功能。

（3）预防衰老：脂褐质（lipofuscin），俗称老年斑，随增龄体内不断增加，是细胞内某些成分被氧化分解后的沉积物。补充维生素 E 可减少脂褐质形成，改善皮肤弹性，使性腺萎缩减轻，提高免疫能力。

（4）与动物生殖功能和精子生成有关：维生素 E 缺乏时，可出现睾丸萎缩及其上皮变性、生育异常。人类尚未发现因维生素 E 缺乏而致的不育症，但临床常用维生素 E 治疗先兆流产和习惯性流产。

（5）调节血小板黏附力和聚集作用：维生素 E 缺乏时，血小板聚集和凝血作用增强，增加心肌梗死及脑卒中危险性。因维生素 E 抑制磷脂酶 A_2 活性，减少血小板血栓素 A_2 释放，从而抑制血小板聚集。

3. 维生素 E 缺乏症与过多症

长期缺乏者血浆中维生素 E 浓度降低，红细胞膜受损，出现溶血性贫血，给予维生素 E 治疗可望治愈。流行病学研究表明，低维生素 E 及其他抗氧化剂营养状况，可能增加动脉粥样硬化，癌症如肺癌、乳腺癌，白内障及其他老年退行性病变的危险性。

脂溶性维生素中，维生素 E 毒性相对较小。动物实验显示大剂量维生素 E 可抑制生长，干扰甲状腺功能及血液凝固，致肝中脂类增加。有证据表明长期每天摄入 600mg 以上维生素 E，有可能出现如视觉模糊、头痛和极度疲乏等中毒症状。

4. 营养状况评价

（1）血清维生素 E 水平：采用高效液相色谱法测血清或血浆 α-生育酚浓度，可直接反映人体维生素 E 贮存情况。健康成人若其血脂值正常，则血浆 α-生育酚范围为 12～46μmol/L（5～20μg/L）。儿童与婴儿较成年人低，尤其是早产儿，其血脂值低，血清 α-生育酚浓度仅为成人的 50%。因血浆生育酚浓度与血浆总脂浓度密切相关，当血脂低时，血清 α-生育酚水平也低，但维生素 E 可能不缺乏；当血脂高时，如血清 α-生育酚水平在正常范围内，但实际上维生素 E 可能缺乏，故建议用每 1g 总血脂中 α-生育酚含量进行评价。

（2）红细胞溶血试验：可反映维生素 E 营养状况。维生素 E 水平偏低者比值为 10%～20%，缺乏者>20%。当维生素 E 缺乏时，红细胞膜上部分脂质失去抗氧化剂保护作用，膜完整性受到破坏，对 H_2O_2 溶血作用耐受能力下降。

5. 膳食参考摄入量和食物来源

中国营养学会 DRIs（2013）中建议维生素 E 参考摄入量（AI）均为 14mg/d（14 岁及以上健康人群）。当多不饱和脂肪酸摄入量增多时，应适当增加维生素 E 摄入量，通常每摄入 1g 多不饱和脂肪酸，相应增加 0.4mg 维生素 E。

4 种生育酚中以 α-生育酚含量最多，约占 90%，活性最高。α-生育酚有 2 个来源，即来自食物的 d-α-生育酚和人工合成 dl-α-生育酚，后者活性约为天然的 74%。膳食总维生素 E 活性以 α-生育酚当量（α-tocopherol equivalent，α-TEs，mg）表示，如果将 α-生育酚生物活性定为100，则β-生育酚相对活性为25～50；γ-生育酚为10～35；所有生育三烯酚为30。

$$\alpha\text{-TEs}(mg) = d\text{-}\alpha\text{-T}(mg) + 0.5\beta\text{-T}(mg) + 0.1\gamma\text{-T}(mg) + 0.3TT(mg) + 0.74dl\text{-}\alpha\text{-T}(mg)$$

1个国际单位（U）维生素E：1mgdl-α-生育酚乙酸酯活性，换算关系如下：

$$1mgd\text{-}\alpha\text{-生育酚} = 1.49U \text{ 维生素 E}$$
$$1mgd\text{-}\alpha\text{-生育酚乙酸酯} = 1.36U \text{ 维生素 E}$$
$$1mgdl\text{-}\alpha\text{-生育酚} = 1.1U \text{ 维生素 E}$$
$$1mgdl\text{-}\alpha\text{-生育酚乙酸酯} = 1.0U \text{ 维生素 E}$$
$$1U \text{ 维生素 E} = 0.67mgdl\text{-}\alpha\text{-生育酚} = 0.74mgd\text{-}\alpha\text{-生育酚乙酸酯}$$
$$= 0.91mgdl\text{-}\alpha\text{-生育酚} = 1mgdl\text{-}\alpha\text{-生育酚乙酸酯}$$

维生素E在自然界分布甚广，含维生素E丰富的食物有植物油、麦胚、硬果、种子类、豆类及其他谷类。蛋类，鸡、鸭肫，绿叶蔬菜也含有一定数量。通常人体中不会缺乏维生素E。

（四）维生素K

维生素K是指含有2-甲基-1，4-蒽醌基团的一组化合物，呈脂溶性，衍生物可以溶于水。植物来源维生素K为叶绿醌（phylloquinone，K_1），是人类食物中维生素K的主要来源。细菌来源为甲萘醌类（menaquinone，K_2，MK-n）；人工合成为维生素K_3（menadione，K_3）。动物组织既含有叶绿醌又含有甲萘醌，其水溶性衍生物在肝甲基化，形成人体内具有生物活性的MK-4。维生素K的化学结构式如图1-5所示。

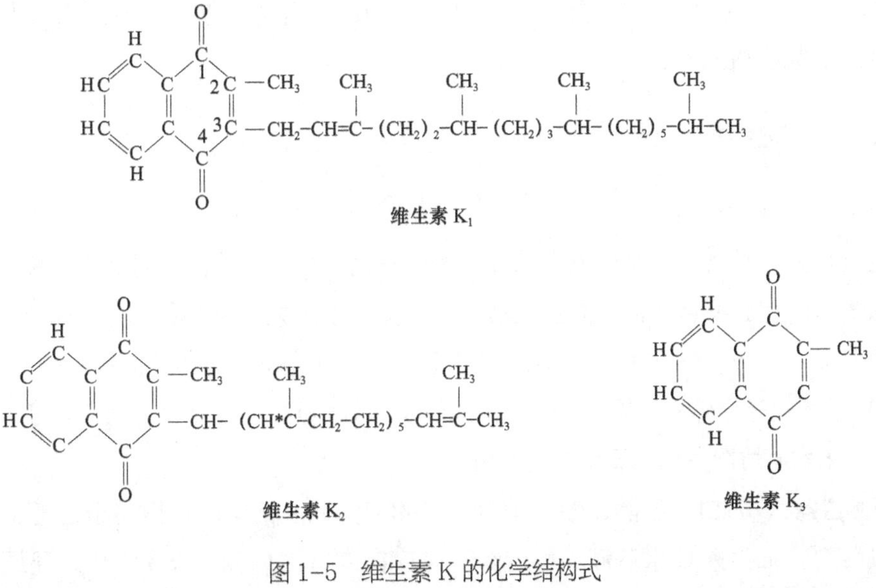

图1-5 维生素K的化学结构式

1. 维生素K的吸收与代谢

40%～70%的维生素K经十二指肠和回肠吸收，同其他脂溶性维生素。影响膳食脂肪吸收因素均可影响其吸收，吸收过程依赖于胆汁和胰液的正常分泌。

吸收的维生素 K 主要经 CM 由淋巴液转运至肝，载脂蛋白 E 的功能变化可以影响吸收过程。肝对叶绿醌和甲萘醌进行浓缩，前者的转换率明显高于后者。人类维生素 K 贮存很少、更新很快，肝贮存的维生素 K 占叶绿醌 10% 和各种甲萘醌 90%。在细胞内，维生素 K 主要分布在膜上，尤其是内质网和线粒体膜上。吸收的维生素 K 有 30%～40% 经胆汁排到粪中，约 15% 以水溶性代谢产物的形式排到尿中。甲萘醌可以在肠内由细菌合成，其合成量仅占人体需要量的很少一部分。

2. 维生素 K 的生理功能及缺乏症

维生素 K 的生理功能主要为凝血功能和骨钙代谢。在凝血机制中，维生素 K 主要参与蛋白质翻译后修饰的羧化反应，此维生素 K 依赖反应过程存在于许多组织中，此反应所涉及的蛋白质包括凝血酶原（凝血因子Ⅱ）及凝血因子Ⅶ、Ⅸ、Ⅹ，蛋白 C、S、Z 和骨钙素等。骨钙素主要在成骨细胞中合成，生理功能与骨矿化作用有密切关系。老年妇女骨折发生率与血维生素 K 水平呈负相关，所做骨密度检查可见骨密度值与血维生素 K 水平呈正相关，而与血浆未羧化骨钙素水平呈负相关。

维生素 K 缺乏致凝血功能异常和出血型疾患，在健康人群中不常见。在成人，慢性胃肠疾患、控制饮食和长期服用抗生素等时，可造成维生素 K 缺乏，发生凝血功能障碍。

3. 维生素 K 的膳食参考摄入量与食物来源

绿叶蔬菜每 100g 可提供 50～800μg 维生素 K，是最好的食物来源。肠道菌群合成的维生素 K 非人体的主要来源。中国营养学会 DRIs（2013）建议 18 岁以上健康人群维生素 K 膳食参考摄入量为 800μg/d（AI）。

三、水溶性维生素

（一）维生素 C

维生素 C 是一种含有 6 个碳原子的酸性多羟基化合物，天然存在的抗坏血酸有 L 型和 D 型两种形式，只有 L 型抗坏血酸有生物活性。人体内维生素 C 是包括 L-抗坏血酸、L-抗坏血酸自由基（AFR）、氧化的抗坏血酸与脱氢-L-抗坏血酸（dehydro-L-ascorbic acid, L-DHA）的氧化还原体系（见图 1-6），参与体内多种化学反应如羟化反应及还原反应，并和其他抗氧化物质协同发挥抗氧化损伤作用。

纯净维生素 C 为白色结晶，熔点 190～192℃，极易溶于水，微溶于乙醇，不溶于非极性有机溶剂。维生素 C 水溶液不稳定，有氧存在或碱性环境中极易氧化，还原型维生素 C 被氧化成脱氢型维生素 C；若进一步氧化或水解，其环状结构断裂，则丧失维生素 C 活性。Cu^{2+}、Fe^{3+} 等存在时可加速维生素 C 破坏。

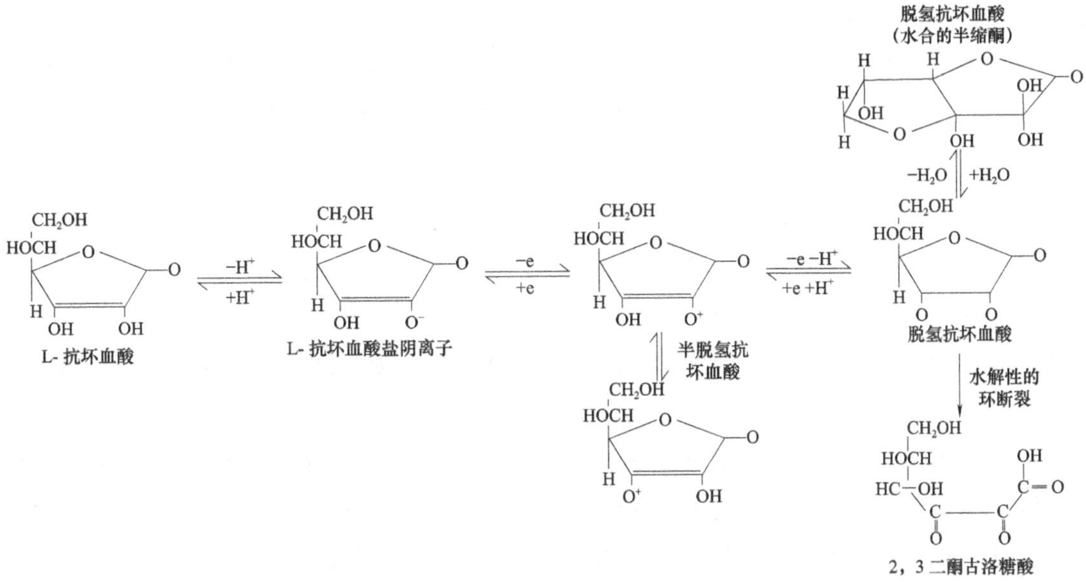

图 1-6 人体内维生素 C

1. 维生素 C 的吸收转运和代谢

维生素 C 在小肠被吸收，多数为钠依赖主动转运系统吸收（小肠远端），少数为被动简单扩散吸收。吸收率随摄入量的增加而降低，日摄入量不足 100mg 时，吸收率为 80%～90%。

血维生素 C 水平受肾清除率的限制，因肾小管对维生素 C 的最大排出能力，即肾阈值（renal threshold）为 85μmol/L，故血浆维生素 C 最高浓度不超此值。维生素 C 可以逆浓度梯度转运至许多组织细胞中，并在其中形成高浓度积累。不同组织积累浓度相差甚大，故垂体、肾上腺等器官组织和血液白细胞及血小板中浓度常为血浆浓度 80 倍以上，肝、肾、心肌、胰等组织含量也相当高。

维生素 C 在组织细胞中积累至少有两种截然不同机制，即还原型维生素 C 和脱氢型维生素 C。前者依赖于浓度、钠离子和能量，并呈现可饱和动力学作用，是维生素 C 主要转运形式，其转运速率至少比脱氢型维生素 C 高 10 倍。后者则通过 1 个或几个葡萄糖转运蛋白来实现，并在细胞内立即还原为维生素 C，还原反应需谷氧还原蛋白（glutaredoxin）参与。

维生素 C 从尿中排出，除还原型外，还有多种代谢产物，包括二酮古洛糖酸、维生素 C-2 硫酸酯、草酸盐及 2-O-甲基-维生素 C 等。

2. 维生素 C 的生理功能

维生素 C 在体内可进行可逆氧化，形成 L-维生素 C 阴离子、半脱氢维生素 C 或维生素 C 自由基及脱氢维生素 C。此氧化还原特性决定其为一种电子供体，维生素 C 所有生理功能几乎都与此特性相关。

首先是作为酶辅助因子或酶底物参与多种重要生物合成过程，包括胶原蛋白、肉碱、某些神经介质和肽激素合成及酪氨酸代谢等，目前已知 8 种酶保持高度活性需要维生素 C。其次，维生素 C 作为抗氧化剂可清除 O_2^-、OCl_3^-、OH^+、NO^+、NO_2^+ 等自由基，在保护 DNA、蛋白质和膜结构免遭损伤方面起重要作用。此外，在铁吸收、转运和贮备、叶酸转变为四氢叶酸、胆固醇转变为胆酸等过程中发挥重要作用。

3. 维生素 C 的缺乏与过量

人类和灵长目动物，与多数哺乳动物不同，因缺乏古洛糖酸内酯氧化酶，不能自身合成维生素 C，须从食物中摄取。

维生素 C 严重摄入不足可致坏血病（scurvy），临床症状早期表现为疲劳、倦怠、皮肤出现淤点或淤斑、毛囊过度角化，且毛囊周围有特异性轮状出血（wheel hemorrhage），常出现在臀部和下肢；继而出现牙龈肿胀出血，球结膜出血，机体抵抗力下降，伤口愈合迟缓，关节疼痛及关节腔积液，同时也可伴有 Sjogren 干燥综合征、轻度贫血及多疑、抑郁等神经系统症状。

维生素 C 毒性很低。但一次口服数克时可能会出现腹泻、腹胀；患有草酸结石患者，摄入量 ≥ 500mg/d 时，可增加尿中草酸盐排泄，增加患尿路结石的危险性；患有葡萄糖-6-磷酸脱氢酶缺乏患者，接受大量维生素 C 静脉注射后或一次口服 ≥ 6g 时，可能发生溶血。

4. 营养状况评价

（1）负荷试验：与其他水溶性维生素相似，维生素 C 在体内没有特殊贮备组织和器官。当机体缺乏状态下，一次摄入大剂量时将首先满足机体需要，尿中排出量相对较少；反之，若营养状态良好，则尿排出量多，故可用负荷试验结果进行营养状况评价。测试方法：受试者口服维生素 C 500mg，收集 4h 尿测定维生素 C 排出总量；若大于 10mg 为正常，小于 3mg 为缺乏。

（2）血浆维生素 C 含量：维生素 C 吸收后体池迅速达到平衡，故常测定血浆或血清维生素 C 含量作为营养状况评估方法之一。血浆维生素 C 饱和浓度为 85μmol/L；每天摄入维生素 C 60～75mg 的正常成人，其血浆维生素 C 浓度在 34～43μmol/L；当浓度降至 11～17μmol/L 时，可认为有维生素 C 摄入不足。

（3）白细胞中维生素 C 浓度可反映机体贮存水平，降至 114μmol/L 时，可以认为有维生素 C 贮存不足。因此指标操作烦琐，易造成分析误差，故不常用。

5. 膳食参考摄入量和食物来源

维生素 C 膳食参考摄入量的制订，主要基于三方面：治疗和预防维生素 C 缺乏症，补偿机体代谢消耗及保持机体适宜贮备。成年男子平均体池量为 1.2～2.0g，平均代谢损耗率为 3%～4%，每天摄入 60mg 维生素 C，可保持适宜体池量，并在完全停止摄入维生素

C 时可提供数周边缘安全性。中国营养学会 DRIs（2013）修订的成人维生素 C 参考摄入量仍是 100mg/d（RNI），安全摄入量上限提升为 2000mg/d（UL），新增了预防非传染性慢性病的建议摄入量 200mg/d（PI）。

吸烟者、服用某些药物如阿司匹林或避孕药、心理紧张和高温环境，都可能提升机体对维生素 C 的需要量。

维生素 C 主要存在于蔬菜和水果中，植物种子不含维生素 C，动物性食物除肝、肾、血液外含量甚微。蔬菜如柿子椒、番茄、菜花及各种深色叶菜类，水果如柑橘、柠檬、青枣、山楂、猕猴桃等，维生素 C 含量很丰富。

（二）维生素 B_1

维生素 B_1 是人类发现最早的维生素之一，1926 年分离成功，1936 年人工合成维生素 B_1，并公布其结构（见图 1-7）。维生素 B_1 略带酵母气味，易溶于水，微溶于乙醇；以盐酸盐和硝酸盐形式，在干燥和酸性溶液中均稳定；在碱性环境，特别在加热时加速分解破坏。维生素 B_1 对亚硫酸盐极为敏感，被后者迅速分解成嘧啶和噻唑，并丧失其活性。

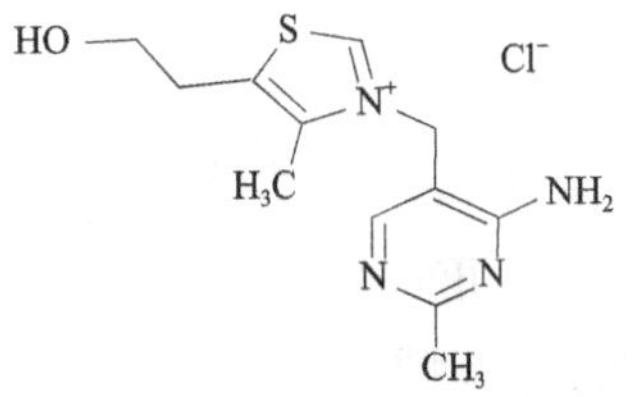

图 1-7 维生素 B_1 的化学结构式

1. 维生素 B_1 的吸收、转运和代谢

维生素 B_1 的吸收主要在空肠，低浓度 2μmol/L 时，依赖由载体介导的主动转运系统，需有 Na^+ 存在，并消耗 ATP；高浓度时可被动扩散吸收，但效率很低；一次口服 2.5～5.0mg，大部分不能被吸收。吸收后维生素 B_1 在空肠黏膜细胞内，经磷酸化作用转变成焦磷酸酯，血液中主要以焦磷酸酯形式由红细胞完成体内转运。维生素 B_1 以不同形式、不同比例存在于各种组织细胞内，如脑组织中，79% 为硫胺素焦磷酸酯（TPP），11% 为硫胺素单磷酸酯（TMP），剩下的 10% 分别为硫胺素三磷酸酯（TTP）和游离维生素 B_1。其他组织中分布情况与脑组织相似。

成人体内维生素 B_1 总量约为 30mg。各组织器官中含量水平不同，以肝、肾、心脏为最高，是脑中浓度的 2～3 倍。维生素 B_1 在体内生物半衰期为 9.5～18.5d，其代谢产物为嘧啶和噻唑及其衍生物。用 ^{14}C 标记维生素 B_1 进行代谢实验研究发现，其尿中分解产物有 22 种来自嘧啶，29 种来自噻唑。

2. 维生素 B_1 的生理功能

TPP 是维生素 B_1 主要辅酶形式，在体内参与两个重要的反应，即 $α$-酮酸氧化脱羧反应和磷酸戊糖途径转酮醇酶反应。前者为发生在线粒体的生物氧化过程的关键环节，从葡萄糖、脂肪酸、支链氨基酸衍生来的丙酮酸和 $α$-酮戊二酸经氧化脱羧，产生乙酰 CoA 和琥珀酰 CoA，才能进入柠檬酸循环（citric acid cycle）彻底氧化；后者为细胞质中进行的可逆反应，虽不是葡萄糖氧化供能的重要途径，却是核酸合成所需戊糖及脂肪和类固醇合成所需 NADPH 的重要来源。因乙酰 CoA 和琥珀酰 CoA 是生热营养素分解代谢关键环节，同时又是其合成代谢联结点，故维生素 B_1 严重缺乏时，可对机体造成广泛损伤。

此外，维生素 B_1 在维持神经、肌肉特别是心肌正常功能以及在维持正常食欲、胃肠蠕动和消化液分泌等方面起重要作用。近年已证实，维生素 B_1 此种功能属于非辅酶功能，可能与 TPP 直接激活神经细胞氯通道，控制神经传导启动有关。

3. 维生素 B_1 的缺乏与过量

维生素 B_1 缺乏症，又称脚气病（beriberi），主要损害神经血管系统。维生素 B_1 摄入不足和酒精中毒是其主要病因。某些食物成分中含有抗维生素 B_1 因子，如鱼类肠腔及蕨类植物维生素 B_1 酶可通过氨基或巯基化合物，与亚甲基发生置换反应而使维生素 B_1 分子断裂。另外，某些蔬菜、水果，如红色甘蓝、菊苣、黑加仑等以及茶和咖啡含有多羟基酚类物质，可通过氧化还原反应使维生素 B_1 失活。长期大量食用此类食物可能会出现维生素 B_1 缺乏。发病早期可有疲倦、烦躁、头痛、食欲不振、便秘和工作能力下降等。根据典型症状临床上分为以下 3 型。

（1）湿型脚气病：表现为心界扩大（右心室肥大为主），心动过速，呼吸窘迫和下肢水肿。

（2）干型脚气病：表现为腱反射异常、上行性多发性神经炎、肌肉乏力和疼痛、腓肠肌压痛等。

（3）混合型脚气病：严重缺乏者，可同时出现神经和心血管系统症状。

此外，少数患者可出现 Wernicke-Korsakoff（维-科）综合征，表现为精神错乱、共济失调、眼肌麻痹、假记忆和逆行性健忘，甚至昏迷；也称为脑型脚气病。

婴儿脚气病多发生于 2～5 月龄，见于缺乏维生素 B_1 母乳喂养的婴儿，主要表现为发绀、失声症、水肿、心界扩大和心动过速。婴儿脚气病病情凶险，而且病程进展迅速，常于症状出现后，1～2d 内突然死于心力衰竭。

4. 营养状况评价

（1）尿中维生素 B_1 排出量：可反映近期膳食维生素 B_1 摄入水平，常用方法有两种：①负荷试验。成人一次口服 5mg 维生素 B_1 后，收集测定 4h 尿中维生素 B_1 排出总量，判断标准以小于 100μg 为缺乏，100～200μg 为不足，大于 200μg 为正常。②任意一次尿维生素 B_1 与肌酐排出量比值，因尿样采集方便，而广泛应用于营养调查工作。以维生素 B_1/肌酐（μg/g）表示，成人判断标准以小于 27 为缺乏，27～65 为不足，大于 66 为正常；儿童、青少年的判定标准随年龄而有所不同，应予以注意。

（2）红细胞转酮醇酶活力系数：因血液中维生素 B_1 绝大多数以 TPP 形式存在红细胞中，并作为转酮醇酶辅酶而发挥作用，该酶活力大小与血液中维生素 B_1 浓度密切相关。故通过体外试验测定加 TPP 与不加 TPP 时，红细胞转酮醇酶活力变化反映营养状态，以两者活力差占基础活性百分率（ETK-AC）表示，ETK-AC愈高，则说明维生素B_1缺乏愈严重。通常认为TPP大于16%为不足，大于25%为缺乏。因维生素B_1缺乏早期，转酮醇酶活性就已下降，所以测定ETK-AC或TPP效应是目前评价硫胺素营养状况广泛应用的可靠方法。

5. 膳食参考摄入量与食物来源

维生素B_1需要量与能量摄入量有密切关系。推荐膳食参考摄入量为0.5mg/4.18MJ（1000kcal），相当于可出现缺乏症数量4倍，足以使机体保持良好健康状态。中国DRIs（2013）修订的成人维生素B_1膳食参考摄入量（RNI/AI）为1.4mg/d（男）、1.2mg/d（女），孕乳母在此基础上分别增加0.2mg/d（孕中期）和0.3mg/d（孕后期/哺乳期）。

维生素B_1广泛存在各类食物中，其良好来源是动物内脏，如肝、肾、心和瘦肉及全谷类、豆类和坚果类。

（三）维生素B_2

维生素B_2是由核糖与异咯嗪组成的平面结构物质。纯品维生素B_2为橙黄色针状结晶，带有微苦味；虽属水溶性，但水中溶解度很低，27.5℃时，每100mL仅溶解12mg；酸性溶液中对热稳定，碱性环境中易于分解破坏。游离型维生素B_2对紫外线高度敏感，酸性条件下可光解为光黄素（lumiflavin），碱性条件下光解为光色素（lumichrome）而丧失生物活性。

1. 维生素B_2的吸收与转运

食物中的维生素B_2绝大多数以辅酶FMN、FAD存在，仅少量以游离维生素B_2和黄素酰肽类存在。肠内经非特异酶水解过程，从复合物中释放出来，才能被吸收。维生素B_2吸收为主动转运，需要Na^+和ATP酶参与；胃酸和胆盐有助于其释放，是利于吸收的因素；抗酸制剂和乙醇妨碍食物中维生素B_2释放；某些金属离子如Zn^{2+}、Cu^{2+}、Fe^{2+}及咖啡因、茶碱和维生素C等，能与维生素B_2或FMN形成络合物，影响其生物利用率。

维生素B_2在血液中主要靠与清蛋白松散结合，与免疫球蛋白IgG、IgM和IgA紧密结合，完成体内转运。多种动物包括牛、鼠、猴和人妊娠期间血清中，发现特殊维生素B_2结合蛋白，即由雌激素诱导的卵清蛋白，该载体蛋白可能有利于将维生素B_2转运给胎儿，对胎儿正常发育起重要作用。

2. 维生素B_2的生理功能

维生素B_2以FMN和FAD形式作为多种黄素酶类辅酶，在体内催化广泛的氧化-还原反应，除在呼吸链能量产生中发挥极其重要的作用外，还在氨基酸和脂肪氧化、嘌呤碱转化成尿酸、芳香族化合物羟化、蛋白质与某些激素合成及体内铁转运时发挥重要作用。所有这些功能都与维生素B_2分子中异咯嗪上1,5位N存在活泼共轭双键有关，既可以作为氢受体，同时又可以作为氢递体。

近年来发现维生素B_2具有抗氧化活性。缺乏时常伴有脂质过氧化作用增强；补充维生素B_2能抑制这个过程，此现象与黄素酶-谷胱甘肽还原酶活性有关。

3. 维生素 B_2 的缺乏与过量

摄入不足和酗酒是维生素 B_2 缺乏最常见的原因。某些药物如治疗精神病的普吗嗪、丙咪嗪，抗癌药阿霉素，抗疟药阿的平等，可抑制维生素 B_2 转化为活性辅酶形式，长期服用时也会造成维生素 B_2 缺乏症。

维生素 B_2 缺乏症病变主要表现在唇、舌、口腔黏膜和会阴皮肤处，临床称为口腔生殖综合征（orogenital syndrome）。口部症状有口角裂纹、口腔黏膜溃疡及地图舌等；皮肤症状为丘疹或湿疹性阴囊炎、阴唇炎、鼻唇沟、眉间、眼睑和耳后脂溢性皮炎。眼部症状有睑缘炎、角膜毛细血管增生和羞明（畏光）等。长期缺乏还可导致儿童生长迟缓，轻中度缺铁性贫血。

因维生素 B_2 辅酶参与叶酸、维生素 B_6、维生素 PP 代谢，故在严重缺乏时常混杂有其他 B 族维生素缺乏的某些表现。通常维生素 B_2 溶解度极低，肠吸收有限，故无过量或中毒的危险。

4. 营养状况评价

（1）尿排出量：①负荷试验：原理和方法与维生素 B_1 相同。口服 5mg 维生素 B_2，测定服后 4h 尿中排出量，小于等于 400μg 为缺乏，400～799μg 为不足，800～1300μg 为正常；②任意一次尿维生素 B_2／肌酐比值（μg/g）测定：小于 27 为缺乏，27～79 为不足，80～269 为正常。

（2）全血谷胱甘肽还原酶活力系数（GR-AC）：红细胞谷胱甘肽还原酶（glutathione reductase，GR）属于典型的黄素酶，其活力大小可以准确地反映组织维生素 B_2 的状态。GR-AC 结果：小于 1.2 时为充裕，1.2～1.5 为正常，1.51～1.80 为不足，大于 1.8 为缺乏。

5. 膳食参考摄入量与食物来源

维生素 B_2 是我国膳食最容易缺乏的营养素之一。中国 DRIs（2013）修订的成人维生素 B_2 膳食参考摄入量（RNI/AI）为 1.4mg/d（男）、1.2mg/d（女），孕乳母在此基础上分别增加 0.2mg/d（孕中期）和 0.3mg/d（孕后期／哺乳期）。

良好食物来源主要是动物性食物，以肝、肾、心、蛋黄、乳类尤为丰富。植物性食物则以绿叶蔬菜类，如菠菜、韭菜、油菜及豆类含量较多；而粮谷类含量较低，尤其是研磨过于精细的粮谷类食物。

（四）烟酸

烟酸是吡啶 3-羧酸及其衍生物总称，包括烟酸和烟酰胺等。二者皆溶于水和乙醇，烟酰胺溶解性明显好于烟酸，1g 可溶于 1mL 水或 1.5mL 乙醇中，但都不溶于乙醚。烟酸对酸、碱、光、热稳定，烹调时损失极小。

1. 烟酸的吸收与代谢

烟酸可在胃肠迅速吸收，并在肠黏膜细胞内转化成辅酶形式 NAD 和 NADP，低浓度时，依赖 Na^+ 存在的易化扩散；高浓度时则靠被动扩散。在血液中主要转运形式为烟酸，来自于肠和肝中 NAD 酶水解。烟酸在肝内甲基化形成 N^1-甲基烟酰胺（N^1-MN），并与 N^1-甲基

-2-吡啶酮-5-甲酰胺（2-pyridone，简称2-吡啶酮）等代谢产物同从尿中排出。

2. 烟酸的生理功能

烟酸是一系列以 NAD 和 NADP 为辅基的脱氢酶类的必需成分。作为氢受体或供体，与其他酶同时参与细胞内生物氧化还原的全过程。而 NADP 在维生素 B_6、泛酸和生物素存在下参与脂肪、类固醇等生物合成。

烟酸辅因子 NAD 作为聚-ADP-核糖聚合酶底物，为核蛋白合成提供 ADP-核糖，这种核蛋白聚核糖基化作用可能有助于基因组稳定。此外，烟酸还是葡萄糖耐量因子（glucose tolerance factor，GTF）重要成分，具有增强胰岛素效能的作用。

3. 烟酸的缺乏与过量

烟酸缺乏症，又称癞皮病（pellagra），主要损害皮肤、口腔、舌、胃肠黏膜及神经系统，典型病例可有"3D"症状：皮炎（dermatitis）、腹泻（diarrhea）和痴呆（dementia）。其中皮肤症状最具特征性，表现为裸露皮肤及易摩擦部位出现对称性晒斑样损伤，慢性病例皮炎处皮肤变厚、脱屑、色泽逐渐转为黯红色或棕色，也可因感染而糜烂；口腔、舌部症状表现为杨梅舌及口腔黏膜溃疡，常伴有疼痛和烧灼感；胃肠症状可有食欲不振、恶心、呕吐、腹痛、腹泻或腹泻与便秘交替出现。神经症状可表现为失眠、衰弱、乏力、抑郁、淡漠、记忆力丧失，甚至发展成木僵或痴呆症。过量摄入烟酸的不良反应有皮肤发红、眼部感觉异常、高尿酸血症，偶见高血糖等。

4. 营养状况评价

（1）在正常情况下，成人尿中烟酸代谢产物 N^1-MN 占 20%～30%，2-吡啶酮占 40%～60%。当烟酸摄入不足时，2-吡啶酮在缺乏症出现之前便消失，故 2-吡啶酮/N^1-MN 比值可反映机体营养状况。通常认为比值 1.3～4.0 正常，小于 1.3 潜在性缺乏。该指标受蛋白质摄入水平影响较大，故用此指标应参考膳食摄取情况。

（2）尿负荷试验：口服 50mg 烟酸，4h 尿 N^1-MN 排出量小于 2.5mg 为不足。

（3）任意一次尿 N^1-MN/肌酐（mg/g）比值，也是常用评价指标，比值小于 0.5 为缺乏，0.5～1.59 为不足，1.6～4.2 为正常。

5. 膳食参考摄入量与食物来源

烟酸除直接从食物中摄取外，还可在体内由色氨酸转化而来，平均约 60mg 色氨酸转化 1mg 烟酸，故其 RNI/AI 应以烟酸（NE）表示。中国 DRIs（2013）修订的成人（18～50岁）烟酸膳食参考摄入量（RNI/AI）为 15mgNE/d（男）、12mgNE/d（女），安全摄入上限（UL）分别为烟酸 35mgNE/d、烟酰胺 300mg/d。随年龄的增长，烟酸的摄入量有所降低，详见附表 B-7。

烟酸广泛存在于动植物性食物中，良好的来源为肝、肾、瘦肉、全谷、豆类等，乳类、绿叶蔬菜也含相当数量；某些植物中烟酸可与大分子结合，而不能被哺乳动物吸收，如玉米含烟酸量不低，但以其为主食人群，易发生癞皮病。

（五）维生素 B_6

维生素 B_6 是吡啶的衍生物，天然存在的形式主要有吡哆醇（pyridoxine，PN）、吡哆醛（pyridoxal，PL）和吡哆胺（pyridox-amine，PM），基本化学结构为3-甲基-3-羟基-5甲基吡啶，如图1-8所示，均具有维生素 B_6 的生物活性，易溶于水及酒精，对热稳定性与介质pH有关，在酸性溶液中稳定，碱性溶液中容易分解破坏。3种形式的维生素 B_6 对光均较敏感，尤其在碱性环境中。

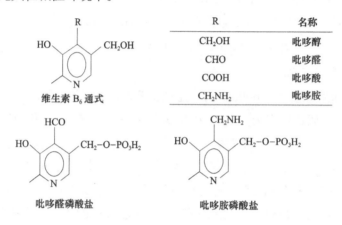

图1-8　维生素 B_6 的化学结构式

1. 维生素 B_6 的吸收与转运

维生素 B_6 在小肠上部脱磷酸化后以被动扩散方式吸收。在黏膜细胞经磷酸化后形成磷酸吡哆醛（PLP）和磷酸吡哆胺（PMP），然后与血浆清蛋白结合，通过门静脉分布到全身，以肝脏浓度最高，肌肉次之。体内PL、PN和PM通过酶的作用可互相转换，黄素单核苷酸吡哆醛磷酸氧化酶是该过程的限速酶。过多的维生素 B_6 在肝脏脱磷酸，并氧化为吡哆酸从尿中排出，也可以原形从尿中直接排出。肠道微生物能合成维生素 B_6，故粪中排出并不能说明摄入的丢失。维生素 B_6 也可通过乳汁分泌。

2. 维生素 B_6 的生理功能

维生素 B_6 主要以磷酸吡哆醛（PLP）形式作为许多酶（诸如转氨酶、脱羧酶、脱水酶、消旋酶和异构酶等）的辅酶，参与神经递质、糖原、神经鞘磷脂、血红素、类固醇激素、核酸和氨基酸合成；PLP参与一碳单位的代谢，进而影响DNA的合成，对于淋巴细胞的增殖、抗体的合成具有重要作用。近年研究发现，维生素 B_6 作为半胱氨酸脱羧酶、胱硫醚β-合成酶的辅酶或辅因子，对于叶酸和维生素 B_{12} 的有效利用以及在同型半胱氨酸转化成甲硫氨酸的过程中都具有重要作用。

3. 维生素 B_6 的缺乏与过多

单纯维生素 B_6 缺乏症较罕见，常伴有多种B族维生素摄入不足的表现。临床可见有口炎、口唇干裂、舌炎，易激惹、抑郁及性格的改变等；体液和细胞介导的免疫功能受损，迟发型过敏反应减弱；可有高半胱氨酸血症和黄尿酸尿症，偶见小细胞性贫血。儿童维生素B_6缺乏可有烦躁、肌肉抽搐，严重者出现惊厥，并有脑电图异常。

除膳食摄取不足外，某些药物如异烟肼、环丝氨酸和青霉胺等均能与PLP或PL形成复合物而诱发维生素B_6缺乏症。长期大量摄入维生素B_6（500mg/d）时，可见神经毒性和光敏感性反应。

4. 营养状况评价

（1）色氨酸负荷试验：按0.1g/kg口服色氨酸，测定24h尿中黄尿酸排出量，计算黄尿酸指数（xanthurenic acid index，XI），营养正常者XI为0～1.5，不足者大于12。

$$XI=24h尿中黄尿酸排出量（mg）/色氨酸给予量（mg）$$

（2）血浆PLP含量：正常血浆含量在14.6～72.9nmol/L（3.6～18ng/mL），低于下限考虑可能不足；但膳食蛋白摄取过多，碱性磷酸酶升高，吸烟及增龄等都可导致该指标降低，故测定结果分析时应综合考虑这些因素。

5. 膳食参考摄入量和食物来源

因维生素B_6与氨基酸代谢关系密切，故膳食蛋白质摄入量直接影响其需要量。中国DRIs（2013）修订的B_6膳食参考摄入量（RNI/AI）为14mg/d（18～50岁）、16mg/d（50岁以上），安全摄入上限（UL）均为60mg/d。

维生素B_6广泛存在各种食物中，植物性食物主要以吡哆醇、吡哆胺及其糖基化形式存在，而在动物性食物中则主要以吡哆醛及其磷酸化形式存在，其良好来源为肉类，尤其是肝，豆类中的黄豆、鹰嘴豆，坚果中葵花籽、核桃等。

（六）叶酸

叶酸是指含有蝶酰谷氨酸（PteGlu）结构的一类化合物（见图1-9），鲜黄色粉末状结晶，微溶于热水，不溶于乙醇、乙醚及其他有机溶剂。叶酸对光、热、酸性溶液均不稳定，但在中性和碱性环境对热稳定。食物中的叶酸烹调加工后损失率可达50%～90%。

1. 叶酸的吸收及生物利用

食物中约75%的叶酸与多个谷氨酸结合，需经小肠黏膜刷状缘上蝶酰多谷氨酸水解酶（pteroyl polyglutamate hydrolase，PPH）分解为单谷氨酸盐叶酸才被肠黏膜细胞吸收，吸收率为70%。以单谷氨酸盐形式大量摄入时，则以简单扩散为主。肠内转运是载体介导的主动过程，并对pH要求严格，最适pH为5.0～6.0。

在肠黏膜细胞中，首先在维生素C与NADPH作用下，叶酸被还原成二氢叶酸（dihydrofolic acid，DHF），再经二氢叶酸还原酶作用还原成具有生理作用的四氢叶酸（tetrahydrofolic acid，THF）。血液和组织液中叶酸的主要形式是5-甲基四氢叶酸，随血液到达肝脏后，通过合成酶的作用重新转变成多谷氨酸衍生物后贮存。在需要时多谷氨酸叶酸再次释放入血液，又被水解为单谷氨酸叶酸，并与血浆蛋白相结合。肝脏每日释放约

0.1mg 叶酸至血液，以维持血清叶酸水平。

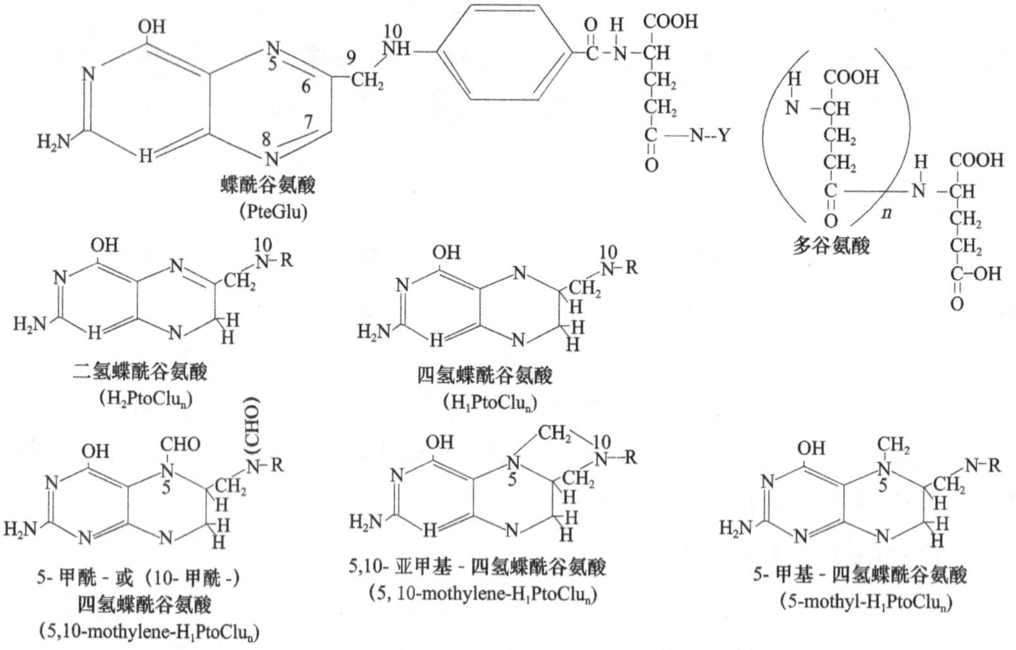

图 1-9　叶酸及其衍生物的化学结构式

人体内叶酸总量为 5～6mg，约 50% 贮存于肝，且 80% 以 5-甲基四氢叶酸形式存在。成人叶酸丢失量平均为 60μg/d，主要通过胆汁和尿排出体外。肾小球滤过的叶酸大多在肾小管近端被重吸收。由胆汁排出的叶酸约 100μg/d，也可在小肠被重吸收。成人叶酸的丢失量平均为 60μg/d 或 1μg/kg。故叶酸营养状况良好的人，膳食中暂无叶酸时，体内贮存量至少可维持 3 个月，不致出现缺乏症状。

叶酸生物利用率在不同食物中相差甚远，如莴苣 25%，豆类 96%，通常在 40%～60%。这种差距多与食物中叶酸存在形式、吸收和 PPH 抑制因子存在与否等因素相关。通常还原型叶酸吸收率高，谷氨酸配基越多吸收率越低；维生素 C 和葡萄糖可促进叶酸吸收；锌作为叶酸结合的辅助因子，也可促进叶酸的吸收；酒精、口服避孕药、抗惊厥药物、阿司匹林等抑制 PPH；抗叶酸药物影响叶酸转化。

2. 叶酸的生理功能

叶酸在体内活性形式为四氢叶酸（$H_4PteGlu$），在体内许多重要的生物合成中作为一碳单位载体发挥重要功能。因四氢叶酸第 5 位、第 10 位可单独，或同时被取代，故能够携带不同氧化水平一碳单位，包括各种来源甲基（$-CH_3$）、亚甲基（$=CH_2$）、甲炔基（$\equiv CH$）、甲酰基（$-CHO$）和亚胺甲基（$-CH-NH$）等。叶酸在嘌呤核苷酸、胸腺嘧啶和肌酐-5 磷酸合成及同型半胱氨酸转化为甲硫氨酸时，作为一碳单位供体，而在甘氨酸和丝氨酸可逆互变中，既作为供体，又作为受体。叶酸除通过腺嘌呤、胸苷酸影响 DNA 和 RNA 合成外，还可通过甲硫氨酸代谢影响磷脂、肌酸、神经介质的合成；参与细胞器蛋白质合成中启动 tRNA 甲基化过程，故叶酸缺乏所产生的损害广泛而深远。

3. 叶酸缺乏的表现

叶酸缺乏原因，可因膳食摄取不足、酗酒、药物等抑制吸收利用以及需要量增加，如妊娠、代谢率增加等情况。

叶酸缺乏的症状表现如下。

（1）巨幼红细胞性贫血：叶酸缺乏致 DNA 合成受阻，细胞周期停止在 S 期，细胞核变形增大，更新速率较快的造血系统常先受累，脊髓中幼红细胞分裂增殖减缓、成熟受阻、细胞体积增大、核内染色质疏松；脊髓中巨大、不成熟红细胞增多；血红蛋白合成也因叶酸缺乏而减少，即形成巨幼红细胞贫血。类似的细胞形态变化也可见于胃肠、呼吸系统黏膜细胞和宫颈上皮细胞癌前病变。

（2）对孕妇胎儿影响：孕早期缺乏可引起胎儿神经管畸形（neural tube defect，NTD）；可使孕妇先兆子痫、胎盘早剥的发生率增高；胎盘发育不良导致自发性流产；已患有巨幼红细胞贫血的孕妇，易出现胎儿宫内发育迟缓、早产及新生儿低出生体重。

（3）高同型半胱氨酸血症：甲硫氨酸在 ATP 的作用下，转变成 S-腺苷甲硫氨酸（活性甲硫氨酸），供出一个甲基后，形成同型半胱氨酸（homocysteine，HCY）；HCY 可在甲硫氨酸合成酶（MS）的作用下，以维生素 B_{12} 为辅助因子，与 5-甲基四氢叶酸提供的甲基发生甲基化后，重新又合成甲硫氨酸，参与体内蛋白质代谢。叶酸缺乏可使同型半胱氨酸向甲硫氨酸转化出现障碍，血中浓度增高；已证实同型半胱氨酸对血管内皮细胞有毒害作用。

（4）叶酸缺乏的其他临床表现，可有衰弱、精神萎靡、健忘、失眠、阵发性欣快症、胃肠功能紊乱和舌炎等，儿童可见生长发育不良。

4. 营养状况评价

测定血清叶酸水平是评价叶酸营养状况普遍采用的方法。但该指标受叶酸摄入量变化及影响叶酸代谢其他因素干扰，如伴有维生素 B_{12} 缺乏时，血清叶酸可能升高。红细胞叶酸含量高于血清 10 倍以上，在一定程度上反映叶酸贮备水平，但维生素 B_{12} 缺乏时，也会导致红细胞中叶酸水平下降。故最好同时测定血清、红细胞叶酸含量及反映维生素 B_{12} 营养状况的指标，进行综合分析，见表 1-18。

表 1-18 叶酸和维生素 B_{12} 营养状况评价

检查项目	正常	不足	缺乏
血清叶酸（nmol/L）	>15	7.5～15	<7.5
红细胞叶酸（nmol/L）	>362	318～362	<318
血清维生素 B_{12}（pmol/L）	104～664	74～103	<74

叶酸营养状况和血浆同型半胱氨酸浓度呈非线性负相关。后者正常值为 5～15μmol/L（理想值小于 10μmol/L）；大于 15μmol/L 即为高 HCY；叶酸缺乏，HCY 随之增高；故测定血浆 HCY，也可作为评价叶酸营养状况的一项实验室指标。

5. **膳食参考摄入量和食物来源**

中国 DRIs（2013）修订叶酸的膳食参考摄入量（RNI/AI）为 400μgDEF/d（18 岁以上），老年人不变；孕期全程增加 200μgDEF/d，乳母全程增加 150μgDEF/d；安全摄入上限（UL）均为 1000μgDEF/d。叶酸广泛存在动植物性食物中，其良好来源为动物的肝、肾、绿叶蔬菜、土豆、豆类、麦胚等食物。

（七）维生素 B_{12}

维生素 B_{12} 是体内唯一含金属元素的维生素，化学结构较复杂（见图1-10），包含咕啉环，5,6-二甲基苯并咪唑核苷酸，丙醇及钴元素。钴（Co）与核苷酸的 N 以配价键相联系。与 Co 元素形成的共价结合基团有多种，故存在多种形式的维生素 B_{12}，主要的有 5-脱氧腺苷钴胺素、甲基钴胺素、氰钴胺素、羟钴胺素。前两种是体内活性形式，也称辅酶 B_{12}；后 2 种是药用维生素 B_{12} 的主要形式。天然存在的维生素 B_{12} 均由微生物合成。人体肠道细菌能合成维生素 B_{12}，但结肠不能吸收维生素 B_{12}。

维生素 B_{12} 为浅红色结晶，易溶于水和乙醇，在 pH4.5～5.0 弱酸条件下最稳定，在强酸、强碱和光照下不稳定；易受重金属，强氧化剂或还原剂作用而破坏，但短时间高压加热 120℃可不受影响。大量维生素 C 可破坏维生素 B_{12}，故多种维生素制剂中维生素 B_{12} 会因维生素 C 等抗氧化剂存在而受损失。

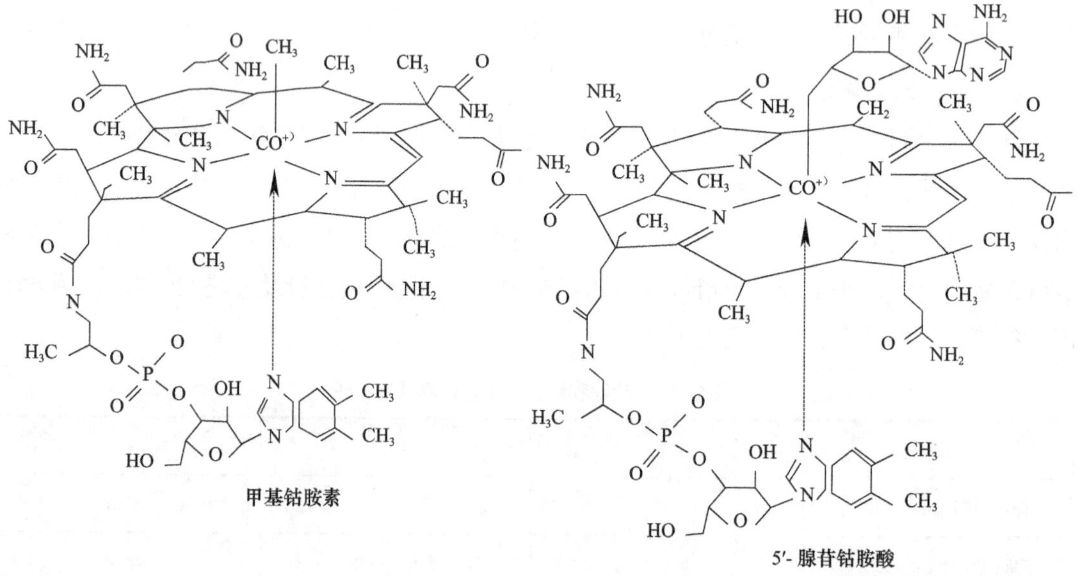

图1-10 维生素 B_{12} 的化学结构式

1. 维生素 B_{12} 的吸收与代谢

食物中的维生素 B_{12} 以蛋白质结合状态存在。在人体消化道胃酸、胃蛋白酶及胰蛋白酶的作用下,维生素 B_{12} 与结合蛋白分离,并与胃黏膜细胞分泌的一种糖蛋白内因子(intrinsic factor,IF)结合。在回肠通过维生素 B_{12}-IF 受体被吸收。游离钙及碳酸氢盐的存在有利于维生素 B_{12} 吸收。未与 IF 结合的维生素 B_{12} 由粪便排出。人体维生素 B_{12} 的最大摄入量约 $5\mu g/d$。

维生素 B_{12} 进入血循环后,与血浆运输蛋白结合。维生素 B_{12} 运输蛋白有 3 种,即转钴胺素 I、II、III(TcI、TcII、TcIII),运输维生素 B_{12} 从肠至肝、肾、骨髓、红细胞、胎盘等组织器官的主要是 TcII。维生素 B_{12} 的消化吸收和运输受许多因素影响,如胃酸过少、胰蛋白酶分泌不足、回肠疾病及 TcII 运输蛋白合成减少等。体内维生素 B_{12} 的贮存量为 $2\sim 3mg$,主要贮存在肝脏。平均每日丢失量为 $1.2\sim 2.55\mu g$,主要从尿排出,部分从胆汁排出。维生素 B_{12} 的肝肠循环对其重复利用和体内稳定十分重要。由肝脏通过胆汁排入小肠的维生素 B_{12} 正常情况下有一半被重吸收。

2. 维生素 B_{12} 的生理功能

甲基钴胺素与 5-脱氧腺苷钴胺素是体内活性辅酶形式。

(1)与 THFA 协同参加甲基转移作用:在甲硫氨酸循环中作为甲硫氨酸合成酶的辅酶。5-脱氧腺苷钴胺素从 5-甲基 THFA 接受甲基交给同型半胱氨酸,使甲硫氨酸再生以利充分发挥甲基供体作用,并提高叶酸的利用率。维生素 B_{12} 缺乏时,叶酸陷于甲基叶酸的形式,使其他活性形式如 5,10-亚甲基 THFA 缺乏,而后者是 DNA 合成必需条件之一,故维生素 B_{12} 缺乏也可发生巨幼红细胞型贫血。此外,同型半胱氨酸转变为甲硫氨酸受阻,血清同型半胱氨酸水平升高。

(2)参与甲基丙二酸-琥珀酸的异构化反应:作为甲基丙二酸单酰 CoA 异构酶的辅酶,参与甲基丙二酸-琥珀酸的异构化反应。当维生素 B_{12} 缺乏时,甲基丙二酰 CoA 异构酶的功能受损,甲基丙二酸 CoA 通过非维生素 B_{12} 依赖性丙二酰辅酶 A 水解酶的作用,转变为甲基丙二酸。此反应与神经髓鞘物质代谢密切相关,故维生素 B_{12} 缺乏可表现出神经系统症状。

3. 维生素 B_{12} 的缺乏与过量

人体缺乏维生素 B_{12} 可因饮食来源不足,小儿不合理喂养,病理原因及某些药物干扰维生素 B_{12} 的吸收利用等。缺乏症状是与叶酸缺乏相似的巨幼红细胞型贫血,另外还有神经系统症状,神经结构受到损害,可致斑状、弥漫性神经脱髓鞘,初起为四肢末端麻木刺痛,以后可发展至脊髓侧索硬化及大脑功能异常,如嗅觉、味觉失常,精神抑郁,记忆力减退,运动障碍,四肢战栗等。此外,还可致高同型半胱氨酸血症。

维生素 B_{12} 是人体需要量最少的一种维生素,补充过量会产生不良反应,如哮喘、荨麻疹、湿疹、面部浮肿、寒颤等过敏反应,及神经兴奋、心前区痛和心悸等。维生素 B_{12} 摄入过多还可导致叶酸的相对缺乏。

4. 营养评估

(1) 血清维生素 B_{12} 测定:直接,诊断缺乏标准为小于 100pg/ml(正常值为 100～300pg/ml)。

(2) 尿中甲基丙二酸测定:间接,正常值小于 2mmol/mol·肌酐,24h 的排出量小于 5mg,可区分维生素 B_{12} 缺乏和叶酸缺乏。

(3) 维生素 B_{12} 吸收试验:受试者口服 2.0μg 以放射性钴为标记的维生素 B_{12},同时肌肉注射维生素 B_{12} 1000μg,然后测定 48h 内尿的放射性。维生素 B_{12} 吸收正常者,48h 能排出口服剂量的 5%～40%;维生素 B_{12} 吸收缺陷者(如恶性贫血、胃切除后、热带营养性巨幼细胞性贫血时)则小于 5%。

(4) 治疗性试验:临床最早采用、最简单方便的一种诊断手段。用维生素 B_{12} 治疗后网织红细胞上升,同时,骨髓中巨幼红细胞转变成正常形态红细胞,即可判断为维生素 B_{12} 缺乏。

5. 膳食参考摄入量与食物来源

生理情况下每天需要量很小。发现轻度维生素 B_{12} 缺乏的患者,如给予维生素 B_{12} 0.5～1μg/d,可见血象迅速改善并维持正常水平。中国 DRIs(2013)修订叶酸的膳食参考摄入量(RNI/AI)为 2.4μg/d(14 岁以上),老年人不变;孕期、乳母在此基础上分别增加 0.5μg/d 和 0.8μg/d。

自然界维生素 B_{12} 均由微生物产生,故通常植物性食物基本不含维生素 B_{12},除非污染或特殊加工。动物食入能产生维生素 B_{12} 的微生物,其生成量足以被吸收与贮存于体内,故肉类包括内脏、鱼类、贝壳类、禽蛋类及乳类是维生素 B_{12} 日常食物来源。其中牛羊的肝肾、蛤、蚝等含量高,大于 10μg/100g;豆腐乳、霉豆腐类食品经细菌发酵,也是维生素 B_{12} 的食物来源。

(八) 泛酸与生物素

泛酸,因食物中分布广泛而得名,其结构为丙氨酸经肽键与 α,γ-二羟-β,β'-二甲基丁酸缩合而成;淡黄色黏性油状物,溶于水和醋酸;酸、碱和干热下可分解为 β-丙氨酸及其他氧化物,常用制剂为泛酸钙。在体内泛酸经磷酸化,与半胱氨酸结合成磷酸泛酰巯基乙胺。

生物素,其结构为含硫的脲基环带戊酸侧链。在体内由侧链上的羧基与酶蛋白的赖氨酸残基结合,发挥辅酶作用。生物素易溶于热水,对热稳定,强酸、强碱及紫外线处理则可破坏生物素。

1. 泛酸与生物素的吸收、代谢及生理功能

食物中泛酸由小肠吸收,然后经磷酸化并与半胱氨酸结合,生成磷酸泛酰巯基乙胺而

在体内发挥作用：①成为酰基载体蛋白的辅基，如脂肪酸合成中的脂酰载体蛋白（ACP），泛酸可与7种脂肪酸合成酶相连，自身处于复合体的中心，通过巯基将酰基从一个酶分子转移到另一个酶分子；②与腺嘌呤核苷酸结合，再磷酸化成为辅酶A（CoA），参与碳水化合物、脂肪及蛋白质代谢。

生物素吸收的主要部位在小肠近端。浓度低时，被载体转运主动吸收；浓度高时，则以简单扩散形式吸收。生物素吸收后经门脉循环，运送到肝、肾内贮存，其他细胞内也含有生物素，但量较少。生蛋清中含有抗生物素蛋白，可与生物素结合而抑制生物素的吸收。胃酸缺乏者，可使生物素吸收减少。生物素转运到周围组织，需要生物素结合蛋白为载体，血浆中的生物素结合蛋白以生物素酶的形式存在。生物素主要经尿排出，人尿中生物素及其降解产物（二去甲生物素和生物素亚砜）的比例约为3:2:1；乳汁中也有生物素排出，但量很少。

生物素的主要功能是在脱羧-羧化反应和脱氨反应中起辅酶作用，转移CO_2。药理剂量的生物素还可降低Ⅰ型糖尿病患者的血糖水平。

2. 泛酸与生物素的缺乏及营养状况评价

单纯泛酸缺乏很少见，多种营养素不足时可伴有泛酸缺乏。以泛酸拮抗物试验，可出现呕吐、腹痛、全身不适、疲乏、四肢麻木等泛酸缺乏症表现。实验室评价方法有血浆泛酸含量测定、口服泛酸负荷试验等。

食物中的生物素以游离或与蛋白质结合形式存在。生物素的可利用性不同，玉米和大豆中的生物素可全部利用，小麦中的则难以利用。长期服用抗生素或食用生鸡蛋易患生物素缺乏症。因抗生素可杀灭肠微生物；生鸡蛋的蛋白含有不耐热的抗生物素蛋白（avidin），能与生物素结合成不能消化吸收的物质。缺乏生物素可出现生长延迟，皮炎，脱发，食欲减退，高胆固醇血症等。实验室评价有血清生物素含量测定等。

3. 膳食参考摄入量及食物来源

中国DRIs（2013）修订泛酸的膳食参考摄入量（AI）为5mg/d（14岁以上），老年人不变；孕期、乳母在此基础上分别增加1.0mg/d和2.0mg/d。生物素的膳食参考摄入量（AI）为40μg/d（14岁以上），老年人、孕妇不变；乳母为50μg/d。

泛酸普遍存在于食物中，尤以动物性食物，整粒谷类及豆类含量丰富。生物素除食物外，部分可由肠微生物产生；动物组织、蛋黄、番茄、酵母、花菜等是其丰富来源。

（九）胆碱

胆碱（choline）是一种强有机碱，为β-羟乙基三甲基氨氢氧化物，结构式如图1-11所示，通常为无色、味苦的水溶性白色浆液，吸湿性很强。易与酸反应生成更稳定的结晶盐，强碱条件下不稳定、耐热，烹调加工损失少。

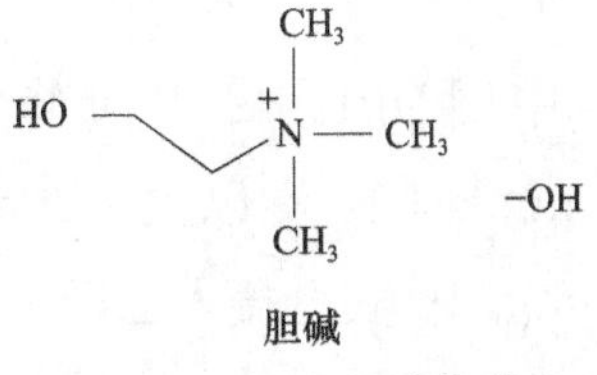

图1-11 胆碱结构式

胆碱是卵磷脂的重要组成部分。

现已知多种动物体内不能合成胆碱，给予不含胆碱的食物或不含合成胆碱所必需的营养物质时，可造成胆碱缺乏病，引起肝与肾损害。人体能够合成一定量的胆碱，所以相对不易出现缺乏病。胆碱具有类似维生素的特性，虽不是维生素，也常和维生素并论。

1. 胆碱的吸收与代谢

胆碱随食物摄入后，水溶性的游离胆碱、磷酸胆碱和甘油磷酸胆碱进入门脉循环，肝脏迅速从门脉血流中清除胆碱，发挥储备池作用；脂溶性的磷脂酰胆碱和鞘磷脂通过淋巴液进入 CM。胆碱可通过扩散或载体转运进入组织细胞；在脑中借助特殊转运机制可通过血脑屏障，其转运速率与血清胆碱浓度成比例，新生儿该种胆碱载体的运载能力特别高。

2. 胆碱的生理功能

胆碱是多种生物活性分子的合成前体，在基因表达、癌变、凋亡和早期脑发育等许多代谢过程中具有重要作用。胆碱作为胞苷二磷酸胆碱辅酶的组成部分，在合成神经鞘磷脂与磷脂胆碱中起主要作用，进而发挥促进脑发育和提高记忆能力、保证信息传递、调控细胞凋亡、构成生物膜的重要组成成分、促进脂肪代谢、促进体内转甲基代谢和降低血清胆固醇等功效。

3. 胆碱的缺乏、过量与营养状况评估

胆碱缺乏可显著地降低细胞质膜（plasma membrane）中磷脂酰胆碱的含量，磷脂酰胆碱含量较低的膜易于破碎。线粒体膜也会受到类似的影响，并造成线粒体膜电位的下降和活性氧泄漏。

围产期是大脑胆碱能神经系统构造的关键时期。在脑发育过程中，神经祖细胞（neural progenitor cell）必须增殖、迁移、分化，从而形成成年大脑的雏形结构。胆碱缺乏则减缓祖细胞的增殖、迁移和分化。大脑正常发育过程中，通过凋亡（细胞自杀）来清除有害或者受损的细胞，而该过程受胆碱可利用性的调节。

胆碱过量，主要是补充过度，可出现腥臭味体臭、过度出汗、唾液分泌过度以及反胃、呕吐和腹泻等胃肠症状。

可通过检测血清乙酰胆碱及其前体、淋巴细胞羧化酶活性、尿 3-羟基异戊酸或血／尿 3-羟基异戊酰肉碱含量等评估胆碱的营养状况。

4. 膳食参考摄入量和食物来源

中国 DRIs（2013）修订胆碱的膳食参考摄入量（AI）男女分别为 500mg/d 和 400mg/d（18 岁以上），老年人不变；孕期和乳母在此基础上分别增加 20mg/d 和 120mg/d；安全摄入上限（UL）均为 3000mg/d。胆碱广泛存在于各种食物中，特别是动物肝脏、花生、麦胚、大豆中含量很丰富，蔬菜中的花菜等含量也不少。

第七节 矿 物 质

矿物质（mineral），又称无机盐，是人体内除碳、氢、氧、氮外，其余60多种元素的总称，和维生素一样无法自身产生、合成，每天的摄取量也是基本确定的，但随年龄、性别、身体状况、环境、工作状况等因素有所不同，在人体组织的生理作用中发挥重要功能，是构成机体组织的重要原料。

矿物质在体内分布极不均匀，如钙、磷主要分布在骨和牙齿，铁分布在红细胞，碘分布在甲状腺，钴分布在造血器官，锌分布在肌肉等。在人体新陈代谢过程中，每天都有一定数量的矿物质通过粪便、尿液、汗液、头发等途径排出体外，因此必须通过膳食补充，须注意某些微量元素在体内生理剂量与中毒剂量非常接近，过量摄入不但无益反而有害。

根据矿物质在食物中的分布及吸收情况，中国人群中较容易缺乏的矿物质有钙、铁、锌；某些特殊地理环境或特殊生理条件下，也存在碘、氟、硒、铬等缺乏的可能；体内各元素间尚存在拮抗与协同作用，与机体营养状况、体内平衡调节相关。微量元素摄入量，是其生物效应作用的关键所在，具有明显剂量—反应关系（Bertrand曲线）。

矿物质生理功能主要有：①构成人体组织的重要成分，如骨骼和牙齿中的钙、磷和镁；②在细胞内外液中，无机元素与蛋白质共同调节细胞膜通透性、控制水分，维持正常渗透压、酸碱平衡（酸性元素Cl、S、P；碱性元素Na、K、Mg），维持神经及肌肉兴奋性；③构成酶的辅基、激素、维生素、蛋白质和核酸成分或参与酶系激活。

一、钙（calcium，Ca）

钙是人体内含量最多的一种无机元素，约占体重的1.5%～2.0%。人体99%的钙集中在骨骼和牙齿中，主要以羟磷灰石$[Ca(PO_4)_6(OH)_2]$形式存在，少量为无定形磷酸钙$[Ca_3(PO_4)_2]$，后者是羟磷灰石的前体；成熟骨中前者较多，新生骨中后者较多；其余1%的钙，一部分与柠檬酸螯合或与蛋白质结合，另一部分则以离子状态分布于软组织、细胞外液和血液中，统称为混溶钙池（miscible calcium pool）。混溶钙池的钙与骨骼钙保持着动态平衡，为维持体内所有细胞的正常生理状态所必需。同时，机体具有调控钙浓度恒定的机制，主要通过内分泌系统的甲状旁腺激素和降钙素两种多肽激素及甾固醇激素相互作用。钙摄入严重不足或钙发生异常丢失时，可通过调节机制使骨脱矿化以保持人体血钙的相对稳定。人体血液中总钙浓度为2.25～2.75mmol/L。

1. 钙的生理功能

（1）钙是构成机体骨骼和牙齿的主要成分：人体骨骼和牙齿中钙的磷酸盐，通过钙盐的不断沉积形成高强度的骨组织；骨骼中的钙不断从破骨细胞中释放进入混溶钙池，混溶钙池中的钙又不断地沉积于成骨细胞中，由此骨骼不断更新。幼儿骨骼约每1～2年更新一次。随增龄更新速度减慢，成年后每年更新2%～4%（700mg/d），10～12年更新一次。

40~50岁以后，骨吸收大于骨生成，钙在骨中含量逐渐下降，每年约降低0.7%，且女性早于男性，妇女绝经后骨组织中钙量明显降低。

（2）维持神经与肌肉活动，维护细胞膜的稳定性：Ca^{2+}可与细胞膜的蛋白和各种阴离子基团结合，具有调节细胞受体结合、调节离子通透性以及参与神经信号传递物质释放等作用，以维持神经肌肉的正常生理功能，如神经冲动传导、肌肉收缩、心脏搏动等；以及维护细胞膜的稳态和正常生理功能。当血浆Ca^{2+}浓度明显下降时可引起手足抽搐和惊厥，而血浆Ca^{2+}浓度过高则可引起心脏和呼吸衰竭。

（3）影响酶的活性：钙对细胞代谢中参与大分子合成、转运过程的许多酶有调节活性的作用，如腺苷酸环化酶、鸟苷酸环化酶、磷酸二酯酶、酪氨酸羟化酶、脂肪酶以及蛋白质分解酶等。

（4）血液凝固：钙是血液凝固过程中必需的凝血因子，可催化凝血酶原转变为凝血酶，将血纤维蛋白原转变为不溶性的血纤维蛋白网状物而发挥止血功能。

（5）其他功能：钙还具有调节激素分泌、维持体液酸碱平衡以及细胞内胶质稳定性等功能。

2. 钙的吸收与代谢

（1）钙的吸收：人体摄食的钙主要在小肠近端吸收，大部分为被动（扩散）转运吸收，小部分则通过主动转运吸收。钙吸收率一般为20%～60%，膳食中钙摄入量增高其吸收率相对下降，随增龄而吸收率降低，如婴儿钙吸收率大于50%，儿童约40%，成年人约20%，老年人仅15%左右。被动转运则与肠腔中Ca^{2+}浓度有关。钙的吸收率还与机体生理状况密切关联，随婴幼儿、孕乳母需要量的增加而增加。

有利钙吸收的因素：① $1\alpha, 25-(OH)_2D_3$可促进钙结合蛋白合成和激活钙的ATP酶调节小肠对钙的吸收；②蛋白质消化降解产生的赖氨酸、色氨酸、组氨酸、精氨酸、亮氨酸等可与钙形成可溶性钙盐而促进钙吸收；③乳糖经肠道菌发酵产酸，降低肠内pH，与钙形成乳酸钙复合物而增强钙吸收；④某些抗生素如青霉素、氯霉素、新霉素也有利于钙的吸收。

不利钙吸收的因素：凡在肠道内与钙形成不溶性复合物的物质，如粮谷类的植酸、某些蔬菜（如蕹菜、菠菜、苋菜、竹笋等）的草酸、膳食纤维、未被吸收的脂肪酸以及一些碱性药物，如碳酸氢钠、小檗碱、四环素等。

（2）钙的排泄：钙的排泄主要是通过肠道和泌尿系统。肠黏膜上皮细胞脱落和消化液分泌至肠道的钙，一部分被重吸收，其余由粪便排出。正常膳食时，尿钙排出较为恒定，约占摄入量20%，且与蛋白质摄入量呈正相关，长期高蛋白膳食可导致钙的负平衡。钙也可从汗中排出，高温作业时约为总钙排出的30%。乳母通过乳汁每日约排出钙150～300mg。

3. 钙的缺乏、过量与营养评估

钙缺乏主要表现为骨骼的病变，儿童常伴随蛋白质和维生素D缺乏，导致生长发育迟缓，骨软化、骨骼变形，严重者可致佝偻病，出现"O"形或"X"形腿、肋骨串珠、鸡胸等症状；成年人可发生骨质软化症和骨质疏松症，尤其是绝经期妇女。钙缺乏者易患龋齿。钙摄入过量会增加肾结石患病危险；高钙膳食还可明显抑制铁、镁、磷的吸收及降低锌的生物利用率。骨矿物质含量（bone mineral content, BMC）及骨密度（bone mineral density, BMD）是评估钙营养状况的直观指标。

4. 膳食参考摄入量及食物来源

中国DRIs（2013）修订钙的膳食参考摄入量（RNI）为800mg/d（18～50岁）、1000mg/d（50岁以上）；孕中、晚期和乳母在此基础上均增加200mg/d；安全摄入上限（UL）均为2000mg/d。钙的理想食物来源是乳类及其制品，其他含钙较多的食物有小鱼、小虾、海带、硬果类、黄豆及其制品、黑豆、赤小豆、各种瓜子、芝麻酱等。

二、磷（phosphorus, P）

磷是体内含量较多的元素之一，人体含磷600～700g，约占体重1%。人体85%～90%的磷集中于骨骼和牙齿，以羟磷灰石和无定形磷酸钙形式存在；其余10%～15%与蛋白质、脂肪、糖及其他有机物结合，分布于几乎所有组织细胞中，肌肉占了一半。软组织和细胞膜中的磷多为有机磷，体液中的磷都是磷酸盐形式。血磷、骨磷、细胞的无机磷酸盐以及细胞代谢的有机磷化合物均处于动态平衡中；肾脏对此有重要调节作用，甲状旁腺素、降钙素以及$1,25\text{-}(OH)_2D_3$均影响着磷的动态平衡。磷广泛存在于动、植物食物中，通常情况下，蛋白质摄入量若能满足机体需要，磷的摄取也足够。合理膳食中，磷含量往往超过人体需要量，不易缺乏。

1. 磷的生理功能

（1）骨、牙齿及软组织的重要成分：磷为骨骼、牙齿钙化及生长发育所必需；羟磷灰石是骨骼中无机磷酸盐的主要成分；磷酸盐与胶原纤维的共价联结在骨质矿化中起决定作用。

（2）调节能量释放，参与能量代谢：葡萄糖-6-磷酸酯和丙糖磷酸酯是葡萄糖代谢的重要中间产物；磷酸化合物如ATP等是在其中作为能量储存、转移、释放物质。

（3）生命物质成分：磷是多种维持生命重要化合物的成分，如磷脂、磷蛋白、核酸、激素第二信使环腺苷单磷酸（cAMP）、环鸟苷单磷酸和多磷酸肌醇以及调节血红蛋白释放氧的2,3-二磷酸甘油等。

（4）酶的重要成分：体内许多酶如焦磷酸硫胺素、磷酸吡哆醛、辅酶Ⅰ、辅酶Ⅱ等辅酶或辅基都有磷的参与构成。

（5）物质活化：碳水化合物、脂肪的吸收与代谢均需要含磷中间产物如葡萄糖-6-磷酸等，才能继续进行。

（6）构成细胞的成分：磷酸基团是 RNA 和 DNA 的组成成分；磷脂是细胞膜的必需成分，与膜的离子通道有关。磷脂在血小板膜上，可黏附凝血因子，促进凝血。

（7）调节酸碱平衡：组成体内磷酸盐缓冲体系，磷酸盐可与氢离子结合为磷酸氢二钠和磷酸二氢钠，并从尿中排出，从而调节体液的酸碱平衡。

2. 磷的吸收与代谢

食物中的磷多为磷酸酯化合物，须分解为游离磷，再以无机磷酸盐形式被吸收。磷主要在小肠中段吸收，有主动吸收和被动吸收两种机制。植酸抑制磷的吸收；钙、镁、铁和铝等常与磷形成难溶性盐而影响其吸收；甲状旁腺素可抑制肾近曲小管对磷的重吸收，增加尿磷排泄，进而降低血磷水平；$1,25-(OH)_2D_3$ 可促进小肠对磷的吸收和肾近曲小管细胞对磷的重吸收，使血磷增高。合理的钙磷比例（Ca:P=1:1.0～1.5）有利于磷的吸收。正常膳食中磷吸收率为 60%～70%，婴儿磷的吸收率为 65%～75%（牛乳喂养）或大于 85%（母乳喂养），低磷膳食时吸收率高达 90%；正常细胞外液的磷浓度随年龄增加而减少。

磷主要从肾脏排出，肾小管对磷的排泄起控制作用。肾的排磷量变动为滤过量的 0.1%～20%，绝大部分磷被肾小管重吸收。

3. 磷的缺乏、过量与营养评估

动、植物性食物中均含丰富的磷，尤其膳食能量与蛋白质供给充足时不会出现磷缺乏。临床低磷血症多见于长期大量服用抑酸药者、禁食者、早产儿和肠外营养治疗不当者。过量的磷酸盐可引起低钙血症，导致神经兴奋性增强，手足抽搐和惊厥。磷营养状况，可直接测定血清无机磷水平，低于或高于相应年龄段正常值范围，均为功能失调或有关疾病的结果。

4. 膳食参考摄入量及食物来源

中国 DRIs（2013）修订磷的膳食参考摄入量（RNI）为 720mg/d（18～65岁）、700mg/d（65～80岁）、700mg/d（80岁以上）；孕乳母同成年人；安全摄入上限（UL）均为 3500mg/d（18～65岁）、3000mg/d（65岁以上）。磷在食物中分布广泛，瘦肉、禽、蛋、鱼、坚果、海带、紫菜、油料种子、豆类等均是磷的良好来源。

三、钾（kalium，K）

钾是人体重要的阳离子之一，成人体内含量约 50mmol/kg。人体 98% 的钾存在于细胞内，其余则在细胞外。

1. 钾的生理功能

（1）维持碳水化合物、蛋白质正常代谢：葡萄糖和氨基酸经细胞膜进入细胞内合成糖原和蛋白质时，须有适量钾离子参与；ATP 生成也需要一定量的钾。

（2）维持细胞内渗透压：钾主要存在于细胞内，维持细胞内渗透压的正常。

（3）维持神经肌肉的应激性和正常功能：细胞内 K^+ 和细胞外 Na^+ 联合作用，可激活 Na^+-K^+-ATP 酶。

（4）维持心肌的正常功能：心肌细胞内外钾离子浓度与心肌的自律性、传导性和兴奋性有密切关系。钾缺乏时，心肌兴奋性增高；钾过高时，心肌自律性、传导性和兴奋性受抑制；二者均可引起心律失常。

（5）维持细胞内外酸碱和离子平衡：当细胞失钾时，细胞外液钠离子与氢离子进入细胞内，引起细胞内酸中毒和细胞外碱中毒。反之，高钾时细胞外 K^+ 内移，细胞内 H^+ 外移，可引起细胞内碱中毒与细胞外酸中毒。

（6）降低血压：血压与膳食钾、尿钾、血钾或总体钾呈负相关；补钾对高血压或正常血压者都有降血压作用，对氯化钠敏感者的降压效果尤其明显；降压机制可能与钾直接促进尿钠排出，抑制肾素血管紧张素系统和交感神经系统，改善压力感受器功能及直接影响周围血管阻力等因素有关。

2. 钾的吸收与代谢

膳食中的钾大部分由小肠吸收，吸收率约为 90%。钾吸收后经钠泵转入细胞内，使细胞内保持高钾。肾脏是维持钾平衡的主要调节器官，进入人体的钾 90% 由肾脏排出，每日排出量 2800～3600mg；影响肾小管排钾的因素有醛固酮、血 pH 值和血容量。除肾脏外，粪和汗也可排出少量钾。

3. 钾的缺乏、过量与营养评估

正常摄食状况下，一般不会发生钾缺乏。钾营养状况，直接测定血钾水平，可反映体内钾贮备情况。血钾浓度小于 3.5mmol/L，即低钾血症，可出现神经肌肉、消化、心血管、泌尿、中枢神经等系统的功能性或病理性改变。临床常见缺钾原因是膳食钾摄入不足、丢失过多（如频繁呕吐、腹泻、使用有排钾作用的药物等）、静脉补液中缺钾或无钾。血钾浓度大于 5.5mmol/L，即高钾血症，主要表现为极度疲乏软弱，四肢无力、下肢为重。临床常见高钾的原因是大量或快速输入含钾药物或口服钾制剂、严重肾功能衰竭；酸中毒、缺氧、大量溶血、严重创伤、中毒等也可使细胞内钾外移，出现高钾血症。

4. 膳食参考摄入量及食物来源

中国 DRIs（2013）修订钾的膳食参考摄入量（AI）为 2000mg/d（18 岁以上），乳母在此基础上增加 400mg/d；新增预防非传染性慢性病的建议摄入量（PI-NCD）为 3600mg/d（18 岁以上）。钾的最好食物来源是蔬菜和水果，如赤豆、杏干、蚕豆、扁豆、冬菇、黄豆、竹笋、紫菜等。

四、钠（natrium，Na）

钠是人体重要的无机元素之一。成人体内含钠 3200mmol（女）～4170mmol（男），占体重 0.15%。人体钠的 44%～50% 存在于细胞外液，40%～47% 存在于骨骼中，余下存在于细胞内。血清钠浓度为 135 ～ 145mmol/L。

1. 钠的生理功能

（1）调节体内水分：钠为细胞外液主要的阳离子，构成细胞外液渗透压，调节与维持体内水的恒定。钠量升高时，水量也增加；反之，钠量降低时，水量减少。

（2）维持酸碱平衡：钠在肾小管重吸收时，与 H^+ 交换，清除体内酸性代谢产物（如 CO_2），保持体液的酸碱平衡。

（3）维持渗透压平衡：钠离子在 Na^+-K^+-ATP 酶驱动下主动从细胞内排出，以维持细胞内外渗透压平衡。

（4）维持血压正常：流行病学调查和干预研究证实，膳食钠摄入量与血压有关。血压随增龄而增高，其中 20% 可归因于膳食中食盐的摄入量。中等程度减少膳食钠的摄入量，可使高血压患者血压下降。

（5）增强神经及肌肉兴奋性：钠和钾、钙、镁等离子的平衡对于维持神经及肌肉的应急性，增强神经及肌肉的兴奋性都是必需的。

此外，糖代谢、氧的利用、ATP 的生成和利用都需要钠的参与。

2. 钠的吸收与代谢

钠在小肠上部几乎可全部被吸收。被吸收的钠通过血液输送到胃液、肠液、胆汁及汗液中。98% 以上的钠从肾脏排出，排出量为 2300 ～ 3220mg/d，每日粪便排钠小于 10mg。人体对钠的调节能力强，肾脏可适应大范围的钠摄入量及其突然改变。这种稳态平衡主要是通过肾素—血管紧张素—醛固酮系统、血管加压素、心钠素、肠血管活性肽等调节、控制肾小球的滤过率、肾小管的重吸收、远曲小管的离子交换作用以及激素的分泌，进而调节钠的排泄量，保持钠平衡。

3. 钠的缺乏、过量与营养评估

人体一般不易发生钠缺乏。钠营养状况，可通过膳食摄取与尿钠（约为摄入量的 98%）测定评估。摄入量低时，如禁食、少食，膳食限钠过严、补充液体时未补钠等；或钠丢失过多，如过量出汗、反复呕吐、严重腹泻、使用排钠利尿剂等；或某些疾病引起肾脏不能有效保留钠时，均可造成体内钠含量降低，引起钠缺乏，血钠 <135mmol/L。钠的缺乏早期症状不明显，血钠持续过低，渗透压下降，细胞肿胀，可出现恶心、呕吐、视力模糊、心率加速、脉搏细弱、血压下降、肌肉痉挛、疼痛反射消失，以至于淡漠、木僵、昏迷、外周循环衰竭、休克、急性肾功能衰竭甚至死亡。过量钠可对肾功能不全患者产生毒性作用，高钠血症（血钠 >145mmol/L）时可出现口渴、面部潮红、软弱无力、烦躁不安、精神恍惚、谵妄、昏迷，甚至死亡。

4. 膳食参考摄入量及食物来源

中国 DRIs（2013）修订钠的膳食参考摄入量（AI）为 1500mg/d（18 ～ 50 岁）、

1400mg/d（50～80岁）和1300mg/d（80岁以上）。新增预防非传染性慢性病的建议摄入量（PI-NCD）分别为2000mg/d（18～50岁）、1900mg/d（50～65岁）、1800mg/d（65～80岁）和1700mg/d（80岁以上）。钠的食物来源主要为食盐、酱油、盐渍、腌制、烟熏食品、咸菜类、咸味零食等。

五、镁（magnesium，Mg）

镁也是人体细胞内的主要阳离子。成人体内含镁20～28g，其中60%～65%存在于骨骼、牙齿，27%存在于肌肉、肝、心、胰等软组织，细胞外液中含量小于5%。

1. 镁的生理功能

（1）激活多种酶的活性：作为酶激活剂参与300余种酶促反应，既可与细胞内ATP等形成复合物而激活酶系，也可直接作为酶的激活剂激活酶系。

（2）参与骨骼的构成和生长：镁是骨细胞结构和功能必需的元素。

（3）维持神经肌肉的兴奋性：镁调节神经肌肉的兴奋性，镁耗竭可引起肌肉痉挛、血压升高及冠状血管与脑血管痉挛。

（4）对激素分泌的作用：镁可直接影响甲状旁腺激素的分泌，血镁升高时，可抑制甲状旁腺激素的分泌；反之，血镁降低时，可兴奋甲状旁腺，促使镁自骨骼、肾脏、肠道转移到血中。

2. 镁的吸收与代谢

食物中的镁在整个肠道均可被吸收，主要在空肠末端与回肠，吸收率约30%。镁吸收有被动扩散和主动吸收两种机制。膳食中促进镁吸收的成分主要有氨基酸（提升难溶性镁盐的溶解度）、乳糖等；抑制镁吸收的成分主要有高磷、草酸、植酸和膳食纤维等。镁与钙的吸收途径相同，二者在肠道竞争吸收，相互干扰。体内镁大部分由胆汁、胰液和肠液分泌到肠道，再被重吸收，少量随粪便排出，也随汗液和脱落的皮肤细胞及尿液排出。

3. 镁的缺乏、过量与营养评估

健康人一般不会发生镁缺乏。血清镁的正常值0.8～1.0mmol/L。血镁缺乏多与饥饿、疾病、肠外营养不当、药物治疗或特殊治疗等因素有关；镁缺乏对机体有很大影响，如引起血清钙浓度降低、神经肌肉兴奋性亢进、胰岛素敏感性降低，还可致骨质疏松症及心血管疾病等退行性病变。

正常情况下，肠、肾及甲状旁腺等能调节镁代谢，不易发生镁中毒。肾功能不全尤其是少尿者，接受镁剂治疗时易发生镁中毒；糖尿病多尿症状明显者，因脱水引起镁的细胞外溢，使血镁升高；意外大量注射或口服镁盐也可引起高镁血症。过量镁可引起恶心、胃肠痉挛、腹泻等胃肠道反应，重者可出现嗜睡、肌无力、膝腱反射弱、肌麻痹等临床症状。腹泻常作为评价镁毒性的敏感指标。

4. 膳食参考摄入量及食物来源

中国 DRIs（2013）修订镁的膳食参考摄入量（RNI）为 330mg/d（18～65岁）、320mg/d（65～80岁）和310mg/d（80岁以上），乳母在成人基础上增加40mg/d。镁的食物来源广泛，绿叶蔬菜、大麦、黑米、荞麦、麸皮、苋菜、口蘑、木耳、香菇、糙粮、坚果等都含量较丰富；其次是肉类、淀粉类、奶类食物；饮用水，尤其是硬水也可获得少量的镁。

六、氯（chlorine，Cl）

氯是人体必需常量元素之一，维持体液和电解质平衡的必需，也是胃液的组成成分。自然界中常以氯化物形式存在，如食盐。人体含氯约 1.17g/kg，总量为 82～100g，占体重 0.15%，广泛分布于全身。主要以 Cl^- 形式与钠、钾化合存在，其中氯化钾多在细胞内液，而氯化钠多在细胞外液中。

1. 氯的生理功能

（1）维持细胞外液的容量与渗透压：Cl^- 与 Na^+，两者占细胞外液总离子数的 80%，调节与控制着细胞外液的容量与渗透压。

（2）维持体液酸碱平衡：Cl^- 是细胞外液主要阴离子，当其变化时，细胞外液中的 HCO_3^- 浓度也随之变化，以维持阴阳离子的平衡；反之，当 HCO_3^- 浓度改变时，Cl^- 相随变化。供应过量 Cl^- 可校正由疾病或利尿剂引起的代谢性碱中毒。

（3）参与血液 CO_2 运输：CO_2 进入红细胞后，即在细胞内碳酸酐酶参与下，与水结合成碳酸，再离解为 H^+ 和 HCO_3^-，被移出红细胞进入血浆；但阳离子不能同样扩散出红细胞，血浆中 Cl^- 等当量进入红细胞内，以保持正负离子平衡。反之，红细胞内的 HCO_3^- 浓度低于血浆时，Cl^- 由红细胞移入血浆，HCO_3^- 转入红细胞，而使血液中大量的 CO_2 得以输送至肺部排出体外。

（4）其他功能：Cl^- 还参与胃酸形成，后者可促进维生素 B_{12} 和铁的吸收；激活唾液淀粉酶分解淀粉，促进食物消化；刺激肝脏功能，促使肝中代谢废物排出。Cl^- 还有稳定神经细胞膜电位的作用等。

2. 氯的吸收与代谢

膳食中，氯多以氯化钠形式被摄入，并在胃肠道被吸收。胃肠道中有多种机制促进氯的吸收：胃黏膜处吸收受 HCO_3^- 浓度和 pH 值影响；空肠中色氨酸刺激 Cl^- 的分布；回肠中有"氯泵"参与正常膳食中氯的吸收及胃液中氯的重吸收。吸收的 Cl^- 经血液和淋巴液运输至各种组织中。氯化物主要从肾脏排出，但经肾小球滤过的氯，80% 在肾近曲小管被重吸收，10% 在肾远曲小管被重吸收，仅小部分经尿排出体外。氯和钠除肾排出外，也从皮肤排出，高温、剧烈运动、汗液大量排出时皮肤排出增加。利尿剂可减少钠的重吸收。腹泻时，食物及消化液中的氯可随粪便排出。

3. 氯的缺乏与过量

氯来源广泛，特别是食盐，摄入量往往大于正常需要，故饮食引起的氯缺乏很少见。但应用不合理配方膳（氯含量 1～2mmol/L）、患先天性腹泻（再吸收障碍）的婴儿，可出现氯缺乏。大量出汗、腹泻、呕吐、肾病肾功能改变、使用利尿剂等引起氯的大量丢失，均可造成氯的缺乏。氯的缺乏常伴有钠缺乏，可造成低氯性代谢性碱中毒，常可见肌肉收缩不良，消化功能受损，且可影响生长发育。

人体摄入氯过多，可见于严重失水、持续摄入高氯化钠（如食盐）或过多氯化铵。临床上输尿管—肠吻合术、肾功能衰竭、尿溶质负荷过多、尿崩症，氯的肠吸收增加等，均可引起氯摄取过量而致高氯血症。敏感个体还可致血压升高。

4. 膳食参考摄入量与食物来源

膳食中的氯总比钠多，但氯化物从食物中的摄入和从身体的排出，总与钠平行，故除婴儿外所有年龄的氯需要量基本上与钠相同，但由于尚缺需要量的研究资料，DRIs（2013）修订氯的膳食参考摄入量（AI）为 2300mg/d（18～50 岁）、2200mg/d（50 岁以上），孕乳母不额外增加。

膳食氯基本都源自氯化钠，仅少量来自氯化钾。食盐及其加工食品酱油，盐渍、腌制食品，酱咸菜以及咸味食品等都富含氯化物。天然食物中氯的含量差异较大，天然水中也几乎都含有氯（饮水提供约 40mg/d）。

七、铁（ferrum，Fe）

铁是人体内含量最多的必需微量元素，成人体内铁含量为 3～5g。体内铁分功能铁和储存铁两部分，前者多以血红素蛋白质形式存在于血红蛋白（60%～75%）和肌红蛋白（3%）中，少部分为含铁酶（1%）；后者以铁蛋白和含铁血黄素形式存在于肝、脾、骨髓中，约占体内总铁的 25%～30%。铁在体内含量随年龄、性别、营养和健康状况而变化。

1. 铁的生理功能

（1）构成血红蛋白和肌红蛋白：铁与红细胞的形成与成熟有关，铁通过受体进入幼红细胞，与原卟啉结合生成血红素，后者再与珠蛋白结合生成血红蛋白。铁作为血红蛋白和肌红蛋白的成分，参与体内氧与二氧化碳的转运、交换和储存。

（2）参与酶的构成：铁参与细胞色素、细胞色素氧化酶、过氧化氢酶和过氧化物酶等酶的构成，在组织呼吸和能量代谢方面具有重要作用。

（3）其他功能：铁能促进 β-胡萝卜素转化成维生素 A，参与嘌呤和胶原的合成，参与抗体的产生，参与脂类的转运以及药物在肝脏的解毒过程等。铁还与机体维持正常的免疫功能有关，研究发现缺铁可引起淋巴细胞减少和自然杀伤细胞活性降低。发生感染时，过量铁往往促进细菌的生长，对抵御感染不利。

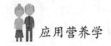

2. 铁的吸收与代谢

膳食中铁的吸收主要在小肠，其吸收率高低与机体的铁营养状况、膳食中铁的含量与存在形式、膳食中影响铁吸收的因素等有关。膳食中的铁可分为血红素铁和非血红素铁。肉、禽、鱼类食物中的铁约40%为血红素铁，可直接被肠黏膜细胞摄取，且吸收不受膳食因素影响；而非血红素铁必须先由Fe^{3+}转化为Fe^{2+}，或与有机酸形成络合物，提高离子化程度后才可被吸收，故其吸收易受膳食成分等因素的影响。

（1）阻碍铁吸收的因素：①植酸、草酸、鞣酸均可与铁形成不溶性盐，影响铁的吸收，咖啡中的多酚类物质也可抑制铁的吸收；②膳食纤维能结合铁离子，过量摄入时可干扰铁的吸收；③无机锌与无机铁之间有较强的竞争作用，互为干扰；大量钙可明显抑制铁的吸收；④胃酸缺乏或服用抑酸剂时不利于Fe^{2+}释出，阻碍铁吸收。

（2）促进铁吸收的因素：①维生素C和其他有机酸；②某些氨基酸如赖氨酸、组氨酸、胱氨酸等可与铁螯合成小分子的可溶性单体；③核黄素有利于铁的代谢（吸收、转运与储存）；④乳糖、蔗糖和葡萄糖等有利于铁的吸收。

3. 铁的缺乏、过量与营养评估

缺铁性贫血是世界范围内最常见的营养性疾病之一，多见于婴幼儿、孕妇及乳母。患者常有头晕、气短、心悸、乏力、注意力不集中、脸色苍白等临床表现。铁缺乏也会造成儿童心理活动和智力发育的损害、行为改变、免疫力低下、体温调节能力差等。铁摄入过量主要由于大量服用铁制剂和大量输血造成。由于机体无主动排铁功能，所以铁能在体内长期蓄积，储存铁过多会损伤各种器官，是促发动脉粥样硬化、肝纤维化甚至肝硬化、糖尿病以及多种器官肿瘤的危险因素。

铁营养状况评估，血清铁蛋白是能最早反映铁耗竭的指标，也是反映铁缺乏最灵敏的指标；运铁蛋白饱和度反映组织的铁供应，其值随血清铁含量的改变而变化，血清铁改变本身有昼夜节律性；铁缺乏达到贫血程度，血红蛋白和红细胞压积才会发生变化。

4. 膳食参考摄入量及食物来源

中国DRIs（2013）修订铁的膳食参考摄入量（RNI），自青春期到成年，男女有别，男性分别为15mg/d（11～14岁）、16mg/d（14～18岁）和12mg/d（18～50岁），女性分别为18mg/d（11～18岁）和20mg/d（18～50岁）。50岁以上不分男女均12mg/d。孕中、晚期和乳母则分别在成人基础上每天增加4mg、9mg和4mg。安全摄入上限（UL）成年后均为42mg/d。铁的食物来源，动物性食物如瘦肉、内脏、动物全血、禽类、鱼类等含有丰富的铁；蔬菜、奶及奶制品中含铁量不高且生物利用率低。

八、锌（zinc，Zn）

锌在体内分布广泛但不均匀。成人体内含锌2～2.5g。人体锌60%存在于肌肉，

30%存在于骨骼，血液中含锌量不足0.5%。若按单位重量含锌量计，则视网膜、脉络膜、前列腺为最高，其次为骨骼、肌肉、皮肤、肝、肾、心、胰、脑和肾上腺等。血液中75%~88%的锌分布在红细胞，3%在白细胞，其余在血浆。血浆中锌主要与蛋白质相结合，其中60%与清蛋白结合，30%与α_2-巨球蛋白结合，约7%与组氨酸、半胱氨酸结合；少部分与运铁蛋白、金属硫蛋白（metallothioneine）及核蛋白结合，游离锌含量很低。锌在体内主要是以酶的形式存在，参与广泛的物质代谢反应。

1. 锌的生理功能

（1）酶的组成成分或激活剂：锌是体内300余种酶的组成部分，体内含锌酶有超氧化物歧化酶、苹果酸脱氢酶、碱性磷酸酶、乳酸脱氢酶等，参与组织呼吸、能量代谢及抗氧化过程。

（2）促进生长发育和组织再生：锌通过调节基因表达而参与蛋白质合成、细胞生长、分裂和分化等过程。锌对生长发育旺盛的胎儿、婴儿、儿童、青少年和组织创伤患者都是非常重要的营养素。

（3）促进食欲：锌参与构成味觉素，影响味觉与食欲。

（4）维持生物膜的结构和功能：锌可维持细胞膜稳定，减少毒素吸收和组织损伤；对生物膜的屏障功能、转运功能及与受体结合等也起重要作用。

（5）参与免疫过程：锌对保证免疫系统的完整性而言是必需；锌能直接影响胸腺细胞的增殖，使胸腺素分泌正常，维持细胞免疫完整性。

（6）促进维生素A代谢和生理作用：锌在体内能促进视黄醛合成和构型转化，参与肝中维生素A动员，维持血浆维生素A浓度恒定，对于维持正常暗适应能力有重要作用，锌对维持皮肤健康也是必需的。

2. 锌的吸收与代谢

锌主要在小肠内由锌转运蛋白介导而吸收，进入小肠黏膜后与血浆中白蛋白或运铁蛋白结合，随血液进入门脉循环，分布于各器官组织。锌的吸收率为20%~30%，受膳食中含磷化合物（如植酸）、纤维素的影响而降低；锌的吸收率还部分取决于锌的营养状况，缺乏则吸收增加；铁、钙对锌的吸收有拮抗作用。体内锌约90%由肠道排出，其余由尿、汗、头发中排出或丢失。排出锌中包括膳食锌和内源锌，后者的排泄量随肠道吸收和代谢需要而变化，以保持体内锌平衡。锌与铁相反，体内储备不易动员，须有规律地外源补充，尤其是生长期。

3. 锌的缺乏、过量及营养评估

锌缺乏可影响细胞核酸蛋白的合成、味蕾细胞更新、黏膜增生，从而导致食欲减退、异食癖、生长发育停滞、皮肤创伤愈合不良等症状，儿童长期缺锌可导致侏儒症。成人长期缺锌可出现性功能减退、精子数减少、胎儿畸形、皮肤粗糙、免疫力降低等病症。

锌的正常量和有害量之间范围相对较宽,且人体有锌平衡机制,一般不易发生锌过量,临床多见盲目过量补锌、食用因镀锌罐头污染锌的食物和饮料而引发锌过量或锌中毒。过量的锌可干扰铜、铁和其他微量元素的吸收和利用,影响中性粒细胞和巨噬细胞活力,抑制细胞杀伤能力,损害免疫功能。

锌营养状况,可用血清锌、白细胞锌、红细胞锌、发锌和唾液锌等评价。也可评价酶活性,如血浆碱性磷酸酶是最常用的酶。

4. 膳食参考摄入量及食物来源

中国 DRIs(2013)修订锌的膳食参考摄入量(RNI),自青春期到成年后,男女不同,男性分别为 10mg/d(11~14岁)、11.5mg/d(14~18岁)和 12.5mg/d(18~50岁),女性分别为 9mg/d(11~14岁)、8.5mg/d(14~18岁)和 7.5mg/d(18~50岁),50岁以上同成年人。孕妇和乳母则分别在成人基础上每天增加 2mg 和 4.5mg。安全摄入上限(UL)成年后均为 40mg/d。贝壳类海产品(如牡蛎、海蛎肉、蛏干、扇贝)、红色肉类及其内脏均为锌的良好来源。蛋类、豆类、谷类胚芽、燕麦、花生等也富含锌。蔬菜及水果类锌含量较低。

九、碘(iodine,I)

碘是人体必需营养素之一,成人体内含碘 20~50mg。甲状腺组织内含碘最多,肌肉次之,其他脏器也可摄取或浓集碘,但仅甲状腺能合成甲状腺激素。甲状腺碘有三碘甲腺原氨酸(T_3)、四碘甲腺原氨酸(甲状腺素,T_4)、一碘酪氨酸(MIT)、二碘酪氨酸(DIT)、甲状腺球蛋白(PBI)及其他碘化物,其中二碘酪氨酸含量最高,甲状腺球蛋白构成贮存形式的甲状腺素。血液碘主要为蛋白结合碘(PBI),浓度为 30~60μg/L;也含 T_3、T_4、MIT、DIT 和其他碘化物,比例依次为 7.6%、16.2%、32.7%、33.4% 和 16.1%。自然界碘分布极不均衡,海水含碘最为丰富和稳定。

1. 碘的生理功能

碘在体内主要参加甲状腺激素的合成,其生理功能也通过甲状腺素而体现。甲状腺素在体内促进和调节物质代谢及生长发育,包括:①促进生物氧化,协调氧化磷酸化过程,调节能量转化;②促进蛋白质合成,调节蛋白质的合成和分解;③促进碳水化合物和脂肪代谢。甲状腺素能促进糖吸收、肝糖原分解及糖利用;还可通过肾上腺素促进脂肪的分解和氧化,调节血清中胆固醇与磷脂的浓度等;④调节组织中的水盐代谢,甲状腺素缺乏可引起组织水盐潴留,并发黏液性水肿;⑤促进维生素的吸收和利用,如促进胡萝卜素转化为维生素 A,有助于烟酸的吸收和利用;⑥活化体内许多酶,如细胞色素酶系、琥珀酸氧化酶系和碱性磷酸酶等。这些酶能促进生物氧化和物质代谢过程;⑦促进神经系统的发育、组织的发育和分化及蛋白质的合成,在胚胎发育期和出生后早期,这些作用尤为重要。

2. 碘的吸收与代谢

体内的碘大多来自于食物,其余来自饮水和空气。食物中的无机碘极易被吸收,进入胃肠道后1h大部分被吸收,3h完全吸收;有机碘在肠道内脱碘后,以无机碘形式被吸收,已与氨基酸结合的有机碘可直接被吸收。吸收的碘被迅速转运至血浆,遍布各组织中,仅在甲状腺中的碘被合成甲状腺素,并贮存在甲状腺内。体内碘90%由尿排出,10%由粪便排出,极少随汗液、呼吸排出。

3. 碘的缺乏、过量及营养评估

碘缺乏易造成甲状腺激素合成不足,导致垂体促甲状腺激素分泌增加,引起甲状腺代偿性增生、肥大。由于环境和食物造成的缺碘有地区性分布特征,故称为地方性甲状腺肿。我国采用碘化食盐的方法预防地方性甲状腺肿。孕妇严重缺碘可影响胎儿神经、肌肉的发育及引起胚胎期和围生期死亡率上升。婴幼儿缺碘可引起生长发育迟缓、智力低下,严重者发生呆小症(克汀病)。膳食蛋白质不足,钙、锰、氟过高或钴、钼不足等对甲状腺激素的合成也有一定影响。摄入含碘量高的食物或过量的碘剂会导致碘中毒,限制其摄入量即可防治。

碘营养状况,常测通过血中垂体-甲状腺轴系激素水平(TSH、T_4、FT_4、T_3、FT_3)、尿碘、儿童甲状腺肿大率,以及儿童生长发育、神经运动功能等指标来评估。

4. 膳食参考摄入量及食物来源

中国DRIs(2013)修订碘的膳食参考摄入量(RNI)为120μg/d(18岁以上),老年人不变,孕妇和乳母则分别在成人基础上每天增加110μg和120μg,安全摄入上限(UL)均为600μg/d。海产品含碘较丰富,如海带、紫菜、蛤干、蚶干、干贝、淡菜、海参、海蜇等是碘良好的食物来源。为改善人群碘缺乏状况,我国自1995年开始采取食盐加碘的防治措施,完全消灭了呆小症(克汀病)。目前碘盐的强化标准调整为20~30mg/kg。

十、硒(selenium,Se)

硒在人体总量为13~20mg,广泛分布于所有组织器官中,肝、胰、肾、心、脾、牙釉质及指甲中浓度较高。体内50%的硒在肌肉中,脂肪组织含量最低。硒甲硫氨酸和硒半胱氨酸是体内硒存在的主要形式。

1. 硒的生理功能

(1)组成谷胱甘肽过氧化物酶(glutathione peroxidase,GSH-Px):GSH-Px在体内催化还原型谷胱甘肽与过氧化物的氧化还原反应,保护生物膜,维持细胞正常功能。

(2)解除重金属毒性作用:硒与金属有很强亲和力,可与汞、甲基汞、镉及铅等金属结合,形成金属硒蛋白复合物而解毒,并将其排出体外。

(3)保护心血管、维护心肌健康:硒有很强的抗氧化作用,能防止脂质过氧化物对心肌细胞的损害,或促进损伤心肌修复、再生,能防治心血管疾病。

（4）其他功能：硒还有维持正常免疫功能、保护视觉器官及抗癌等作用。

2. 硒的吸收与代谢

硒在十二指肠和小肠吸收，吸收率与化学结构、溶解度有关，也受性别、年龄、健康状况及膳食是否存在如硫、重金属、维生素等元素有关。吸收率大于50%。硒吸收后，多与血浆蛋白结合为含硒蛋白，转运至各器官与组织中，具有生物学功能。硒大部分经尿排出，未被吸收部分随粪便排出，汗液、呼气中排出硒极少。硒摄入量高时，可随呼出气排出二甲基硒。

3. 硒的缺乏、过量及营养评估

目前尚无疾病单因硒的缺乏所致。缺硒已被证实与克山病的发生有关，后者常发生于我国黑龙江省克山地区，易感人群为2～6岁儿童和育龄妇女，主要症状为心脏扩大、心功能失代偿、心力衰竭或心源性休克等。心电图检查可见ST-T波改变，严重时可见房室传导阻滞等。生化检查见血硒浓度和红细胞GSH-Px活力下降。另外，缺硒也是发生大骨节病的环境因素之一，后者是地方性、多发性、变形性骨关节病，好发于青少年，严重影响骨发育。

生活在高硒地区或摄入大剂量的硒可导致硒中毒。湖北省恩施市是"世界硒都"，因当地水土中硒含量过高，导致农作物硒含量亦高。硒过量，主要表现为头发变干、变脆、易断裂及脱落，眉毛、胡须及腋毛也有类似变化，并有肢端麻木、指甲变形、偏瘫，严重时可致死亡。

硒营养状况评估，可测定血小板硒、血浆硒、红细胞硒，分别反映最近期、近期和稍远期膳食硒摄取情况；发硒和指（趾）甲硒反映较远期硒状态。测定体内硒含量包括非功能硒，是粗略的硒营养状态估计值。GSH-Px作为硒在体内活性的评价指标已广泛应用，血小板、血浆、红细胞GSH-Px活性分别代表最近期、近期和稍远期的硒状态变化。但酶活性指标仅适用于低于或达到正常硒水平的人群，不适用于高硒状态。头发脱落和指甲变形可作为硒中毒的临床指标。

4. 膳食参考摄入量及食物来源

中国DRIs（2013）修订硒的膳食参考摄入量（RNI）为60μg/d（18岁以上），老年人不变，孕妇和乳母分别在成人基础上每天增加5μg和18μg，安全摄入上限（UL）均400μg/d。动物的肝肾、肉类及海产品都是硒的良好食物来源，如鱼子酱、海参、牡蛎、蛤蜊和猪肾等。食物含硒量随地域不同而异，硒甲硫氨酸来自植物性食物，硒半胱氨酸来自动物性食物，动物性食物的硒含量受产地影响比植物性食物小。硒又分为植物活性硒和无机硒两种：无机硒多指亚硒酸钠和硒酸钠，有较大的毒性，且不易被吸收，不适合人和动物食用；植物活性硒通过生物转化与氨基酸结合而成，以硒甲硫氨酸形式存在，是人类和动物允许食用的硒源。

十一、铜（cuprum, Cu）

人体含铜总量为50～120mg，分布于全身各器官组织中，肝和脑中浓度最高，分别占总体铜的 15% 和 10%。肌肉中浓度较低，但含量占总体铜的 40%。红细胞铜多存在于铜-锌超氧化物歧化酶中，血浆中铜绝大部分与铜蓝蛋白结合。肝与脾是铜的贮存器官，婴幼儿肝脾铜总量相对较成人高。血清铜水平为 10～24μmol/L。

1. 铜的生理作用

铜在人体组织中大多以有机复合物形式存在，很多是金属蛋白，以酶的形式发挥功能。已知 10 余种含铜酶，都属氧化酶，如铜蓝蛋白、细胞色素氧化酶、过氧化物歧化酶、酪氨酸酶、多巴-β-羟化酶、赖氨酰氧化酶等。

（1）参与铁代谢，维持正常造血功能。铜参与铁代谢和红细胞生成。亚铁氧化酶 I（铜蓝蛋白）和亚铁氧化酶 II 催化 Fe^{2+} 氧化为 Fe^{3+}，对形成运铁蛋白有重要作用。铜蓝蛋白和细胞色素氧化酶共同促进血红蛋白的合成。

（2）促进结缔组织形成，促进蛋白交联。铜主要通过赖氨酰氧化酶促进结缔组织中胶原蛋白和弹性蛋白的交联。铜缺乏时，交联难以形成，影响胶原结构，导致骨骼、皮肤、血管结构改变，且易出现骨骼脆性增加、血管张力减低、皮肤弹性减弱等相应改变。

（3）超氧化物转化。铜可保护细胞免受超氧阴离子的损伤；铜蓝蛋白可清除自由基，并保护不饱和脂肪酸。铜是超氧化物歧化酶（superoxide dismutase，SOD）的成分，脑铜蛋白（cerebrocuprein）、红细胞铜蛋白（erythrocuprein）和肝铜蛋白（hepatocuprein）等具有 SOD 活力，可催化超氧离子成为氧和过氧化氢。

（4）其他功能：通过含铜酶参与维持中枢神经系统正常功能、促进黑色素形成及维护毛发正常结构。多巴胺-β-羟化酶、酪氨酸酶等含铜酶与儿茶酚胺生物合成、中枢神经系统正常功能、酪氨酸转化为多巴及黑色素都有关。

2. 铜的吸收与代谢

铜吸收部位主要在胃和小肠上部，吸收率约 40%，某些饮食成分如锌、铁、钼、维生素 C、蔗糖及果糖含量较高时，可干扰铜吸收。吸收后的铜，被运至肝和骨骼等脏器与组织，用以合成铜蓝蛋白和含铜酶。铜由铜蓝蛋白进行转运，谷胱甘肽可加速此过程。机体以金属硫蛋白络合物形式，贮存过多的铜。胆汁排泄调节着体内的铜平衡。铜非体内的贮存金属，正常人每天通过粪、尿和汗排出铜。

3. 铜的缺乏、过量与营养评估

（1）铜缺乏。铜缺乏可发生不同程度的贫血，并伴其他症状，如血清铜、血浆铜蓝蛋白浓度、血浆铁清除率及红细胞铁吸收降低。铜的食物来源丰富，通常不缺乏。在某些情况下，如中长期肠外营养、消化系统功能失调、有腹泻和小肠吸收不良等症状，以及人工喂养的早产儿，可发生铜缺乏。主要表现为皮肤、毛发脱色，精神性运动障碍，血管张力减退，红细胞形成受抑，骨质疏松等。

铜缺乏还可降低细胞呼吸和氧化磷酸化作用，使细胞活性降低。Cu/Zn SOD 减少，使细胞周边不饱和脂类被氧化,增加细胞膜脆性,缩短红细胞寿命。铜缺乏还可致低血色素性小细胞性贫血。

(2)铜过量。过量铜摄入常发生于误服大量铜盐,摄取与铜容器长时间接触的食物及饮料。常发生急性中毒,可致恶心、呕吐、上腹疼痛、腹泻及头痛、眩晕等,严重者可致昏迷。大量食用含铜丰富的食物,如牡蛎、动物肝、蘑菇等,摄取量可达 2~5mg/d,但未见有慢性中毒的征象。

(3)先天性疾病。先天遗传性缺陷如 Menke 综合征和肝豆状核变性均为先天性铜代谢紊乱。一旦确诊,Menke 综合征需补铜,肝豆状核变性则须尽量减少铜摄入和增加铜排泄。

(4)铜营养状况。尚无简单指标足以评估。严重缺乏时可用血清或血浆铜、铜蓝蛋白水平、红细胞 SOD 活性、贫血、中性粒细胞等指标,结合多项指标,综合评估铜营养状况。

4. 膳食参考供给量与食物来源

中国 DRIs(2013)修订铜的膳食参考摄入量(RNI)为 0.8mg/d(18岁以上),老年人不变,孕妇和乳母分别在成人基础上每天增加 0.1mg 和 0.6mg,安全摄入上限(UL)均 8mg/d。常用食物均含铜,含铜丰富的食物有贝类、动物肝肾、鱼类、坚果及干豆类,牡蛎含量特别高,植物性食物含铜量取决于其生长土壤的含铜量。绿叶蔬菜、牛奶含铜量低。

十二、氟(fluorine,F)

氟是非金属元素。人体含氟 2~3g,90% 分布在骨骼、牙齿中。人体摄入的氟来自食物、空气、水,而食物及水的氟含量又与土壤及氟污染密切相关。

1. 氟的生理功能

(1)牙齿的重要成分。氟被牙釉质中的羟磷灰石吸附后,在牙齿表面形成抗酸性腐蚀的氟磷灰石保护层,有防止龋齿的作用。氟还可直接作用于致龋齿的微生物。

(2)促进骨钙磷代谢。氟能与骨盐结晶表面的离子进行交换,形成氟磷灰石而成为骨盐的组成部分。适量的氟有利于钙磷的利用及在骨骼中的沉积,可加速骨骼生长,有一定的预防骨质疏松作用。

2. 氟的吸收与代谢

氟主要在胃吸收,维生素 D、钙可抑制其吸收,低脂饮食也可使氟吸收减少。氟吸收后进入血液,分布到全身;血浆中的氟与钙化的组织形成复合物;氟与骨骼形成可逆的螯合代谢池。肾是氟排泄的主要途径,肾对氟的清除率与尿液 pH 有直接关系,也与尿流速有关;影响尿液 pH 的因素能影响氟的吸收量。饮食中的蛋白质和维生素 C 可促进排氟。

3. 氟的缺乏、过量及营养评估

水氟含量低地区龋齿发病率增高,缺氟还可致老年人骨质疏松发病增加。摄入过量则可致氟中毒,最灵敏部位为牙齿,可出现氟斑牙,严重者发展成氟骨症,表现为腰腿及全身

关节疼痛、活动受限、骨骼变形甚至瘫痪。此外，还可致机体不同程度的代谢异常。

4. 膳食参考摄入量及食物来源

中国 DRIs（2013）修订氟的膳食参考摄入量（AI）为 1.5mg/d（18岁以上），老年人、孕乳母不变；安全摄入上限（UL）均为 3.5mg/d。通常而言，动物性食物中氟含量高于植物性食物，海洋动物氟含量高于淡水及陆地动物；鱼和茶叶中氟含量较高；除饮水、食物之外，牙膏等添加氟产品的误食也可致氟摄取过量。

十三、锰（manganese，Mn）

人体内锰含量 200～400μmol，分布在全身各种组织和体液中。骨、肝、胰及肾中锰浓度较高；脑、心、肺和肌肉中锰浓度较低；全血和血清锰浓度分别为 200nmol/L 和 20nmol/L，线粒体中锰浓度高于胞质和其他细胞器中的浓度，故线粒体多的组织锰浓度较高。

1. 锰的生理功能

锰在体内一部分作为金属酶的组成成分，一部分作为酶的激活剂起作用。Mn^{2+} 是锰在生物系统中的主要形式，含锰酶和某些由锰激活的酶中大多是 Mn^{2+}；Mn-SOD 中的锰为 Mn^{3+}，Mn^{3+} 还是锰与运铁蛋白结合的形式。

锰是精氨酸酶组成成分，也是羧化酶激活剂。参与体内脂类、碳水化合物代谢，也是蛋白质、DNA 与 RNA 合成所必需的物质。锰还是 Mn-SOD 重要成分。许多被锰激活的酶类，如脱羧酶、羧化酶及转化酮类，属非金属特异性的酶。在锰缺乏时，Mg^{2+} 可替代 Mn^{2+} 起作用。但转葡萄糖苷酶、磷酸烯醇丙酮酸羧基激酶和木糖转移酶特异性由锰激活，在骨骼形成中起重要作用。

2. 锰的吸收与代谢

食物中的锰在小肠吸收，受膳食中植酸盐、食物纤维、铁、钙、磷等抑制，吸收率多在 2%～15%，少数达 25%。铁缺乏时锰吸收率增高，反之当锰缺乏时，铁吸收率也增加。锰在体内维持内稳态的机制可能是通过控制锰的吸收。被吸收的锰经门静脉转运到肝，大部分被肝截留，小部分进入体循环被氧化成 Mn^{2+} 与运铁蛋白结合。吸收的锰 90% 以上从肠排出体外，尿中排出较少。锰在体内的半衰期为 312d。锰排出不受膳食锰含量和机体锰营养状况影响。

3. 锰的缺乏、过量及营养评估

锰缺乏或过量都可影响大脑功能。锰缺乏可致动物肝微粒体中脂类过氧化物增高、生长停滞、骨骼畸形、生殖功能紊乱、抽搐及运动失调。人类缺锰有类似症状及严重的低胆固醇血症、体重减轻、头发和指甲生长缓慢等。锰摄入过多可致锰中毒，损害中枢神经系统，严重时出现重度精神病症状，包括高激惹性、暴力行为和幻觉，称为锰狂症，进一步发展可致锥体外系永久性损害。多因接触锰含量过高空气所致。

目前尚无可靠生物学指标进行营养评价。尿锰排出量不能反映锰摄入量。锰中毒者脑磁共振成像（MRI）呈现明显异常，具有特异性，可用于鉴别诊断。

4. 膳食参考摄入量及食物来源

中国 DRIs（2013）修订锰的膳食参考摄入量（AI）为 4.5mg/d（18 岁以上），老年人不变，孕妇和乳母分别在成人基础上每天增加 0.4mg 和 0.3mg，安全摄入上限（UL）均为 11mg/d。锰的食物来源，谷类、坚果、叶菜类富含锰；茶叶内锰含量最丰富；精制的谷类、肉、鱼、奶类中锰含量比较少。动物性食物虽然锰含量不高，但吸收和存留较高，仍不失锰的良好来源。

十四、钼（molybdenum，Mo）

钼是人体及动植物必需的微量元素，人体含量约 9mg，以肝、肾含量最高。

1. 钼的生理功能

（1）促进植物成熟。钼是植物体内固氮菌中钼黄素蛋白酶及硝酸还原酶的主要成分之一，可激发磷酸酶活性，促进作物内糖和淀粉的合成与输送，利于作物早熟。

（2）动物体内金属酶的辅基。钼是动物体内 3 种含钼酶黄嘌呤氧化酶、醛氧化酶、亚硫酸肝素氧化酶的辅基，催化底物的羟化反应。黄嘌呤氧化酶催化次黄嘌呤转化为黄嘌呤及黄嘌呤转化为尿酸的反应，催化肝铁蛋白中铁释放，加速铁进入血浆，与 β-球蛋白形成运铁蛋白，使其顺利转运至肝、骨髓和其他细胞。醛氧化酶催化各种嘧啶、嘌呤、蝶啶及有关化合物的氧化和解毒；亚硫酸盐氧化酶催化亚硫酸盐转化为硫酸盐的反应。

（3）钼具有增强氟作用的功能。

（4）钼在人体内与铜、铁有拮抗和互相置换作用。

2. 钼的吸收与代谢

膳食中的钼在消化道吸收迅速，10min 后即可经肠壁进入血液，80% 与血清结合，大部分被肝、肾摄取。人体主要以钼盐形式从肾脏排出，并通过肾脏排泄来调节和维持体内的钼平衡。体内含硫氨基酸的硫酸根（SO_4^{2-}）不仅可与钼形成硫酸钼而影响其吸收，还可抑制肾小管对钼的重吸收，使其从肾脏排泄增加。

3. 钼的缺乏、过量及营养评估

钼缺乏主要见于遗传性钼代谢缺陷，偶见长期全肠道外营养支持者。钼缺乏会导致龋齿、生长发育迟缓甚至死亡，尿中黄嘌呤、次黄嘌呤排泄增加等。钼本身毒性极低，但过量摄入，可导致能量代谢过程出现障碍，心肌缺氧而灶性坏死，易发肾结石和尿道结石，增加缺铁性贫血、痛风、全身性动脉硬化的发病率。

钼营养状况的评估指标，多检测血液黄嘌呤氧化酶水平，采用负荷试验：给予受试者一定剂量的一磷酸腺苷（adenosine monophosphate，AMP），然后根据其尿中的代谢产物数量，推测黄嘌呤氧化酶的活性。血钼和尿钼浓度可以反映机体摄取钼的情况，但个体间差异大，迄今尚未确定其正常值范围。

4. 膳食参考摄入量及食物来源

中国 DRIs（2013）修订钼的膳食参考摄入量（RNI）为 100μg/d（18 岁以上），老年人不变，孕妇和乳母分别在成人基础上每天增加 10μg 和 3μg，安全摄入上限（UL）均为 900μg/d。钼广泛分布于各种食物中，动物肝、肾中含量最丰富，谷类、奶制品和干豆类是其良好来源。蔬菜、水果和鱼类中钼含量较低。

十五、铬（chromium，Cr）

铬是人体必需微量元素之一，体内含量为 5～10mg，随年龄增长而逐渐减少。

1. 铬的生理功能

铬是葡萄糖耐量因子（GTF）的重要组分，可促进胰岛素在体内充分发挥作用，进而促进碳水化合物、蛋白质及脂类的代谢，增强葡萄糖的利用，使葡萄糖转变为脂肪；促进蛋白质代谢和生长发育；铬有利于血清胆固醇的内环境稳定，可降低血清总胆固醇，提升 HDL-C 浓度。

2. 铬的吸收与代谢

无机铬吸收率很低，通常小于 3%；有机铬较无机铬易于吸收，如啤酒酵母中的"葡萄糖耐量因子"（GTF），其吸收率可提高至 10%～25%。膳食中某些因素可影响铬的吸收率，如植酸盐、高浓度单糖与双糖不利于铬吸收；维生素 C、低浓度草酸盐促进铬吸收。铬在小肠内吸收，锌、铁、钒与铬存在竞争性吸收。铬代谢后主要由肾脏排出，少量经胆汁从肠道或者经皮肤、汗腺排泄。在机体处于应激状态时，铬的排出量可显著增加。

3. 铬缺乏、过量及营养评估

铬摄取不足、应激导致铬排出增加，长期接受肠外营养而未补充铬等都可造成铬的缺乏，出现体重下降、外周神经炎、生长迟缓、葡萄糖耐量损害及糖代谢失调及相关症状。有研究发现，青少年时期长期摄取精致谷类造成的缺铬，可引起眼睛晶体渗透压的变化，使晶状体变凸，屈光度增加而产生近视。高铬酵母可改善葡萄糖耐量，改善糖代谢，对非胰岛素依赖型的糖尿病等患者有效。铬的过量及毒性，与铬存在的价态有极大关系，Cr^{3+} 对人体有益，Cr^{6+} 是有毒的，六价铬毒性比三价铬高。食物中大多为 Cr^{3+}，吸收率低，摄食过量很罕见；职业性接触铬盐等可造成摄取过量及中毒，表现为皮肤溃疡（铬疮）、皮炎、湿疹、铬性鼻炎，严重时还会影响眼、耳、胃肠道，出现全身中毒等症状。

铬的营养状况，目前暂无推荐的评估指标，多依靠铬摄入量调查、病史及临床表现。血铬浓度低，且与组织中铬含量不处于平衡状态。尿铬波动大，与糖代谢密切相关。在控制良好的实验条件下，发铬可较好地反映人体铬状况。铬干预研究及代谢平衡研究中，常收集 24h 尿液测其含铬总量，可反映机体在一段时间内对铬的吸收、保留和排泄状况，但不作为营养评估指标。

4. 膳食参考摄入量及食物来源

中国DRIs（2013）修订铬的膳食参考摄入量（AI）为30μg/d（18岁以上），老年人不变，孕早、中、晚期和乳母分别在成人基础上每天增加1μg、4μg、6μg和7μg。铬的良好食物来源有肉类、整粒谷物、豆类、乳类，其中啤酒酵母、动物肝含量高，且铬的活性也强，蔬菜、水果含量低。粮食精制加工后，铬含量明显降低。

十六、钴（cobalt，Co）

钴是中等活泼的金属元素，有Co^{2+}和Co^{3+}两种化合物。人体内含钴$1.0 \sim 1.5mg$，14%分布于骨骼，43%分布于肌肉组织，余则分布在其他软组织中。血液钴为$80 \sim 300pg/mL$，血浆为$60 \sim 80pg/mL$。人体内的钴，仅10%是以维生素形式存在。

1. 钴的生理功能

钴是维生素B_{12}组成成分，反刍动物可利用饲料中的钴，在肠道微生物的作用下合成维生素B_{12}。人和单胃动物不能合成。钴元素可刺激人体骨髓的造血系统，促进血红蛋白的合成及红细胞数目的增加，其机制为：①通过产生红细胞生成素刺激造血，钴元素可抑制细胞内呼吸酶，使组织缺氧而反馈刺激红细胞生成素产生；②对铁代谢的作用，钴元素可促进肠黏膜对铁的吸收，加速贮存铁进入骨髓；③通过维生素B_{12}参与核糖核酸及造血物质的代谢，作用于造血过程；④促进脾脏释放红细胞。此外，钴还影响体内甲状腺代谢，甲状腺功能紊乱与碘和钴含量较低及比值不合适有关。

2. 钴的吸收与代谢

钴主要有消化道和呼吸道吸收。经口摄入的钴在小肠上部被吸收，并部分与铁共用一个运载通道，在血浆中的无机钴附着在白蛋白上。钴的吸收率可达到63%～93%。经口摄入的钴，80%可在48h内由肠道排出；而静脉注射的钴，75%可在1周内由肾脏排出，少部分由肠、汗、头发等途径排出。钴在人体内含量不随年龄增加而增多或减少，体内不蓄积。铁缺乏时可促进钴的吸收。

3. 钴的缺乏、过量、营养评估及食物来源

迄今尚未发现人体缺钴现象，目前暂无膳食参考摄入量推荐。

反刍动物摄入过量钴可致食欲减退，体重下降，贫血，以至死亡。人畜甲状腺肿发病率，与水、土壤、食物中钴含量呈负相关。有种贫血用叶酸、铁、维生素B_{12}治疗皆无效，曾用大剂量钴盐治疗，但大量应用可出现致毒性反应，包括甲状腺增生、黏液水肿和充血性心力衰竭。一些职业接触钴尘等人群，还可出现"硬金属病"、刺激性皮炎、吸入性化学性胃炎等。

钴营养评估：因机体基本不贮存，可测尿钴了解近期内钴摄入情况。尿钴含量为$16.6nmol/L$（$0.98μg/L$）。

钴在动物肝、肾、海产品及绿叶蔬菜中含量较高，乳制品和精制谷类食品中的含量较低。

人类需要的活性型钴（维生素 B_{12}）主要存在于动物性食品中。

第八节 水

水，是维持生命活动不可缺少的营养素之一，也是人体成分中含量最多的一种。人体内水含量因年龄、性别、体型、职业不同而不同：胎儿 >90%，婴儿约 75%，成人 55%～65%，女性含水量小于男性，运动员含水量大于普通人。人体含水量随年龄递增而下降，随脂肪含量的增多而减少。水广泛分布于人体细胞内、外液和各种组织中，不同组织和器官的含水量亦有较大差异，血液最多，依次为肾、心、肺、脾、肌肉、脑、肠、皮肤、肝和骨骼，脂肪含水最少。

一、水的平衡

1. 水的吸收与代谢

水的吸收主要场所在小肠，小肠对水的吸收主要取决于渗透压的差异。当小肠吸收所消化的固体食物后导致肠壁的渗透压增高，就会促进小肠对水的吸收；当体内缺水导致组织细胞水分含量降低，渗透压增加时，也可使水的吸收增加。此外，水亦可伴随钠离子和其他物质的主动转运过程被人体吸收。

体内水排出的途径有：①约 50% 经肾脏以尿液的形式排出；②约 30% 经皮肤以汗液的形式排出；③约 15% 经呼吸道排出；④约 5% 经肠道与粪便一起排出。

正常情况下，人体对水的吸收与排出保持相对平衡状态，从肾小球滤出的水大部分可被重吸收，仅小部分生成尿液排出体外。运动和环境温度较高时，人体通过皮肤蒸发而排出的水增加。腹泻时，通过粪便排出的水增加。

2. 水平衡的调节

人体每日都会丢失一部分水，并通过饮水、摄入食物来补充水，以维持体内水平衡或称为体液平衡（body fluid equilibrium）。体内水的正常平衡受口渴中枢、垂体分泌的抗利尿激素及肾脏调节。口渴中枢是调节体内水来源的重要环节，当血浆渗透压过高时，可引起口渴中枢神经核兴奋，激发饮水行为。抗利尿激素可通过改变肾脏远端小管和集合小管对水的通透性，影响水分的重吸收而调节水的排出，其分泌也受血浆渗透压、循环血量和血压等调节。肾脏则是水分排出的主要器官，通过排尿多少和对尿液的稀释和浓缩功能，调节体内水平衡。

二、水的生理作用

水是组成体液的主要成分，体内水的平衡对于体温调节，将营养素或激素输送到各个细胞，将废物由细胞中带出以及润滑和催化生理化学反应，具有重要的意义。

1. 人体的基本组成成分

水是维持生命、保持细胞和组织的正常外形、构成各种体液所必需的物质。蛋白胶体中的水直接参与构成细胞和组织，这种结合水还可使组织具有一定的形态、硬度和弹性。

2. 参与体内物质运输与代谢

（1）水具有很强的溶解性，各种水溶性有机物和无机物溶于其中，某些低水溶性甚至非水溶性物质如蛋白质和脂肪等也能在适当条件下分散于水中，形成乳浊液或胶体溶液。

（2）水的流动性很强，可作为体内许多物质的载体，尤其对于各种营养素的吸收与转运、气体的运输与交换以及代谢产物的运输和排泄等有重要的作用。

（3）水不仅作为多种物质的溶媒和体内许多生化反应的媒介，参与细胞代谢，也可作为反应物参与体内的许多生化反应，并参与构成细胞赖以生存的外环境条件。

3. 调节体温

水的比热高，代谢过程中产生的热能大多可被水吸收，有利于维持体温的恒定。水的蒸发热大，通过出汗可散发体内贮存的热量。水的导热性强，可使体内各组织器官间的温度趋于一致。

4. 润滑作用

水的黏度小，可对体内许多重要的易摩擦部位起到良好的滑润作用，以减少磨损，如关节腔内的润滑液可减少关节转动时的摩擦，唾液能使食物便于吞咽，韧带、肌肉、被膜等组织器官的活动等也都常以水作为润滑剂。水可维持腺体组织和细胞的正常分泌，保持肌肤柔软及适当的弹性。此外，水还可以起到滋润机体组织细胞，使其保持湿润状态的作用。

5. 维持良好的消化吸收功能

食物进入胃肠道，必须依靠消化道器官分泌的消化液（含水90%）进行消化，包括唾液、胃液、肠液、胰液和胆汁。

三、人体水的来源及需水量

（一）人体水的来源

人体水的来源主要有3个途径：饮用水、食物内含水、体内物质代谢生成的水。

1. 饮用水

饮用水包括各种饮料，通常占人体需水量的50%以上。饮用水除经过滤、消毒等处理的自来水（即管道水或管网水）、泉水和井水外，还包括市售包装的纯净水和矿泉水，前者指使用蒸馏、过滤（超滤、反渗透、离子交换）等技术生产的纯度较高（即杂质和微生物含量控制在极低水平）的水，后者指天然形成的、含某些矿物质较多的泉水。酒精性饮料、茶以及咖啡等，也是饮用水来源之一，但这些饮料具有利尿剂的作用，可促进水从肾排出。

2. 食物水

各类食物均含有一定量的水,无论以结晶水或结合水形式存在,都可被人体吸收利用,加之食物加工过程中,可有水、液体调料等的添加,故通过摄食而摄取水分也是人体所需水的主要来源,约占30%~40%。

3. 代谢水

蛋白质、脂类和碳水化合物等物质在体内氧化可生成一定量的水,如100g碳水化合物、蛋白质、脂肪在体内完全氧化可分别产生60g、41g和107g代谢水;但脂肪和蛋白质氧化过程、蛋白质脱氨等反应都须有水参加,脂肪氧化的增强还可增加肺呼吸的排水量。通常,人体所需水分约10%来自代谢水。

(二)人体水的需要量

人体对水的需求受年龄、体力活动、环境温度、膳食、疾病和损伤等多方面的影响。一般情况下人体最低需水量是1500mL/d;按能量计是每天0.24~0.36mL/kJ(即1~1.5mL/kcal)。随年龄增长,水的相对需要量(即每公斤体重的需水量)下降。随着体力活动的增加或环境温度的升高,经汗液蒸发和呼吸排出的水分也相应增加,需水量增加。高蛋白膳食可增加尿氮的排出,排尿量也相应增加,需水量增加,尤其是摄食高蛋白饮食的婴儿。长期腹泻、连续呕吐以及高热等均可导致水的大量丢失。充血性心脏病、肝硬化和肾炎等疾病可致体内水钠潴留,容易发生水肿。烧伤和手术等引起的损伤可导致大量失水,如不及时予以补充,可引发一系列严重的病变,甚至导致死亡。

中国DRIs(2013)修订水的膳食参考摄入量(AI):温和气候条件下生活的轻体力活动的成年人饮水量为1.7L/d(男)、1.5L/d(女),老年人不变,孕妇和乳母则分别在成人基础上每天增加0.2L和0.6L。同时规定总摄水量为3.0L/d(男)、2.7L/d(女),老年人不变,孕妇和乳母则分别在成人基础上每天增加0.3L和1.1L。

《中国居民膳食指南2016》建议每日最少饮水1500mL(约7~8杯)。

四、水缺乏与水过量

(一)水缺乏

水摄入不足或因腹泻、呕吐、排汗过多或发热等造成机体水丢失增加,均可导致机体发生水缺乏,重者可导致脱水(dehydration)。

缺水或长期饮水不足造成的脱水对人体健康有严重的危害。缺水比饥饿更难维持生命,饥饿时消耗体内绝大部分的脂肪和一半以上的蛋白质仍可生存,但人体失水达体重2%时,就会感到口渴和尿少;达体重6%时,就会全身乏力、抑郁、无尿;失水达体重10%,则可导致严重的代谢紊乱,出现烦躁不安、眼球内陷、皮肤失去弹性、全身乏力、体温升高、脉搏加快和血压下降;一旦失水超过体重20%就会导致死亡。高温季节的缺水比低温时的后果更加严重。

根据水和电解质丢失的比例不同,可将脱水分为3种类型:

1. 高渗性脱水

高渗性脱水的特点是以水丢失为主，电解质丢失相对较少。当失水量占体重2%～4%时，为轻度脱水，表现为口渴、尿少、尿比重增高及工作效率降低等；失水量占体重4%～8%时，为中度脱水，除上述症状外，可出现皮肤干燥、口舌干裂、声音嘶哑及全身软弱无力等表现；失水量超过体重8%时，为重度脱水，可出现皮肤黏膜干燥、高热、烦躁、精神恍惚等，严重者可危及生命。

2. 低渗性脱水

低渗性脱水的特点是以电解质丢失为主、水丢失较少，表现为循环血量下降，血浆蛋白质浓度升高，细胞外液低渗，可引起脑细胞水肿，肌肉细胞内水过多并导致肌肉痉挛。早期多尿，晚期少尿甚至无尿，尿比重低，尿Na^+和Cl^-降低或缺乏。

3. 等渗性脱水

等渗性脱水的特点是水和电解质按比例丢失，体液渗透压不变，临床较常见。表现为细胞外液减少，细胞内液不减少，血浆Na^+浓度正常，兼有上述两型脱水的特点，有口渴和少尿表现。

（二）水过量或水中毒

大量饮水而电解质摄入不足或者水在体内的异常滞留与分布，可能会导致水分过多症（overhydration）或水中毒（water intoxication）。

若人体水的摄入量超过排出量，就可出现体内水分潴留过多，细胞外液低渗；一旦超出机体的代谢能力，就可致细胞内水含量过多（细胞水肿）而引起细胞功能紊乱和体内电解质紊乱。表现为头昏眼花、虚弱无力、心跳加快等症状，当大脑细胞发生水肿时可出现痉挛、意识障碍和昏迷，严重时甚至可危及生命。但正常情况下，水的摄入和排出受中枢神经系统控制，可通过多种途径来调节体液平衡，故正常人一般不会出现水过量和水中毒。水过量和水中毒主要见于患某些疾病（如肾、肝、心脏疾病）时。此外，在严重脱水后，如补水方法不当（如短时大量补淡水或低渗液），也可能发生水过量和水中毒。

第九节 植物化学物

植物化学物（phytochemical），原为植物学家对所有植物生物活性物质的统称。近年来，随着营养学的发展及各种新技术、新方法的涌现，泛指一大类植物来源的、具有潜在调节人体代谢功能活性的、维持和促进人体健康及预防疾病作用的，不同于碳水化合物、蛋白质、脂类、矿物质、维生素和膳食纤维的化学物质。每一种植物性食品中含有不同种类和数量的植物化学物，各种植物化学物的生物活性也不相同。

植物化学物多为植物的次级代谢产物（secondary metabolites），与初级代谢产物（碳水化合物、蛋白质、脂肪）相比，植物的次级代谢产物种类繁多，数量极微。植物次级代谢产物主要是植物为维持其与周围环境相互作用的低分子量生物活性分子，对植物本身具有多种功能，如保护其不受杂草、昆虫以及微生物的侵害，或者作为植物生长调节剂或植物色素。人类对植物次级代谢产物的认识，从有害的天然毒素，奇妙的药理作用，到如今对健康既有益又有害的双重作用，仍在不断拓展中。

一、植物化学物的分类

天然植物中已被分离出数以万计的化学物质，随着分离技术的不断发展，还会有更多的物质被发现。至今，对植物化学物分类尚无统一标准。表1-19为常见的植物化学物种类、分布及已知的主要生物学作用。

表1-19 植物化学物种类及其在植物性食物中的分布

植物化学物	分布	生物学作用									
		A	B	C	D	E	F	G	H	I	J
类胡萝卜素	红色、黄色蔬菜和水果	○		○		○			○		
植物固醇	植物的种子及其油料	○							○		
皂苷	豆科植物	○	○			○			○		
芥子油苷	十字花科植物	○							○		
多酚	蔬菜、水果及整粒的谷物	○	○	○	○	○	○			○	
蛋白酶抑制剂	所有植物、特别是豆类、谷类的种子	○		○							
单萜类	调料类植物（薄荷、葛缕子种子、柑橘油）	○	○								
植物雌激素	大豆、大豆制品、亚麻种子	○		○							
硫化物	大蒜及其他球根状植物	○		○		○	○	○	○		○
植酸	谷物、粮食食物	○		○					○		

注：A=抗癌作用　B=抗过敏作用　C=抗氧化作用　D=抗血栓作用　E=抑制炎症过程　F=免疫调节作用　G=影响血压　H=降低胆固醇　I=调节血糖作用　J=促进消化作用

（一）类胡萝卜素（carotenoids）

类胡萝卜素是水果和蔬菜中广泛存在的植物次级代谢产物，其主要功能之一是使植物呈现红色或黄色。通常根据极性基团的存在与否将类胡萝卜素分成无氧（oxygen-free）和含氧（oxygen-containing，如叶黄素）两种类型。在自然界存在的700多种天然类胡萝卜素中，对人体有营养意义的有40～50种。根据个人膳食特点，人类血清中含有不同比例的类胡萝卜素，主要以无氧型类胡萝卜素的形式存在，如 α-胡萝卜素和 β-胡萝卜素和番茄红素；有氧型的叶黄素，如黄体素（lutein）、玉米黄素和 β-隐黄素仅有少量存在；其中，血清 β-胡萝卜素占总类胡萝卜素含量的15%～30%。无氧型和有氧型类胡萝卜素对热的稳定性表现不同，如 β-胡萝卜素是热稳定型，而叶黄素则对热敏感。人体每天摄入的类胡萝卜素大约为6mg。

（二）植物固醇（phytosterols）

又称植物甾醇，主要存在于植物的种子及其油料中，如 β-谷固醇（β-sitosterol）、豆固醇（stigmasterol）和菜油固醇（campesterol）。从化学结构来看，植物固醇与胆固醇的区别是前者多了一个侧链。人类每天从膳食摄入的植物固醇约 150～400mg，仅能吸收 5% 左右，影响吸收率的原因尚不清楚。植物固醇有降低胆固醇的作用，其机制主要是抑制胆固醇的吸收。

（三）皂苷（saponin）

皂苷是一类具有苦味的化合物，可与蛋白质和脂类结合（如胆固醇形成复合物），在豆科植物中皂苷含量特别丰富。根据膳食习惯，人类日均从膳食中摄入的皂苷约 10～200mg。皂苷具有溶血的特性，以前一直被认为对健康不利，人群试验却未能得到证实。一些国家已批准将某些种类的皂苷作为食品添加剂用于饮料，如美国和加拿大将其作为泡沫稳定剂用于啤酒，英国用于无酒精饮料（soft drink）。

（四）芥子油苷（glucosinolates）

芥子油苷存在于所有十字花科植物中，其降解产物具有典型的芥末、辣根和花椰菜的味道。借助植物中存在的特殊酶，即葡糖硫苷酶（glucosinolase）的作用，植物组织的机械性损伤可将芥子油苷转变为具有实际活性的物质，即异硫氰酸盐（isothiocyanates）、硫氰酸盐（thiocyanate）和吲哚（indole）。当白菜加热时，其中的芥子油苷含量可减少 30%～60%。人类每日从膳食中摄入芥子油苷的量约 10～50mg，素食者可高达 110mg。芥子油苷的代谢产物，如硫氰酸盐可在小肠完全吸收。

（五）多酚（polyphenols）

多酚是所有酚类衍生物的总称，主要为酚酸（包括羟基肉桂酸）和类黄酮，后者主要存在于水果和蔬菜的外层（黄酮醇）及整粒的谷物中（木聚素，lignans）。新鲜蔬菜中的多酚可高达 0.1%，例如莴苣外面的绿叶中多酚含量特别高。绿叶蔬菜中类黄酮的含量随着蔬菜的成熟而增高。露天栽培蔬菜中类黄酮明显高于大棚栽培。最常见的类黄酮是槲皮素（quercetin）。

（六）蛋白酶抑制剂（protease inhibitors）

在所有植物，特别是豆类、谷类等种子中含量较高。哺乳动物肠道中摄入的蛋白酶抑制剂主要阻碍内源性蛋白酶（如胰蛋白酶）的活性，即与蛋白酶形成复合物，阻断酶的催化位点，从而竞争性抑制蛋白酶。人类日均摄入胰蛋白酶抑制剂约 295mg，而以蔬菜、豆类和粮谷类为主的素食者可能更多。所吸收的蛋白酶抑制剂能以生物活性形式在各组织中被检测出来，它们多具有抑制肿瘤生长和抗氧化的作用。

（七）单萜类（monoterpenoids）

单萜类，是由两个异戊二烯单元组成的萜类化合物（terpenoids），依据碳架特点可分为无环、单环及双环 3 种类型，广泛分布于高等植物的分泌组织中，其含氧衍生物（醇类、醛类、酮类）具有较强的香气和生物活性。如薄荷（peppermint）中的薄荷醇（menthol）、香菜种子（caraway seeds）中的香芹酮（carvone）、柑橘油（citrus oil）中的柠檬油精

(limonene)。单萜类物质的每日摄入量约为150mg。

(八)植物雌激素(phytoestrogen)

植物雌激素是指存在于植物中,可结合到哺乳动物体内雌激素受体上并发挥类似于内源性雌激素作用的成分。异黄酮(isoflavones)和木聚素在化学结构上均是多酚类物质,但也属于植物雌激素。异黄酮只存在于大豆及其制品中,木聚素在亚麻子(flax)和粮食制品中含量较高。虽然植物雌激素所显示出的作用只占人体雌激素作用的0.1%,但尿中植物雌激素的含量可比内源性雌激素高10~1000倍。依据机体内源性雌激素数量和含量的不同,植物雌激素可发挥雌激素和抗雌激素两种作用。

(九)硫化物(sulphide)

硫化物是指存在于大蒜和其他球根状植物中的全部有机硫化物。大蒜中的主要活性物质是氧化形式的二丙烯二硫化物(diallyl disulphide),亦称蒜素(allicin),蒜素中的基本物质是蒜苷(alliin)。当大蒜类植物结构受损时,蒜苷在蒜苷酶(allinase)的作用下形成蒜素。新鲜大蒜中蒜素含量可高达4g/kg,白菜中也含有硫化物,但由于缺少蒜苷酶而不能形成具有活性的硫化物代谢产物。

(十)植酸(phytic acid)

植酸又称磷酸酯,是天然存在于谷类和豆类食物中,富含磷的一种有机化合物。植酸主要存在于种子胚层和谷皮中。植酸的螯合能力较强,能降低某些矿物质的生物利用率。利用植酸与蛋白质结合的特性,可从天然植物中分离提取植酸。植酸在抗癌、抗氧化、调节免疫功能、抗血小板等方面的生物学活性已逐渐被证实。

除上述各种植物次级代谢产物外,还有不少植物化学物未归属到表1-19的分类中,例如植物凝血素(lectins)、葡萄糖二胺(glucarate)、苯酞(phthalide)、叶绿素(chlorophyll)和生育三烯酚类(tocotrienols)等。

二、植物化学物的体内代谢

摄入人体的植物化学物其代谢过程贯穿整个胃肠道,例如:①在口腔受口腔内微生物和唾液酶的作用;②在胃内受胃里的酸性环境影响;③在小肠或大肠的肠腔内受胰酶或微生物酶类的作用;④在跨细胞转运过程中受内源的Ⅰ、Ⅱ相酶作用;⑤在肝受肝的Ⅰ、Ⅱ相酶作用;⑥在体内各组织中受组织中的Ⅰ、Ⅱ相酶作用。不同的消化吸收场所对化学物的代谢有不同的作用,而植物化学物本身的生物学特征也在不断地发生变化。一般将植物化学物的代谢过程分为活性基团的改变,化合物部分或完全解体,化合物与其他基团结合等几个步骤。下面以多酚类化合物中的类黄酮为例,介绍植物化学物的代谢过程。

(一)类黄酮吸收

类黄酮有6个亚类:黄酮醇、黄酮、黄烷酮、异黄酮、黄烷醇和花色苷,这些物质结构相似，只是母环上活性基团的位置不同。类黄酮是否以原形吸收的问题尚存在争议。通常类黄酮是以糖基化的形式存在，而不同的糖基将直接影响其吸收。人体摄入槲皮素-3-葡萄糖苷（含单糖苷）和槲皮素-3-鼠李糖苷（含双糖苷）后，因为在小肠黏膜上存在槲皮素-3-葡萄糖苷的钠依赖葡萄糖转运蛋白（SGLT），前者可被迅速吸收并在血浆中保持较高的水平，而后者的吸收基本上由结肠内的菌群完成，从而减少了它的可吸收量。

（二）胃肠循环

类黄酮被小肠细胞吸收，在肝内进一步代谢。动物实验证实，类黄酮的代谢产物可经胆汁排出。Sfakiaos等人证实，将金雀异黄素注入实验动物肠道内4小时后，75%的金雀异黄素-7-葡萄糖苷进入胆汁。类黄酮代谢产物可在结肠微生物的催化下水解，释放出的苷元可重新被吸收。

（三）I相代谢

类黄酮经肠道吸收后进入I相和II相酶介导的代谢过程。羟基化和去甲基化反应是细胞色素P450单加氧酶系的主要作用形式，它们可能都参与类黄酮的代谢过程。研究结果表明，大多数膳食类黄酮在体内进行I相代谢变化不明显，可能是因为类黄酮反应位点上已存在羟基基团，使得II相结合反应更容易发生。

（四）II相代谢

类黄酮被吸收后主要进行结合反应（主要与葡萄糖醛酸和硫酸结合）。结合反应是解毒反应，它可减少活性羟基基团的数量，增加溶解度和分子量，从而使物质易于通过胆汁和尿液排出。

类黄酮结合反应可发生在酚类结构中的一个或多个位点上，但各个位点发生结合反应的难易程度不同。结合位点的不同可明显影响结合产物的生物活性。例如，结合反应发生在槲皮素B环上的儿茶酚基团可降低槲皮素的抗氧化能力；当异黄酮上能与雌激素α、β受体相结合的7-羟基基团发生结合反应时，则异黄酮与雌激素受体发生作用的能力明显降低。类黄酮的结合反应可能存在种属间的差异，如在动物体内（如大鼠）占主导地位的代谢途径（如槲皮素的甲基化反应），在人体内仅是一条次要的代谢途径。

（五）微生物代谢

肠道菌群在类黄酮的代谢过程中具有重要作用。微生物可利用其为自身提供能量，而其通过微生物的分解作用降低分子量后转入下一步代谢。胆汁的排出和胃肠循环确保了类黄酮能够持续受到肠道菌群的作用。Walle等人采用^{14}C标记槲皮素，口服72h后，81%的槲皮素被代谢为CO_2，只有2%～5%被排出到粪便中，3%～6%被排到尿液里。这表明槲皮素可在肠道细菌和组织的代谢作用下生成由各种代谢物组成的混合物。

三、植物化学物的生理功能

（一）抗癌作用

新鲜的蔬菜和水果，富含植物化学物，是全球公认的防癌推荐之一。约有30余种植物化学物可降低人群癌症发生率,并有实际意义。

致癌物如亚硝胺等,通常以未活化形式摄入体内。由Ⅰ相酶(依赖单加氧酶的细胞色素P450)介导内源性生物活化是致癌物与DNA相互作用产生遗传毒性的先决条件。而Ⅱ相酶谷胱甘肽-S-转移酶(glutathione S-transferase,GST)常是对已活化致癌物发挥减毒作用。植物化学物(如芥子油苷、多酚、单萜类、硫化物等)通过抑制Ⅰ相酶、诱导Ⅱ相酶而抑制致癌作用。某些酚酸(phenolic acid)与活化致癌剂结合并掩盖DNA与致癌剂结合位点,可抑制由DNA损伤所致的致癌作用。

(二)抗氧化作用

活性氧可损伤几乎所有的细胞成分,如蛋白质、酶、DNA、RNA等生物大分子及细胞器,甚至引起细胞的氧化应激损伤,导致细胞突变。许多与年龄相关的疾病,如心脏病和癌症都与过度的分子氧化有关。人体对这些活性物质的保护系统包括抗氧化酶系统(SOD、GSH-Px等)、内源性抗氧化物(尿酸、谷胱甘肽、α-硫辛酸、辅酶Q_{10}等)以及具有抗氧化活性的必需营养素(维生素E和维生素C等)。现已发现植物化学物,如类胡萝卜素、多酚、植物雌激素、蛋白酶抑制剂和硫化物等也具有明显的抗氧化作用。

植物性食物中的抗氧化物质有多种,研究发现多酚的抗氧化作用最强。例如血液中LDL-C浓度升高是动脉硬化症的主要原因,但LDL-C只有经氧化后才会引起动脉粥样硬化。有报道红葡萄酒中的多酚提取物以及黄酮醇在离体条件下与等量具有抗氧化作用的维生素相比,可更有效地保护LDL-C不被氧化。

活性氧在癌变的发生过程中起着重要作用,氧自由基可使细胞内的DNA、RNA、蛋白质等生物大分子发生氧化损伤,导致细胞突变和癌变发生。研究发现染料木黄酮(genistein),作为大豆异黄醇酮中的一种主要活性因子,可抑制促癌剂诱导的中性白细胞和HL-60细胞内过氧化氢(H_2O_2)的生成,染料木黄酮不仅本身有抗氧化作用,还可诱导机体器官或细胞的抗氧化酶活性(如CAT、SOD、GSH-Px等)增高,此抗氧化及诱导机体抗氧化酶活性升高作用可能是木黄酮抗癌的主要机制。

(三)免疫调节

免疫系统的主要功能是抵御病原体的入侵,对机体起一种屏障保护作用,包括对癌症及心血管病病理过程中的保护作用。适宜的营养是免疫系统维持正常功能的基础,如能量、脂肪及某些微量营养素的数量和质量。

已进行的有关多种类胡萝卜素对免疫系统次级作用的动物实验和干预性研究,其结果均表明类胡萝卜素对免疫功能有调节作用。但其他植物化学物对免疫系统功能的影响限于实验范围等,有待进一步深入研究。类黄酮离体研究结果表明其具有免疫抑制作用;皂苷、硫化物和植酸具有增强免疫功能的作用。因缺少人群研究,还不能准确地对植物化学物影响人体免疫功能的作用进行评价。

（四）抗微生物作用

某些食用性植物或调料植物可被用来处理感染的历史久远，随着磺胺及抗生素的发现以及它们成功的抗感染作用，使人们降低了从食物中寻找具有抗感染植物成分的兴趣。近年来，鉴于化学合成药物的不良反应，又重新掀起了从植物性食物中提取具有抗微生物作用成分的热潮。

早期研究证实球根状植物中的硫化物具有抗微生物作用；大蒜中的硫化物蒜素具有很强的抗微生物作用；芥子油苷的代谢物异硫氰酸盐和硫氰酸盐同样具有抗微生物活性。混合食用水芹、金莲花和辣根后泌尿道中芥子油苷的代谢物能够达到治疗尿路感染的有效浓度，但单独食用任一种则无如此满意的疗效。

（五）降胆固醇作用

动物实验和临床研究均发现，以皂苷、植物固醇、硫化物为代表的植物化学物具有降低血胆固醇水平的作用，血清胆固醇降低的程度与食物中的胆固醇和脂肪含量有关。如 β-谷固醇（β-sitosterol）治疗高胆固醇血症；生育三烯酚和硫化物可抑制羟甲基戊二酸单酰 CoA 还原酶（HMG-CoA），后者是肝中胆固醇代谢的关键酶；茄色素（nasunin）和吲哚-3-甲醇在动物实验中也有降胆固醇作用。上述都是单独食用植物化学物的某种单体的结果，而植物性食物中还存在诸如膳食纤维等其他的降胆固醇物质。

四、几种主要的植物化学物

植物固醇、番茄红素、叶黄素、原花青素、大豆异黄酮、花色苷、氨基葡萄糖、姜黄素，是 8 种在中国 DRIs（2013）上新增的植物化学物，有专为其制定的膳食参考摄入量——特定建议值（specific proposed levels，SPL），指导人们如何为维持健康而摄取这些必需营养素之外的食物成分，见表 1-20。

表 1-20　我国成人其他膳食成分特定建议值（SPL）和可耐受最高摄入量（UL）

其他膳食成分	SPL	UL
膳食纤维（g/d）	25（AI）	—①
植物固醇（g/d）	0.9	2.4
植物固醇酯（g/d）	1.5	3.9
番茄红素（mg/d）	18	70
叶黄素（mg/d）	10	40
原花青素（mg/d）	—	800
大豆异黄酮②（mg/d）	55	120
花色苷（mg/d）	50	—
氨基葡萄糖（mg/d）	1000	—
硫酸或盐酸氨基葡萄糖（mg/d）	1500	—
姜黄素（mg/d）	—	720

① 未制定参考值者用"-"表示。
② 指绝经后妇女。

本章小结

本章系统、详细介绍了营养学最基本的七大类营养素：蛋白质、脂肪、糖类、膳食纤维、矿物质、维生素、水，包括其结构、分类、生理功能、消化吸收及代谢、营养状况评估、膳食参考摄入量、食物来源等，涵盖了中国DRIs（2013）所纳入的42种营养素。全面学习，有助于了解能量及各种营养素的结构及体内代谢，重点掌握其主要功能及食物来源，熟悉能量及主要营养素营养状况的评估和需要量，有助于后续章节由营养素转换为食物的营养实践。

实训指导

借助本章介绍的主要方法，估算养老院某新入院老人的能量需求。
（提示：通过比较，合理选择，关键是适用或实用）

思考与练习

1．哪些营养素的膳食参考摄入量，老年人有不同于成年人的改变？
2．请简述人体能量平衡、水平衡的概念及意义。

第二章 食物营养

> **教学目标**
>
> 通过本章节的学习，了解食物的分类及各大类食物的特点，掌握食物的选择及食物营养价值的评估，熟悉各类食物的主要营养价值和合理利用。

民以食为天，食物是人类赖以生存的物质基础。营养归根到底是如何将日新月异的营养科学理论落实于日常膳食行为、食物选择与搭配的实践，以实现"合理营养、平衡膳食"的目标。

第一节 食物营养概述

中国的《食物成分表》，从1952年首版、1991年全国代表值再到2002年及之后的不断修订，收集、更新的食物数据不断扩展，它既是营养学研究的基础，也是营养学这一学科发展和进步的具体体现。近年来，随着科学的发展，农作物的种植方式和食品的加工方式发生了很大的改变，人类对食物成分的认识进一步深入，对食物成分的研究也由已知的营养成分扩展到功效成分，如大豆异黄酮、植物甾醇等。《食物成分表》的不断修订，推动和促进着我国营养学的研究与应用。

自《中国食物成分表2002》开始，食物的分类、编码、食物成分的表达等均参照了国际统一的方式编排，以响应联合国粮食及农业组织（FAO）食物营养部和INFOODS（international network of food data system）近年来所倡导的食物成分准确、标准化的表达和数据共享。最新的《中国食物成分表》标准版是自1952年首版后的第六版，共三个分册：已出版的第一册（2018）是植物性食物营养成分数据的集合，第二册（2019）是动物性食物营养成分数据的集合，即将出版的第三册是加工食品营养成分数据的集合。

目前的食物分类，采用"食物类和亚类"的双级分类法，将所有食物分为21个食物大类，并在使用说明中标注了每种营养素的分析或计算方法。除各类食物的一般营养成分外，汇编了9个特殊成分表："食物氨基酸含量""食物脂肪酸含量""常见食物碘含量""食物中维生素含量（叶酸、胆碱、生物素、泛酸）""食物中植物化学物含量（植物甾醇、胡萝卜素、叶黄素、玉米黄素、大豆异黄酮）""常见食物嘌呤含量""部分食用鱼贝类中DHA和EPA含量"以及"食物血糖生成指数、脂肪酸和食用油"数据，并附上带有编号的食物图片,以配合食物样品描述。

熟悉 21 个食物大类,可方便查找具体食物的营养成分:①谷类及制品;②薯类、淀粉及制品;③干豆类及制品;④蔬菜类及制品;⑤菌藻类;⑥水果类及制品;⑦坚果、种子类;⑧畜肉类及制品;⑨禽肉类及制品;⑩乳类及制品;⑪蛋类及制品;⑫鱼虾蟹贝类;⑬婴幼儿食品;⑭小吃、甜饼;⑮速食食品;⑯饮料类;⑰含酒精饮料;⑱糖、果脯和蜜饯、蜂蜜类;⑲油脂类;⑳调味品类;㉑其他。

食物是指能满足机体正常生理和生化能量需要,并延续正常寿命的物质,人类借采集、耕种、畜牧、狩猎、渔猎等多种不同方式获得,其作用是通过进食或饮用,为生物提供营养和愉悦。按来源食物可分为植物、动物或其他界的生物,如真菌等。食品是指各种供人食用或者饮用的成品和原料以及按照传统既是食品又是药品的物品,但不包括以治疗为目的的物品。它是一种产品,是经食物加工而来的。按来源可分为内源性和外源性两大部分,前者是食品本身所具有的成分,后者则是食品从加工到摄食全过程中人为添加的或混入的其他成分。

食物的营养价值(nutritional value)是指某种食品所含营养素和能量能满足人体营养需要的程度。食物营养价值的高低,取决于食品中营养素的种类是否齐全、数量的多少、相互比例是否适宜以及是否容易被人体消化吸收和利用。

不同食物因所含营养素的种类和数量不同,其营养价值也就不同,食物的营养价值是相对的。目前,还没有任何一种天然食物能够满足人体的全部营养需要。因此,人们应当根据不同食物或食品的营养价值特点,合理地选择多种食物或食品食用,以保证营养平衡,满足人体的营养需要。

一、食物营养价值的评定

食物营养价值的评定主要从食物所含营养素种类及含量和营养素的质量两方面进行。

(一)营养素的种类及含量

食物提供的营养素的种类及含量,越接近人体需要,其营养价值就越高。在实际工作中,可用化学分析法、仪器分析法、微生物法、酶分析法等来测定食物营养素的种类和含量;也可通过查阅食物成分表,初步评定食物的营养价值。

(二)营养素的质量

在评价某食物或营养素价值时,营养素的质与量是同等重要的。质的优劣体现在营养素可被人体消化吸收和利用的程度上。食物的消化吸收率和利用率越高,其营养价值就越高,例如蛋白质的优劣体现在其氨基酸的组成及可被消化利用的程度;脂肪的优劣则体现在脂肪酸的组成、脂溶性维生素的含量等方面。

评定食物的营养价值主要是依靠动物喂养试验及人体试食临床观察,将生长、代谢、生化等指标与对照组进行比较所得出的结论。

营养素密度（nutrition density，ND），又称营养质量指数（index of nutrition quality，INQ）是食物营养价值和营养流行病学调查的评价指标，指一份食物中某种营养素占该营养素每日推荐摄入量的比例，除以该份食物所提供能量占每日推荐摄入能量的比例，所得的数值。公式如下：

$$ND = \frac{食物中某种营养素含量 \div 该营养素的RNI}{该食物提供的能量 \div 能量的EER}$$

ND≥1，表示该食物在满足能量供给的同时，该营养素也能满足人体需要，营养价值高；ND<1，表示该食物中测评营养素的供给低于能量的供给，长期食用该种食物，可能发生测评营养素的不足或能量过剩，该食物的营养价值较低。

能量EER一般以2000kcal为标准，对于每日能耗大于2000kcal的人来说，是低估了该营养素的ND，因此也更安全。例如，一杯红枣燕麦粥含能量100kcal、铁1.2mg，分别占能量EER 2000kcal的5%和铁RNI 12mg的10%，则该红枣燕麦粥的铁营养素密度=0.1÷0.05=2，表明其满足铁需要的比例程度是满足能量需要的2倍。ND可以帮助人们选择食物。

（三）食物利用率（food utilization rate）

食物利用率是指食物进入人体内后被机体消化、吸收和利用的程度。一般用动物来进行测定。其目的是评价对体重起作用的营养素，如蛋白质、脂肪、碳水化合物的营养水平。计算公式如下：

食物利用率＝[饲养期间动物体重的增值（g）÷饲养期间总的饲料消化（g）]×100%

饲料消耗值越小，动物的体重增加越多，表明这种饲料的营养价值越高。

（四）食物血糖指数（GI）与食物血糖负荷（GL）

1998年FAO和WHO的专家会议上，建议GI作为评价食物引起餐后血糖反应的一个生理指标，来反映机体对该食物中碳水化合物的利用强度和食物摄入后对人体血糖的影响；后续GL作为更全面反映食物对人体血糖影响程度的评价指标得以应用，其碳水化合物含量计算时未包括膳食纤维。食物GI和GL分级（WS/T652-2019）标准如下：

GI>70为高GI食物，55<GI≤70为中GI食物，GI≤55为低GI食物；

GL>20为高GL食物，10≤GL≤20为中GL食物，GL<10为低GL食物。

（五）食物的抗氧化能力

人体内不断进行着氧化反应而生成氧自由基，同时氧自由基也不断地被体内的防御系统清除，使自由基在体内保持一种动态平衡。若体内氧自由基产生过多或清除自由基能力下降，则会损伤体内的生物大分子，破坏细胞的结构和功能，促使疾病的发生发展。体内氧自由基产生与清除的平衡,与摄入食物的抗氧化能力有着密切的关系。食物按其抗氧化能力可分为三类。

1. 膳食抗氧化营养素

膳食抗氧化营养素主要包括维生素 E、维生素 C、胡萝卜素等,可直接清除和淬灭体内的活性氧自由基,食物中的微量元素,如 Se、Cu、Fe、Zn、Mn 等则可增强这种抗氧化的能力。

2. 非膳食抗氧化营养素

非膳食抗氧化营养素主要包括各种植物化学物质,虽不是人体必需的营养素,但具有重要的抗氧化作用,如类胡萝卜素、生物类黄酮、番茄红素、多酚化合物等。

3. 其他合成或摄取的抗氧化物

其他合成或摄取的抗氧化物如合成的维生素 E、维生素 C、二丁基烃基甲苯(butylated hydroxytoluene,BHT)、丁基烃基茴香醚(butylated hydroxyanisole,BHA)等,可提升食品的抗氧化作用或增强机体的抗氧化能力。

二、评定食物营养价值的意义

评定食物营养价值的意义主要包括:①全面了解各种食物的天然组成成分,包括所含营养素种类、非营养素类物质、抗营养因素等;找出现有主要食品的营养缺陷,并指出改造或创制新食品的方向,解决抗营养因素问题,充分利用食物资源;②了解在加工烹调过程中食品营养素的变化和损失,采取相应的有效措施,最大限度保存食物中的营养素含量,提高食物营养价值;③指导人们科学地选购食品和合理地搭配食品,配制营养平衡的膳食,以达到增进健康、增强体质、延年益寿及预防疾病的目的。

第二节 植物性食物

一、谷类

谷类是我国的主要粮食作物,品种繁多,据估计超过 4 万种。广义上的谷类包括:稻米、小麦、玉米、小米、大麦、青稞、高粱、薏米、燕麦、荞麦、莜麦、糜子等。日常食用最多的主食是稻米和小麦面粉。

稻米按粒形、粒质分为籼米、粳米和糯米,按加工精度分为一级、二级、三级、四级,按食用品质分为大米和优质大米(GB1354-2009)。籼型非糯性稻米谷粒呈长椭圆形或细长形,出米率低,米饭膨胀性大,但黏性较小。粳型非糯性稻米谷粒呈椭圆形或卵圆形,出米率高,米饭膨胀性小,但黏性较大。以上两种稻谷根据收获季节又分早稻和晚稻。糯稻谷又分籼型和粳型糯米,特点是黏性大。稻谷的分类等级标准主要根据除糙率、水分含量、黄粒限度等指标来判断。

小麦面粉按加工精度分为特制一等、特制二等、标准粉和普通粉（GB/T1355-1986），按品种品质分为强筋、中强筋、中筋和弱筋（GB/T17302-2013）。面粉的质量取决于小麦的品种和制作方法，质量等级的判断主要根据面粉的灰分、粗细度、面筋质含量等来判定（灰分：特一粉≤0.7%，标准粉≤1.1%；面筋质：特一粉≥26.0%，标准粉≥24.0%）。

（一）谷类的结构和营养素分布

谷类种子除形态大小不一外，结构基本相似，都由谷皮、胚乳、胚芽三部分组成，分别占谷粒重量的13%～15%、83%～87%和2%～3%。

谷皮（bran）为谷粒外壳的数层被膜，主要由纤维素、半纤维素等组成，含较高灰分和脂肪。糊粉层（aleurone layer）介于谷皮与胚乳之间，含有较多磷和丰富B族维生素及矿物质，有重要营养价值，但在碾磨加工时，易与谷皮同时脱落，而混入糠麸中。胚乳（endosperm）是谷粒的主要组成部分，含大量淀粉和一定量的蛋白质，蛋白质含量靠近胚乳周围部分较高，越向胚乳中心，含量越低。胚乳还含有少量的脂肪、矿物质和维生素。胚芽（embryo）位于谷粒一端，富含脂肪、蛋白质、矿物质、B族维生素和维生素E。胚芽质地比较柔软而韧性较强，不易粉碎，但在加工过程中易与胚乳分离而混入糠麸中，造成营养素的丢失。

（二）谷类的营养成分

1. 蛋白质

谷类蛋白质含量因品种、气候、地区及加工方法的不同而异，多在7.5%～15%，由谷蛋白（glutelin）、白蛋白（albumin）、醇溶蛋白（prolamin）、球蛋白（globulin）组成，以醇溶蛋白和谷蛋白为主，不同谷类4种蛋白质所占的比例不同，见表2-1。

表2-1 几种谷类的蛋白质组成　　　　　　　　　　　　　　（单位：%）

谷物	白蛋白	球蛋白	醇溶蛋白	谷蛋白
大米	5	10	5	80
小麦	3～5	6～10	40～50	30～40
玉米	4	2	50～55	30～45
高粱	1～8	1～8	50～60	32

谷类蛋白质EAA组成不平衡，赖氨酸为其第一限制氨基酸，苏氨酸、色氨酸、苯丙氨酸及甲硫氨酸含量偏低，故谷类食物的蛋白质营养价值低于动物性食物，如BV：大米77、小麦67、大麦64、高粱56、小米57、玉米60。

谷类食物在膳食中所占比例较大，是膳食蛋白质的重要来源，常采用氨基酸强化和蛋白质互补的方法来提高谷类蛋白质的营养价值。如大米用0.2%～0.3%赖氨酸强化后，其蛋白质BV明显提高；也有用基因调控手段改良品种，进而改善谷类蛋白质的AA组成，如高赖氨酸玉米（Opaque-2和Floury-2）中醇溶蛋白含量降低，其他蛋白增加，改善了玉米蛋白质的AA构成。

2. 碳水化合物

谷类的碳水化合物主要为淀粉,集中在胚乳淀粉细胞内,含量大于70%;其余为糊精、戊聚糖、葡萄糖和果糖等。

不同品种谷类的风味,常与其淀粉结构中直链淀粉和支链淀粉的比例有关。例如籼米、粳米和糯米比较,籼米含较多的直链淀粉,糯米含较多的支链淀粉,粳米则适中。相比支链淀粉,直链淀粉升血糖作用较小,故改良谷物淀粉中两者的比值,可增加食品的营养价值,如已培育出含直链淀粉70%的玉米品种。

3. 脂肪

谷类的脂肪含量低,大米、小麦为1%～2%,玉米和小米可达4%。谷类的脂肪主要集中在糊粉层和胚芽,加工时易转入副产品中。例如,从米糠中可提取与机体健康有密切关系的米糠油、谷维素和谷固醇;从玉米和小麦胚芽中提取的胚芽油,80%为PUFA,其中亚油酸占60%,具有降低血清胆固醇、防止动脉粥样硬化的作用。

4. 矿物质

谷类所含的矿物质近30种,占谷物的1.5%～3%,主要分布在谷皮和糊粉层中,如P、K、Mg、Ca、Na、Fe、Si、Zn、S、Cl、Cu、Al、I、Mn等,其中主要是P和Ca,但多以植酸盐形式存在,人体消化吸收较差。

5. 维生素

谷类是人体B族维生素的重要来源,如维生素B_1、维生素B_2、维生素PP、泛酸和吡哆醇,主要分布在糊粉层和胚芽部。谷类加工的精度越高,保留的胚芽和糊粉层越少,维生素损失就越多。玉米和小米含有少量的胡萝卜素。玉米的维生素PP为结合型,不易被人体利用,须适当加工变成游离型,才能被吸收利用。

6. 酶类

谷类含有各种酶,参与谷物发芽、酿造、生化反应以及食品制作等,如α-淀粉酶、β-淀粉酶、葡萄糖淀粉酶、蛋白酶、脂肪酶、植酸酶等。

7. 色素

谷物籽粒有不同的颜色,取决于其中的色素,后者又分为脂溶性和水溶性两类,前者如叶绿素、胡萝卜素和叶黄素,后者如花黄素、花青素和单宁。

(三)谷类的营养价值

谷类营养素种类多,但含量差别很大。谷类的碳水化合物含量最多,主要成分是淀粉,烹调后容易消化、吸收和利用,是人类最理想、最经济的能量来源,其营养价值较高。谷类蛋白质含量较少且生物利用率较低,脂肪质量虽好但含量太低,矿物质因膳食纤维和植酸的存在消化吸收和利用率也低,故营养价值相对都较低。谷类的B族维生素,营养价值较高,但易受烹调加工的影响。总之，谷类作为中国居民膳食结构中的主食，是能量、蛋白质和 B 族维生素的重要来源。

（四）加工、烹调及贮存对谷类营养价值的影响

1. 谷类加工

谷类加工是指通过碾磨去除杂质和谷皮或磨细成粉，这不仅改善了谷类感官性状，还有利于消化吸收。因谷类所含矿物质、维生素、蛋白质、脂肪多分布在谷粒周围和胚芽内，向胚乳中心逐渐减少，故加工精度与谷类营养素的保留程度有着密切关系，见表 2-2。加工精度越高，糊粉层和胚芽损失越多，营养素损失越大，特别是 B 族维生素最为明显，不同出粉率小麦中 B 族维生素含量的变化，见表 2-3。

表 2-2　不同加工精度大米和小麦中主要营养素含量（g/100g）

营养素	大米出米率（%）			小麦出粉率（%）		
	92	94	96	72	80	85
水分	15.5	15.5	15.5	14.5	14.5	14.5
粗蛋白	6.2	6.6	6.9	8～13	9～14	9～14
粗脂肪	0.8	1.1	1.5	0.8～1.5	1.0～1.6	1.5～2.0
糖	0.3	0.4	0.6	1.5～2.0	1.5～2.0	2.0～2.5
矿物质	0.6	0.8	1.0	0.3～0.6	0.6～0.8	0.7～0.9
纤维素	0.3	0.4	0.6	微量～0.2	0.2～0.4	0.4～0.9

表 2-3　不同出粉率小麦 B 族维生素含量的变化（mg/100g）

出粉率（%）	50	72	80	85	95～100
硫胺素	0.08	0.11	0.26	0.31	0.4
核黄素	0.03	0.04	0.05	0.07	0.12
尼克酸（烟酸）	0.7	0.72	1.2	1.6	6
泛酸	0.4	0.6	0.9	1.1	1.5
吡哆醇	0.1	0.15	0.25	0.3	0.5

谷类加工粗糙时，虽然出粉（米）率高、营养素损失减少，但感官性状差，而且消化吸收率也相应降低。植酸和纤维素含量较多，还会影响其他营养素的吸收，如植酸与钙、铁、锌等矿物质螯合形成植酸盐，不能被人体吸收利用。过去的标准米（九五米）和标准粉（八五粉）加工适度，曾在节约粮食和预防某些营养缺乏病方面起到了积极作用。近年来，随着人们对精白米面需求的日益增长，从健康角度，应采取相对应的营养强化措施，改良加工工艺，提倡粗细粮搭配食用等方法，来克服精白米面在营养方面的缺陷。

2. 谷类烹调

米类食物烹调前的淘洗，可导致水溶性维生素和矿物质的部分丢失，降低其营养价值，

且淘洗的次数越多，水温越高，浸泡的时间越长，营养素的损失就越多。故淘米应适度、免流水冲洗，免热水烫洗，也不需搓洗。

谷类的烹调方法有煮、焖、蒸、烙、烤、炸、炒等，方法不同引起营养素损失的程度不同，主要是对 B 族维生素的影响。如米饭，蒸比捞的方法 B 族维生素的保存率高；面食用蒸、烤、烙比炸的方法，B 族维生素损失较少；面食加碱加高温油炸，则使维生素 B_1 全部损失，维生素 B_2 和维生素 PP 仅保留一半；米饭在电饭煲中保温时间越长，维生素 B_1 的损失越大，甚至全部损失。

面食烘焙时，蛋白质中赖氨酸的 ε-氨基与羰基化合物（尤其是还原糖）发生褐变反应（browning reaction，又称美拉德反应），产生的褐色物质在消化道中不能水解，故无营养价值，且使赖氨酸失去营养价值。通常焙烤中面包赖氨酸损失率为 10%～15%，饼干色氨酸、甲硫氨酸和赖氨酸损失率分别为 18%、10% 和 32%。为此，应注意焙烤温度、时间和糖的控制。

3. 谷类贮存

正常贮藏条件下，谷类种子仅保持生机，生命活动进行得十分缓慢，蛋白质、维生素、矿物质含量都变化不大。但当环境条件改变，如相对湿度增大、温度升高时，谷粒内酶的活性变大、呼吸作用增强，使谷粒发热，促进真菌生长，致蛋白质、脂肪、碳水化合物分解产物堆积，发生霉变，不仅改变感官性状，而且会失去食用价值。故谷类应贮存在避光、通风、干燥和阴凉的环境下，控制真菌及昆虫生长繁殖，减少氧气和日光对营养素破坏，以保持其原有营养价值。

二、豆类

豆类作物主要有大豆、绿豆、赤豆、芸豆、蚕豆、豌豆等。按营养成分含量的多少将其分为两大类：一类是大豆，含有较多的蛋白质（35%～40%）和脂肪（15%～20%），碳水化合物相对较少（20%～30%），如黄豆、黑豆和青豆；另一类是除大豆之外的其他豆类，含有较多的碳水化合物（55%～65%），中等的蛋白质（10%～30%）和少量脂肪（<5%），如豌豆、蚕豆、绿豆、小豆、芸豆等。

豆类是植物蛋白质的主要来源，对素食人群尤为重要。20 世纪 90 年代前中国曾是世界大豆第一生产国，到 21 世纪初中国已成为世界大豆第一购买国，大豆的消耗量更是节节攀高，其中居民膳食结构的改变，包括畜肉类、油脂类消费比重的不断提升等，都是很重要的影响因素。

（一）大豆的营养价值

1. 大豆营养成分

大豆是植物性食品中含蛋白质最多的食物，其氨基酸组成接近人体需要（见表 2-4），有较高的营养价值，且富含赖氨酸，是谷类蛋白质互补的天然理想食品，故大豆蛋白为优质蛋白。

表 2-4 鸡蛋、大豆、绿豆氨基酸组成　　　（单位：g/100g 蛋白质）

必需氨基酸	WHO 建议氨基酸构成比	鸡蛋	大豆	绿豆
异亮氨酸	4.0	4.8	5.2	4.5
亮氨酸	7.0	8.1	8.1	8.1
赖氨酸	5.5	6.5	6.4	7.5
甲硫氨酸 + 胱氨酸	3.5	4.7	2.5	2.3
苯丙氨酸 + 酪氨酸	6.0	8.6	8.6	9.7
苏氨酸	4.0	4.5	4.0	3.6
色氨酸	1.0	1.7	1.3	1.1
缬氨酸	5.0	5.4	4.9	5.5

大豆脂肪中不饱和脂肪酸占 85%，以亚油酸最多，高达 50% 以上。此外，大豆油中还含有 1.64% 磷脂和抗氧化能力较强的维生素 E。大豆碳水化合物中 50% 为可供利用的淀粉、阿拉伯糖、半乳聚糖和蔗糖；另 50% 为人体不能消化吸收的棉籽糖和水苏糖，存在于大豆细胞壁，在肠内细菌作用下发酵产生二氧化碳和氨，可致腹胀。此外，大豆还含丰富的钙、维生素 B_1 和维生素 B_2。

2. 大豆中的抗营养因素

大豆中含某些抗营养因素，影响人体的消化吸收。在食用大豆时，应注意合理处理这些因素，充分发挥大豆的营养作用。

（1）蛋白酶抑制剂（protease inhibitor，PI）。存在于大豆、棉籽、花生、油菜籽等植物中，是能够抑制胰蛋白酶、糜蛋白酶、胃蛋白酶等物质的统称。最常见的 PI 是抗胰蛋白酶因子或称胰蛋白抑制剂，对人体胰蛋白酶活性有部分抑制作用，妨碍蛋白质消化吸收，也抑制动物生长。人们采用常压蒸气加热 30min 或 1kg 压力加热 10～25min，即可破坏生大豆中的抗胰蛋白酶因子。大豆脲酶抗热能力较抗胰蛋白酶因子强，且测定方法简单，常用脲酶反应来判定大豆中抗胰蛋白酶因子是否已破坏。我国食品卫生标准明确规定，含豆粉的婴幼儿代乳食品，脲酶试验必须是阴性。

（2）豆腥味。大豆中含有多种酶，其中脂肪氧化酶是产生豆腥味及其他异味的主要酶类。采用 95℃以上加热 10～15min，或用乙醇处理后减压蒸发，或纯化大豆脂肪氧化酶等方法，均可去除部分豆腥味。

（3）胀气因子。水苏糖和棉籽糖占大豆碳水化合物的 50%，可在肠内微生物作用下产生气体。大豆加工制成豆制品时，胀气因子已除去。大豆低聚糖（水苏糖和棉籽糖）是生产浓缩和分离大豆蛋白时的副产品，具有活化肠内双歧杆菌，促其生长繁殖作用，目前作为功能性食品基料，可部分代替蔗糖用于清凉饮料、酸奶、面包等多种食品。

（4）植酸。大豆存在的植酸可与锌、钙、镁、铁等螯合，影响其吸收利用。降低 pH（4.5～5.5）时，植酸可溶解 35%～75%，可得到含植酸很少的大豆蛋白。

（5）皂苷和异黄酮。均具有抗氧化、降低血脂和血胆固醇作用，特别是大豆皂苷；大豆异黄酮主要为金雀异黄素，还具有雌激素样作用和抗溶血、抗真菌、抗细菌及抑制肿瘤等作用。

（6）植物红细胞凝血素。能凝集人和动物红细胞的蛋白质，加热即被破坏。

（二）其他豆类营养价值

其他豆类的蛋白质含量20%～30%，脂肪含量极少，碳水化合物占50%～60%，其他营养素则近似大豆，适度加工可提升消化率，也是日常膳食的良好选择。

（三）加工对豆类营养价值的影响

豆类加工的方法有浸泡、磨浆、发酵、粉碎、煮沸、保温孵芽、加酶类等传统工艺。由于天然大豆有厚实的植物细胞壁，影响了人体对大豆营养素的消化、吸收和利用，因此豆类的加工制作对其营养价值的提升尤为重要。

豆类制品主要指大豆制品，即以大豆为原料经制作或精炼提取的产品。大豆制品种类较多，按生产工艺可分为两类：一类是发酵豆制品，包括腐乳、臭豆腐、豆瓣酱、酱油等；另一类是非发酵豆制品，包括水豆腐、干豆腐（百页）、卤制、油炸、熏干制品、冷冻豆制品等。豆制品也可由其他豆类原料生产制作。

豆制品制作过程中，既去除了大豆中的纤维素、抗营养因子，也使大豆蛋白质结构由密集变成疏松，蛋白质分解酶易于进入分子内部，提升了蛋白质的消化率，进而提升了大豆的营养价值。如干炒大豆的蛋白质消化率只有65%，豆浆消化率为85%，豆腐消化率为92%～96%；再如大豆和绿豆发制成豆芽，除含原有营养成分外，还可产生维生素C，是新鲜蔬菜缺乏时，维生素C的良好来源。

此外，大豆及其他油料（如花生、葵花子）的蛋白质制品，氨基酸组成和蛋白质功效比值较好，广泛应用于食品加工业。蛋白质制品主要有4种：①分离蛋白质，蛋白质含量约为90%，可用以强化和制成各种食品；②浓缩蛋白质，蛋白质含量约70%，其余为纤维素等不溶成分；③组织化蛋白质，将油粕、分离蛋白质和浓缩蛋白质除去纤维，加入各种调料或添加剂，经高温、高压膨化后制成；④油料粕粉，用大豆或脱脂豆粕碾碎而成粒度大小不一、脂肪含量不同的各种产品。

三、蔬菜类

蔬菜是人类膳食的重要组成部分，种类繁多，风味各异，且富含维生素、矿物质、膳食纤维等营养成分，对刺激肠道蠕动、促进消化液分泌、增进食欲、调节体内酸碱平衡都具有重要意义。

《中国食物成分表（标准版）》结合蔬菜学的分类及膳食营养调查的实际应用，将蔬菜分为8个亚系，其中包括了相应的脱水蔬菜和罐头制品：①根菜类，如萝卜、胡萝卜等；②鲜豆类，如菜豆、蚕豆、黄豆芽等；③茄果瓜菜类，如番茄、甜椒、黄瓜等；④葱蒜类，如洋葱、大蒜、大葱等；⑤嫩茎、叶、花菜类，如大白菜、油菜、竹笋等；⑥水生蔬菜类，如菱角、茭白等;⑦薯芋类,如山药、芋头等;⑧野生蔬菜类,如苜蓿、蕨菜、香椿等。日常膳食中,常将薯类,如土豆、甘薯、木薯等,既当主食,也当蔬菜食用。

蔬菜按其结构及可食部分不同,习惯上又可分为叶菜类、根茎类、瓜茄类和鲜豆类。

(一)蔬菜的营养价值

蔬菜因品种及可食部位的不同,加之生长环境的影响,所含营养素种类不同,差异较大,也会有一定的区域、季节的区别。

1. 蔬菜的营养素种类与特点

(1)蛋白质。大部分蔬菜的蛋白质含量很低,仅为1%~2%,鲜豆类平均可达4%。EAA中赖氨酸、甲硫氨酸含量较低。蔬菜不是人类蛋白质的主要来源。

(2)脂肪。蔬菜中的脂肪含量极低,大多数蔬菜脂肪含量小于1%,可忽略不计。

(3)碳水化合物。蔬菜的碳水化合物含量平均为4%,薯类、薯芋类可高达20%左右。大部分蔬菜因水分含量高,能量相对较低。蔬菜所含碳水化合物包括单糖、双糖、淀粉及膳食纤维。含糖较多的蔬菜有胡萝卜、西红柿、南瓜等;含淀粉较多的蔬菜,如土豆、芋头、藕等;含膳食纤维较多的蔬菜,如芹菜、芦笋等。蔬菜膳食纤维含量在1%~3%,是人类膳食纤维的主要来源。

(4)矿物质。蔬菜含有丰富的矿物质,如钙、磷、铁、钾、钠、镁、铜等,以钾最多。钙、镁含量也丰富,是我国居民膳食中矿物质的重要来源,也对维持体内的酸碱平衡起着重要作用。绿叶蔬菜含钙、铁较丰富,如菠菜、雪里蕻、油菜、苋菜等,但常因草酸的同时存在不仅影响机体对本身所含钙、铁的吸收,还影响其他食物中钙、铁的吸收。

(5)维生素。蔬菜是维生素最直接、最重要的来源,以瓜茄类含量最多,其次是花菜类、叶菜类。①维生素A:蔬菜所含胡萝卜素可在体内转变成维生素A和维生素A原,胡萝卜素在各种绿色、黄色及红色蔬菜中含量较多;②维生素B_2:绿叶蔬菜和鲜豆类蔬菜中含量较多,每100g约0.1mg;③维生素C:各种新鲜蔬菜以绿叶类含量最多,其次是根菜类,瓜类相对较少;④维生素E:绿叶蔬菜和豆类中的含量丰富;⑤蔬菜中还含有维生素K、泛酸、叶酸等人体必需的维生素。

2. 蔬菜的有机酸、色素及酶类

(1)蔬菜中含有各种有机酸且多种有机酸常并存,如番茄中含有苹果酸、柠檬酸及微量酒石酸;卷心菜中以柠檬酸为主,还含咖啡酸、绿原酸等;菠菜中含苹果酸、柠檬酸等。

(2)蔬菜中的有机酸常与矿物质结合成酸式盐,与糖形成甜、酸混合的特殊风味,因此蔬菜的风味主要取决于糖和酸含量的比例。如黄瓜的清香味是由于含有少量的游离有机酸,即绿原酸和咖啡酸。

(3)虽然蔬菜中含有机酸量较少,但因蔬菜摄食量大,总量也不容忽略。

（4）蔬菜中含有少量对人体无益或有害的有机酸，如草酸、苯甲酸、水杨酸等，特别是菠菜、茭白、笋、毛豆、洋葱等都含有较多草酸。草酸除有涩味影响口感外，在体内能与钙、铁结合成不溶解的草酸盐，若将富含草酸的蔬菜与富含钙、铁的其他食物同时摄食，将减少混合膳食中钙、铁的吸收。

（5）草酸是一种有机酸，能溶于水，食用含草酸多的蔬菜，最好在烹调前用开水烫氽，可去除部分草酸，以利人体对钙、铁的吸收。

（6）色素物质为蔬菜中呈色物质的总称，可分为两大类：一类是脂溶性色素，如叶绿素、类胡萝卜素等；另一类是水溶性色素，如花青素、花黄素等。蔬菜的颜色取决于色素物质，如绿色蔬菜是因叶绿素的存在；黄、橙黄、橙红色蔬菜则与其根、花、果中存在类胡萝卜素有关。

（7）蔬菜含有的一些酶类、杀菌物质和具有特殊功能的生理活性成分，如萝卜中含有淀粉酶，因而生食萝卜有助于消化；大蒜中含有植物杀菌素和含硫化合物，具有杀菌抗炎、降低血清胆固醇的作用，生吃大蒜可以预防肠道传染病，并有刺激食欲的作用；西红柿、洋葱等含有生物类黄酮，为天然抗氧化剂，能维持微血管的正常功能，保护维生素A、维生素C和维生素E不被氧化破坏。

（二）蔬菜中的抗营养因子

蔬菜中存在的可影响人体对营养素消化吸收的物质的统称。抗营养因子的存在不仅会影响蔬菜中营养素的消化吸收，也会干扰同时摄入的其他食物中营养素的消化吸收，当含量较高时还可能使人发生食物中毒现象。

1. 毒蛋白

蔬菜中的植物红细胞凝结素，属糖蛋白，主要影响肠道吸收维生素、矿物质和其他营养素，在生大豆中含量较高；其他豆类中如菜豆、绿豆、芸豆、扁豆、刀豆、蚕豆等也存在，常压下蒸汽处理1h即可被灭活。存在于豆类和马铃薯中的另一类毒蛋白，为蛋白酶抑制剂，能抑制胰蛋白酶的活性，影响人体对蛋白质的消化吸收。菜豆和芋头中含有淀粉酶抑制剂，应禁止生食或食用不熟的豆类和薯芋类。

2. 氰苷类物质

氰苷类在豆类、木薯块根中含量较高，在酸或酶的作用下，可水解产生氰氢酸，对人和动物体内的细胞色素具有较强的抑制作用和毒性。

3. 硫苷

芥蓝、萝卜、芥菜等十字花科蔬菜及洋葱、大蒜等葱蒜类蔬菜，都含有辛辣类物质，其主要成分为硫苷类化合物，含致甲状腺肿物质，过多摄入可致甲状腺肿并阻碍碘的吸收，且对甲状腺素的合成具有竞争性抑制作用。油菜、芥菜、萝卜等植物的可食部分中致甲状腺肿物质的含量并不高，但籽粒中的硫苷含量比茎叶要高出20倍以上。

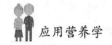

4. 皂苷

皂苷又称皂素，有溶血作用，溶于水溶液后有起泡作用。皂苷主要有大豆皂苷和茄碱两种，前者无明显毒性，后者则有剧毒。茄碱主要存在于茄子、马铃薯等茄薯植物中，主要分布在果实表皮，虽然含量不很高，但多食以后会引起喉部、口腔瘙痒和灼热感。须注意的是茄碱即使煮熟也很难被破坏。

5. 草酸

草酸存在于一切植物中，有些植物中含量比较高，例如菠菜为 0.3%～1.2%，草酸对食物中各种矿物质，特别是钙、铁、锌等的消化和吸收有明显的抑制作用。

6. 亚硝酸盐

某些蔬菜中的硝酸盐含量比较高。已知施用化肥不当会使蔬菜中硝酸盐含量增加，蔬菜腐烂时易形成亚硝酸盐，新鲜蔬菜若存放在潮湿和过热环境也容易产生亚硝酸盐。亚硝酸盐食用过多会发生急性食物中毒，产生肠源性青紫症，长期少量摄入也会产生慢性毒性作用。亚硝酸盐在体内与胺结合产生的亚硝胺具有致癌作用。

7. 生物碱

鲜黄花菜中含有无毒的秋水仙碱，经肠道吸收后在体内氧化成二秋水仙碱，能产生较大的毒性作用。秋水仙碱可溶解于水，通过蒸煮等烹饪方法可去除部分。

（三）蔬菜的合理利用

1. 科学选择

蔬菜含丰富的维生素，除维生素 C 外，一般叶部含量比根茎部多，嫩叶比枯叶多，深色的菜叶比浅色的多，故人们在购买和食用时应尽量选择新鲜、色泽深的蔬菜。

2. 妥善加工与烹调

加工烹调中蔬菜所含的维生素及矿物质容易损失和破坏，影响因素包括洗涤方式、切碎程度、用水量、pH、加热的温度及时间等。

蔬菜所含的维生素和矿物质易溶于水，应避免长时间浸泡，最好先洗后切，现炒现切，以减少蔬菜与水和空气的接触面积，避免损失营养成分；尽量避免挤去菜汁和弃掉菜汤；烹调时要尽可能急火快炒，或加入少量淀粉，或凉拌加醋，可有效减少维生素 C 的损失。

3. 合理贮存

蔬菜采收后仍会不断发生生理、物理和化学变化，如呼吸、发芽、抽薹、后熟、老化等，蔬菜的新鲜度和品质也随之改变，致食用价值和营养价值降低。故不建议大量、长期贮存蔬菜，应现购现吃或少量低温包装短期存放。

四、菌藻类

菌类和藻类，具有"高蛋白、低脂肪"的特点，除提供丰富的营养素外，还具有明显的保健作用。食用菌，又称真菌食物，包括蘑菇、香菇、平菇、木耳等，研究发现，蘑菇、香菇和银耳中含有多糖物质，具有提高人体免疫功能和抗肿瘤作用；香菇所含的香菇嘌呤，可抑制体内胆固醇形成和吸收，促进胆固醇分解和排泄，有降血脂作用；黑木耳能抗血小板聚集和降低血凝，减少血液凝块，防止血栓形成，有助于防治动脉粥样硬化。海藻类，可分为浮游藻和底栖藻，前者是海洋单细胞藻，多为鱼虾贝的养殖饵料；后者形态差异大，环境适应性强，按颜色可分为绿藻、褐藻和红藻三类，如苔菜（绿藻类）营养丰富，可鲜食也可晒干后烹食，具有清热解毒、软坚散结、润肺利咽等功效；再如海带（褐藻类）富含碘，常用来治疗缺碘性甲状腺肿；海带中的褐藻酸钠盐，有预防白血病和骨癌作用。

此外，在食用菌藻类食物时，还应注意食品卫生，防止食物中毒，适度浸发、弃浸泡液而取食加工。

五、水果类

水果类，习惯上可分为鲜果、干果、坚果和野果，依形态及生理特征则分为仁果类、核果类、浆果类、柑橘类、瓜果类、热带及亚热带水果。水果与蔬菜一样，主要提供维生素和矿物质，属碱性食品。

（一）水果的分类及营养成分

1. 鲜果及干果类

鲜果种类很多，常见的有苹果、橘子、桃、梨、杏、葡萄、香蕉和菠萝等。新鲜水果的水分含量较高，营养素含量相对较低。蛋白质、脂肪含量均不超过1%；碳水化合物含量则差异较大（6%～28%），与水果的成熟度有关；矿物质含量除个别水果外，相差不大；维生素B_1和维生素B_2含量也不高，胡萝卜素和维生素C含量因品种不同而异，其中含胡萝卜素较多的水果有柑、橘、杏和鲜枣，含维生素C丰富的水果有鲜枣、草莓、橙、柑、柿等。水果中的碳水化合物主要以双糖或单糖形式存在，口味甘甜。

干果是新鲜水果经过加工晒干制成，如葡萄干、杏干、蜜枣和柿饼等。由于加工的影响，维生素损失较多，尤其是维生素C。但干果便于储运，并别具风味，有一定的食用价值。

2. 坚果

坚果是以种仁为食用部分，因外覆木质或革质硬壳，故称坚果。按照其脂肪含量的不同，坚果可以分为油脂类和淀粉类，前者富含油脂，包括核桃、榛子、杏仁、松子、香榧、腰果、花生、葵花子、西瓜子、南瓜子等；后者淀粉含量高而脂肪很少，包括栗子、银杏、莲子、芡实等。按照其植物学来源的不同，又可分为木本和草本两类，前者包括核桃、榛子、杏仁、松子、香榧、腰果、银杏、栗子、夏威夷果；后者包括花生、葵花子、西瓜子、南瓜子、莲子等。

大多数坚果可以不经烹调直接食用，但花生、瓜子等一般经炒熟后食用。坚果仁通常制成煎炸、焙烤食品，作为日常零食食用，也是制造糖果和糕点的原料，并用于各种烹调食品的加香。

坚果是一类营养价值较高的食品,其共同特点是低水分含量和高能量,富含各种矿物质和B族维生素。从营养素含量而言,脂肪类坚果优于淀粉类坚果。然而坚果类所含能量较高,虽为营养佳品,亦不可过量食用,以免导致肥胖。

(1) 蛋白质。油脂类坚果蛋白质含量多在12%~22%,个别含量更高,如西瓜子和南瓜子的蛋白质含量>30%。淀粉类坚果中以栗子的蛋白质含量最低(4%~5%),芡实为8%,而银杏和莲子蛋白质含量(>12%)与油脂类坚果相当。

各种坚果蛋白质及其氨基酸组成各有特点:如夏威夷果不含色氨酸;花生、榛子和杏仁缺乏含硫氨基酸;核桃缺乏甲硫氨酸和赖氨酸;巴西坚果则富含甲硫氨酸;葵花子含硫氨基酸丰富,但赖氨酸稍低;芝麻赖氨酸不足。栗子的蛋白质含量虽低,但质量较高。总的来说,坚果类是植物性蛋白质的重要补充来源,但其生物效价较低,需要与其他食品营养互补后方能发挥最佳的营养作用。

(2) 脂肪。脂肪是油脂类坚果的重要成分,通常含量大于40%,个别如夏威夷果的脂肪含量高达70%以上,故坚果类食品的能量普遍很高,达2092~2929kJ/100g (500~700kcal/100g)。

坚果类的脂肪多为不饱和脂肪酸,富含EFA,是优质的植物性脂肪。

葵花子、核桃和西瓜子的脂肪中富含亚油酸,不饱和程度很高。核桃和松子含有较多的α-亚麻酸,可改善膳食中n-3和n-6脂肪酸的比例。部分坚果脂肪中含PUFA比例很高,例如榛子、夏威夷果、杏仁、美洲山核桃和开心果为57%~83%,花生、松子和南瓜子约40%,巴西坚果、腰果和榛子约25%。

温带所产坚果的不饱和脂肪酸含量普遍高于热带所产坚果,通常高于80%;然而腰果在热带坚果中不饱和脂肪酸含量最高,达88%;夏威夷果不仅脂肪含量高,而且所含脂肪酸种类多于10种,因而风味独特。

(3) 碳水化合物。油脂类坚果中可消化的碳水化合物含量较低,多低于15%,如花生5.2%、榛子4.9%;淀粉类坚果则是碳水化合物的良好来源,如银杏72.6%、干栗子77.2%、莲子64.2%,接近粮谷类食物。

坚果类的膳食纤维含量也较高,例如花生6.3%、榛子9.6%、大杏仁18.5%。此外,坚果类还含有低聚糖和多糖类物质,栗子、莲子、芡实等虽富含淀粉,膳食纤维含量在1.2%~3.0%,但因其淀粉结构与大米、面粉不同,其GI也远比精制米面低,如栗子粉的GI为65。

(4) 维生素。坚果类是维生素E和B族维生素的良好来源,包括维生素B_1、维生素B_2、烟酸和叶酸。油脂类坚果含有大量维生素E,淀粉类坚果含量略低,但都含有较为丰富的水溶性维生素。杏仁中维生素B_2含量特别突出,无论是美国大杏仁还是中国小杏仁,均是维生素B_2的极好来源。

很多坚果品种含少量胡萝卜素，例如榛子、核桃、花生、葵花子、松子的胡萝卜素含量为 0.03～0.07mg/100g，鲜板栗和开心果 >0.1mg/100g。个别坚果还含有相当数量的维生素 C，如栗子和杏仁为 25mg/100g，可作为膳食中维生素 C 的补充来源。

（5）矿物质。坚果富含钾、镁、磷、钙、铁、锌、铜等营养成分，其中钾、镁、锌、铜等元素含量特别高。未经炒制之前，钠含量普遍较低。个别坚果含较丰富的钙，如美国大杏仁和榛子都是较好的钙来源。淀粉类坚果矿物质含量略低。

3. 野果

野果在我国品种十分丰富，尚有待开发利用。野果含有丰富的维生素 C、有机酸和生物类黄酮。

（1）沙棘，又名醋柳，果实含脂肪 6.8%，种子含脂肪 12%，富含维生素 C（1000～2000mg/100g）、胡萝卜素和维生素 E 等。

（2）金樱子，又名野蔷薇果，盛产于山区，富含维生素 C（1500～3700mg/100g）。

（3）猕猴桃，维生素 C 多在 700～1300mg/100g，最高可达 2000mg/100g，并含有生物类黄酮和其他未知的还原物质。

（4）刺梨，盛产于西南诸省，维生素 C 含量（2585mg/100g）比柑橘高 50～100 倍，还富含生物类黄酮（6000～12000mg/100g）。

（5）番石榴，维生素 C 含量 358mg/100g，胡萝卜素含量为 0.05mg/100g，维生素 B_2 含量为 0.44mg/100g。

（二）水果的合理利用

水果除含有丰富的维生素和矿物质外，还含有大量的非营养素的生物活性物质，可以防病治病，也可致病，食用时应予注意。如梨有清热降火、润肺去燥等功能，对于肺结核、急性或慢性气管炎和上呼吸道感染患者出现的咽干、喉痛、痰多而稠等有辅助疗效，但产妇、胃寒及脾虚泄泻者不宜食用。又如红枣，可增加机体抵抗力，对体虚乏力、贫血者适用，但龋齿疼痛、下腹胀满、便秘不宜食用。

杏仁中含有的杏仁苷、柿子中含有的柿胶酚，食用不当，都可引起溶血性贫血、消化性贫血、消化不良、柿结石等疾病。

鲜果类水分含量高，易于腐烂，宜冷藏。坚果水分含量低而较耐储藏，但油脂类坚果含不饱和脂肪酸的比例较高，易受氧化而酸败变质，故应保存于干燥阴凉处，并尽量隔绝空气。

第三节　动物性食物

畜、禽、水产、奶和蛋类食物，都是人类膳食构成的重要组成部分。这些食物提供人体优质的动物性蛋白质、脂肪、矿物质和维生素，食用价值较高。

一、畜肉类的营养价值

畜肉类是指猪、牛、羊等牲畜的肌肉、内脏、头、蹄、骨、血及其制品,主要提供蛋白质、脂肪、矿物质和维生素。营养素的分布,因动物的种类、年龄、肥瘦程度及部位不同而异。肥瘦程度不同的肉中,脂肪和蛋白质的变动较大。动物内脏脂肪含量少,蛋白质、维生素、矿物质和胆固醇含量较高。畜肉类食品经适当加工烹调,不仅味道鲜美,饱腹作用强,且易于消化吸收。

(一)畜肉蛋白质

畜肉蛋白质大部分存在于肌肉组织中,含量为10%~20%。按照蛋白质在肌肉组织中存在部位的不同,又分为肌浆蛋白质(20%~30%)、肌原纤维蛋白质(40%~60%)和间质蛋白(10%~20%)。畜肉类蛋白质含人体EAA充足,且在种类和比例上,接近人体需要,易消化吸收,故蛋白质营养价值很高,为高利用率的优质蛋白质。但存在于结缔组织的间质蛋白,主要是胶原蛋白和弹性蛋白,因EAA组成不平衡,如色氨酸、酪氨酸、甲硫氨酸含量很少,蛋白质利用率低。此外,畜肉中含有能溶于水的非蛋白含氮浸出物,包括肌凝蛋白原、肌肽、肌酸、肌酐、嘌呤碱、尿素和氨基酸等,使肉汤具有鲜味,上述成分成年动物含量较幼年动物高。

(二)畜肉脂肪

畜肉脂肪含量因牲畜肥瘦程度及部位不同有较大差异。例如猪肥肉脂肪达88.6%,猪里脊肉含蛋白质19.6%、脂肪7.9%,猪前肘含蛋白质17.3%、脂肪22.9%,猪五花肉含蛋白质7.7%、脂肪35.3%,牛肋条含蛋白质18.6%、脂肪5.4%,牛瘦肉含蛋白质21.3%、脂肪2.5%。在畜肉中,猪的脂肪含量最高,羊肉次之,牛肉最低。猪肉脂肪中EFA含量也高于牛、羊等反刍动物的脂肪。

根据我国《预包装食品营养标签通则》(GB 28050—2011)和《中国居民膳食指南2016》,瘦肉中的脂肪含量<10%,肥瘦肉的脂肪含量为10%~35%。

畜肉类脂肪以饱和脂肪酸为主,熔点较高,其主要成分是甘油三酯,少量卵磷脂、胆固醇和游离脂肪酸。胆固醇多存在于动物内脏:猪瘦肉81mg/100g,猪脑2571mg/100g,猪肝180mg/100g,猪肾392mg/100g,牛瘦肉60mg/100g,牛肝297mg/100g,牛脑2447mg/100g。

(三)畜肉碳水化合物

畜肉中碳水化合物以糖原形式存在于肌肉和肝中,含量极少。保存时,因酶的分解作用,畜肉中糖原含量会逐渐减少。

(四)畜肉矿物质

畜肉矿物质含量为0.8%~1.2%,其中钙含量低,铁、磷含量较高。铁以血红素铁形式存在，不受食物或其他因素影响，生物利用率高，是膳食铁的良好来源。

（五）畜肉维生素

畜肉中 B 族维生素含量丰富，此外肝中富含维生素 A 和维生素 B_2。

二、禽肉类的营养价值

禽肉包括鸡、鸭、鹅、鸽、鹌鹑等的肌肉、内脏及制品。禽肉营养价值与畜肉相似，不同在于脂肪含量少，且熔点低（23～40℃），含 20% 亚油酸，易于消化吸收。禽肉蛋白质、氨基酸组成接近人体需要，含量约 20%，质地较畜肉细嫩，含氮浸出物多，故禽肉炖汤味道较畜肉更鲜美。禽肉脂肪的营养价值高于畜肉。

三、鱼虾蟹贝类的营养价值

水产动物种类繁多，习惯上统称为水产品。水产食用资源与人类饮食关系密切，从巨大的鲸鱼到游动的小虾，许多都具有较高的营养价值，提供人类高生物价的蛋白质、脂肪和脂溶性维生素等，在人类的营养领域具有重要作用。

（一）鱼类的营养价值

按照鱼类生活的环境，可分为海水鱼和淡水鱼，根据生活的海水深度，海水鱼又可以分为深水鱼和浅水鱼。

1. 蛋白质

鱼肉中的蛋白质含量为 15%～25%，肌纤维细短，间质蛋白少，组织软而细嫩，较畜肉、禽肉更易消化，其营养价值与畜、禽肉类近似。氨基酸组成中，鱼肉的色氨酸含量偏低。存在于鱼类结缔组织和软骨中的含氮浸出物主要为胶原和黏蛋白，是鱼汤冷却后形成凝胶的主要物质。除了蛋白质外，鱼肉还含有较多的其他含氮化合物，主要有游离氨基酸、肽、胺类、胍、季铵类化合物、嘌呤类和脲等。

2. 脂肪

鱼类含脂肪很少，通常为 1%～3%。鱼的种类不同，脂肪含量差别也较大，如鳀鱼 10.4%，而鳕鱼仅为 0.5%。鱼类脂肪在肌肉组织含量很少，主要分布在皮下和内脏周围。

鱼类脂肪多由不饱和脂肪酸组成，占脂肪含量的 80%，熔点低，常温下为液态，消化吸收率达 95%。鱼类脂肪中含长链多不饱和脂肪酸，如 EPA 和 DHA，具有降低血脂、防治动脉粥样硬化的作用。鱼类胆固醇含量平均为 100mg/100g，但鱼虾籽中含量较高，如鲳鱼籽胆固醇为 1070mg/100g，虾籽为 896mg/100g。

3. 矿物质

鱼类矿物质含量为 1%～2%，磷含量占总灰分的 40%，此外，钙、钠、钾、镁含量丰富。钙含量较畜、禽肉均高，为钙的良好食物来源。海产鱼类含碘很丰富。

4. 维生素

鱼蟹类是维生素 B_2 的良好来源，如黄鳝含维生素 B_2 2.0mg/100g，河蟹为 0.28mg/100g，海蟹为 0.39mg/100g。海鱼肝是维生素 A 和维生素 D 富集的食物。某些生鱼含维生素 B_1 分解酶，不宜生吃或与某些富含维生素 B_1 食物同食，加热可破坏此酶。

（二）软体动物类的营养价值

软体动物种类繁多，常见的有双壳纲、头足纲等。双壳纲类软体动物包括蛤类、牡蛎、贻贝、扇贝等；头足纲类软体动物包括章鱼、乌贼等。

软体动物含有丰富的蛋白质和微量元素，某些软体动物还含有较多的维生素 A 和维生素 E，但脂肪和碳水化合物含量普遍较低。蛋白质中含有全部的氨基酸，其中酪氨酸和色氨酸的含量比牛肉和鱼肉都高。贝类肉质中还含有丰富的牛磺酸，且含量普遍高于鱼类，尤以海螺、毛蚶和杂色蛤含量最高，每百克新鲜可食部中含有牛磺酸 500～900mg。软体动物微量元素的含量以硒最为突出，其次是锌，还含有碘、铜、锰、镍等。

水产动物的肉质一般都非常鲜美，这与其中所含的一些呈味物质有关。鱼类和甲壳类的呈味物质主要是游离的氨基酸、核苷酸等。软体类动物中的一部分，如乌贼类的呈味物质也是氨基酸，尤其是含量丰富的甘氨酸。贝类的主要呈味成分为琥珀酸及其钠盐，琥珀酸在贝类中含量很高，干贝中达 0.14%，螺 0.07%，牡蛎 0.05%。此外，一些氨基酸如谷氨酸、甘氨酸、精氨酸、牛磺酸以及 AMP、Na^+、K^+、Cl^- 等也为其呈味成分。

四、畜禽水产类的合理利用

畜、禽、水产类食品烹调加工时，蛋白质含量变化不大，且经烹调后，蛋白质更有利于消化吸收。矿物质和维生素在用炖、煮方法时，损失不大；在高温制作时，B 族维生素损失较多，如猪肉切丝爆炒时维生素 B_1 保存率 87%，蒸肉丸保存率 53%，大火煮沸后小火煨 30min，维生素 B_1 仅保存 40%。

（一）与谷类食物搭配食用，以发挥蛋白质的互补作用

畜禽水产类食物的蛋白质营养价值较高，含有较多的赖氨酸，宜与谷类食物搭配。还应注意将畜禽水产类食物分散到每餐膳食中，防止集中食用。

（二）适度摄食，预防肥胖及相关代谢异常

畜肉的脂肪和胆固醇含量较高，脂肪主要由饱和脂肪酸组成，食用过多易引起肥胖和高脂血症等疾病，故膳食中的比例不宜过多。禽肉的脂肪含不饱和脂肪酸较多，适合老年人及心血管疾病患者选用。内脏虽含有较多的维生素、铁、锌、硒、钙，特别是肝脏，维生素 B_2 和维生素 A 的含量丰富，故宜常食，但不宜过量。

（三）防止腐败变质

水产类因水分和蛋白质含量高，结缔组织少，较畜肉、禽肉更易腐败变质，特别是青皮红肉鱼，如鲐鱼、金枪鱼，组氨酸含量高，所含的不饱和双键极易被氧化破坏，能产生脂

质过氧化物，应及时保存或加工处理，防止腐败变质。保存处理时宜采用低温或食盐来抑制组织蛋白酶的作用和微生物的生长繁殖。

低温处理有冷藏和冻结两种方式。冷藏是用冰冷却鱼体使温度降到-10℃左右，一般可保存5～15天；冻结是在-40～-25℃的环境中冷冻，使各组织酶和微生物均处于休眠状态，保存期可达半年以上。以食盐保藏的海鱼，用盐量不应低于15%。

（四）防止食物中毒

有些鱼含有毒素，如河豚虽肉质细嫩，味道鲜美，但其卵、卵巢、肝脏和血液中含有极强的河豚毒素，若加工处理不当，可引起食用者急性中毒而死亡。故无经验的人，千万不要"拼死吃河豚"。

五、蛋类的营养价值

蛋类主要指鸡、鸭、鹅、鹌鹑、鸽、火鸡等禽类的蛋。各种蛋结构和营养价值基本相似，其中鸡蛋是人们食用最普遍、销量最大的。蛋类主要提供高营养价值的蛋白质。蛋类制成的制品有皮蛋、咸蛋、糟蛋、冰蛋、干全蛋粉、干蛋白粉、干蛋黄粉等。

（一）蛋的结构

各种蛋类都是由蛋壳、蛋清、蛋黄3部分组成。以鸡蛋为例，每个鸡蛋平均重约60g。蛋壳占全蛋重11%，由96%碳酸钙、2%碳酸镁、2%蛋白质组成，壳厚300～340μm，布满直径为15～65μm细孔，新鲜蛋壳在壳外有层厚约10μm胶质薄膜，壳内面紧贴厚约7μm间质膜。在蛋的钝端，间质膜分离成气室。蛋壳的颜色因鸡的品种而异，由白色到棕色，与蛋本身的营养价值无关。蛋黄的颜色，取决于饲料中类胡萝卜素和维生素A的含量，随含量增高而颜色加深。

蛋清包括两部分，即外层稀蛋清和包在蛋黄周围胶冻样的稠蛋清。蛋黄表面包围有蛋黄膜，由2条韧带将蛋黄固定在蛋的中央。

（二）蛋的营养价值

蛋清和蛋黄分别占鸡蛋可食部的57%和32%，蛋各部分营养组成，见表2-5。

表2-5 蛋各部分主要营养组成 （单位：%）

营养素	全蛋	蛋清	蛋黄
水分	73.8～75.8	84.4～87.7	44.9～51.5
蛋白质	12.8	8.9～11.6	14.5～15.5
脂肪	11.1	0.1	26.4～33.8
碳水化合物	1.3	1.8～3.2	3.4～6.2
矿物质	1.0	0.6	1.1

蛋类含蛋白质约12.8%，蛋清中的蛋白质为胶状性水溶液，由卵清蛋白、卵胶黏蛋白、卵球蛋白等5种蛋白质组成；蛋黄中的蛋白质主要是卵黄磷蛋白和卵黄球蛋白。鸡蛋蛋白质含有人体所需的各种氨基酸，且氨基酸组成模式与合成人体组织蛋白所需模式相近，易消

化吸收，其 BV 高达 95，是最理想的天然优质蛋白质，是高营养价值的食物。在评价食物蛋白质营养质量时，常作为参考蛋白质。各种蛋的主要营养素含量，见表 2-6。

表 2-6　各种蛋主要营养素含量

食物名称	蛋白质（g）	脂肪（g）	碳水化合物（g）	视黄醇当量（μg）	维生素 B_1（mg）	维生素 B_2（mg）	钙（mg）	铁（mg）	胆固醇（mg）
全鸡蛋	12.8	11.1	1.3	97	0.13	0.32	44	2.3	648
鸡蛋白	11.6	6.1	3.1	0	0.04	0.31	9	1.6	-
鸡蛋黄	15.2	28.2	3.4	219	0.33	0.29	112	6.5	1510
鸭蛋	12.6	13.0	3.1	131	0.17	0.35	62	2.9	565
咸鸭蛋	12.7	12.7	6.3	67	0.16	0.33	118	3.6	647
松花蛋	14.2	10.7	4.5	108	0.06	0.18	63	3.3	608
鹌鹑蛋	12.8	11.1	2.1	169	0.11	0.49	47	3.2	515

蛋类含碳水化合物较少，蛋清中的碳水化合物主要是甘露糖和半乳糖，与蛋白质结合；蛋黄中的碳水化合物主要是葡萄糖，大部分以与磷酸质、磷蛋白结合的形式存在。蛋类脂肪主要集中在蛋黄内，呈乳酸状，大部分为中性脂肪，还有一定量的卵磷脂和胆固醇。脂肪分散成细小颗粒，故易消化吸收。

铁、磷、钙等矿物质和维生素 A、维生素 D、维生素 B_1 和维生素 B_2 多集中在蛋黄内，蛋黄中铁与磷蛋白结合而吸收率不高。此外蛋黄还含有较高胆固醇，由此可见，蛋黄比蛋清含有更多营养成分。

（三）加工烹调对蛋类营养价值的影响

通常的烹调加工方法，如煮、煎、炒、蒸、腌等，除维生素 B_1 少量损失外，对其他营养成分影响不大。烹调中加热不仅具有杀菌作用，且可提高其消化吸收率。因为生蛋清含有抗生物素和抗胰蛋白酶，加热后这些成分被破坏，蛋白质消化吸收和利用更完全，故不宜生吃鲜蛋。

六、乳类及乳制品的营养价值

乳类是营养成分齐全、组成比例适宜、易消化吸收、营养价值高的天然食品，能满足初生婴儿迅速生长发育的全部需要。乳类食品中以牛乳的食用最普遍，适合于母乳不足婴儿、病患和老年人等人群。与人乳相比牛乳含蛋白质较多，而乳糖低于人乳，故以牛乳代替母乳时，应经适当调整成分，使其接近人乳组成，以有益于婴儿生长发育。乳类主要提供优质蛋白质、维生素 A、维生素 B_2 和钙。除牛乳外，常用的还有羊乳和马乳。

（一）乳类的营养价值

乳类是主要由水、脂肪、蛋白质、乳糖、矿物质、维生素等组成的复杂乳胶体。乳味温和，稍有甜味，具有由低分子化合物如丙酮、乙醛、二甲硫、短链脂肪酸和内酯形成的特殊香味。牛乳的比重（D_4^{20}）平均为 1.032，比重大小与乳中固体物质含量有关。乳类各种成分，除脂肪含量变动较大外，其余基本稳定，故比重可作为评价鲜乳的简易指标。

1. 蛋白质

牛乳中蛋白质含量平均为 3.0%，主要由 79.6% 酪蛋白、11.5% 乳清蛋白和 3.3% 乳球蛋白组成。酪蛋白属于结合蛋白，与钙、磷等结合，形成酪蛋白胶粒，以胶体悬浮液存在于牛乳中；其结合方式是部分钙与酪蛋白结合成酪蛋白酸钙，再与胶体状态的磷酸钙形成酪蛋白钙-磷酸钙复合胶粒，该结合蛋白对酸敏感。乳清蛋白属热敏性蛋白，受热凝固，对酪蛋白有保护作用。乳球蛋白与机体免疫有关。乳蛋白质消化吸收率为 87%～89%，BV 为 85，为优质蛋白。因牛乳中蛋白质含量较人乳高 3 倍，且酪蛋白与乳清蛋白构成比与人乳构成比恰好相反，通常利用乳清蛋白改变其构成比，使之与母乳构成相近。

2. 脂肪

乳脂肪含量约为 3.0%，以微粒状脂肪球分散在乳浆中，吸收率达 97%。乳脂肪中脂肪酸组成复杂，水溶性挥发性脂肪酸，如丁酸、己酸、辛酸含量较高，也是乳脂肪风味良好及易于消化的原因。油酸、亚油酸和亚麻酸分别占 30%、5.3% 和 2.1%，此外还有少量卵磷脂、胆固醇等。

3. 碳水化合物

牛乳中的碳水化合物主要为乳糖，比人乳含量低，甜度为蔗糖的 1/6，有调节胃酸、促进胃肠蠕动和消化液分泌作用；还能促进钙的吸收和助长肠内乳酸杆菌繁殖，抑制腐败菌生长。用牛乳喂养婴儿时，除调整蛋白质含量和构成外，还应注意适当增加甜度。

4. 矿物质

乳中矿物质含量为 0.7%～0.75%，富含钙、磷、钾。100mL 牛乳中含钙 110mg，且吸收率高，是钙良好来源。牛乳中的铁含量低，用牛乳喂养婴儿时，应注意补充铁。

5. 维生素

乳含有人体所需的各种维生素，其含量与饲养方式有关，例如放牧期牛乳中维生素 A、维生素 D、维生素 C 的含量，较冬春季在棚内饲养有明显增多。

（二）乳制品及其营养价值

乳制品包括液态乳、奶粉、酸奶、奶油、奶酪和其他（炼乳、奶片、奶皮等）。

1. 液态乳

液态乳分为巴氏杀菌乳和灭菌乳。前者消毒温度在 100℃ 以下，可短暂低温存放；后者经瞬间超高温灭菌（135℃ 以上），可在室温中保存较长时间。两种纯牛乳的质量标准都要求蛋白质含量不得低于 2.9%。灭菌调味乳的蛋白质不低于 2.3%，脂肪含量一般比纯牛乳低 0.2%～0.5%。

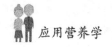

2. 奶粉

根据食用要求，奶粉又分为全脂奶粉、脱脂奶粉、全脂加糖奶粉、调味奶粉。

（1）全脂奶粉：鲜乳消毒后，除去70%～80%水分，采用喷雾干燥法，制成雾状微粒。全脂奶粉溶解性好，对蛋白质性质、奶色香味及其他营养成分影响均很小。

（2）脱脂奶粉：生产工艺同全脂奶粉，原料乳经过脱脂过程，可使脂溶性维生素损失。此奶粉适合于腹泻婴儿及限制摄入脂肪的患者。

（3）调味奶粉：又称人乳化奶粉，以牛乳为基础，按照人乳组成模式和特点，加以调制而成，各种营养成分含量、种类比例接近母乳。如改变牛乳中酪蛋白含量及与乳清蛋白的比例，补充乳糖，适度强化维生素A、维生素D、维生素B_1、维生素B_2、维生素C、叶酸和微量元素等。

3. 酸奶

酸奶通常分为三类：纯酸牛奶，指以牛乳或乳粉为原料，脱脂或不脱脂，经发酵制成的产品，乳酸菌含量通常在10^7以上；调味酸奶，指添加了糖或调味剂等辅料的酸奶；果味酸奶，指添加了天然果料等辅料的酸奶。乳经过乳酸菌发酵后，乳糖变成乳酸，蛋白质凝固和脂肪不同程度水解，形成独特风味。酸奶营养丰富，更易消化吸收，还可刺激胃酸分泌；乳酸菌中乳酸杆菌和双歧杆菌为肠内益生菌，在肠内生长繁殖，可抑制肠内腐败菌生长繁殖，调整肠内菌群，防止腐败胺类对人体产生不利影响，对维护人体健康有重要作用。酸奶适合于消化功能不良的婴幼儿、老年人，并可减轻乳糖不耐受症状。

4. 炼乳

炼乳，也叫浓缩乳，种类较多，按其成分可分为甜炼乳、淡炼乳、全脂炼乳、脱脂炼乳，还可添加维生素D等营养素制成各种强化炼乳。

（1）甜炼乳：牛乳中加入约16%蔗糖，经减压浓缩到原体积40%的乳制品。成品蔗糖含量为40%～45%，渗透压增大，保质期较长。因甜度高，食前需加大量水分冲淡，使蛋白质等营养成分相对降低，故不宜用于喂养婴儿。

（2）淡炼乳：不加糖炼乳，又称蒸发乳。将牛乳浓缩到原体积33%左右后装箱密封，经加热灭菌制成利于保存的乳制品。与甜炼乳相比，一是不加糖；二是进行了均质操作，以防止脂肪上浮，使用适当压力和温度，使脂肪球变小后表面积变大，增加脂肪球表面酪蛋白的吸附，脂肪球比重增大，上浮能力变小；三是经灭菌处理，灭菌温度通常在116℃保持16min。

淡炼乳经高温灭菌后，维生素B_1有损失，若予增补，其营养价值与鲜乳几乎相同，高温处理后形成的软凝乳块，经均质处理脂肪球微细化，均有利于消化吸收，所以淡炼乳适于喂养婴儿。

5. 复原乳

复原乳因加工工艺的不同分两种：一种为全脂奶粉溶解后制成的液体乳，又称还原乳；另一种为脱脂奶粉、无水奶油分别溶解后按一定比例混合，再加入50%鲜乳制成的液体乳，又称再制乳。两种复原乳的组分都接近普通牛乳，但经过两次超高温处理后，营养成分较纯鲜乳有一定损失。我国自 2005 年 10 月 15 日起，凡在加工过程中添加复原乳的乳制品，须在产品包装紧邻产品名称旁，醒目标注"复原乳"，并在产品配料表中如实标注复原乳所占原料比例。

6. 奶油

奶油是牛乳分离的脂肪制成的产品，含脂肪 80%～83%，含水量小于 16%，主要用于佐餐和面包、糕点制作。

(三) 常用的消毒

1. 巴氏消毒法

巴氏消毒法，能杀死繁殖型微生物的 92% 及几乎全部的病原菌，但不能杀死芽胞，故只能短期延长牛乳的保存期。此法因加热的温度与时间不同，又可分为 3 种：①低温长时间法：将牛乳加热至 63℃后保持 30min。试验证明抵抗力最强为结核杆菌，经 63℃加热，6min 便杀灭。实际上，在 63℃下，前 10min 即可杀灭大部分的病原菌，中间的 10min，个别抵抗力较强的病原菌也被杀死。最后 10min 是加强灭菌效果。②高温短时间法：将牛乳加热至 80～85℃，保持 10～15s。③超高温瞬时法：将牛乳加热 130～150℃，保持 0.55～3.0s。

巴氏消毒后的牛乳，必须快速冷却至 6℃以下，防止残留的耐热性生长型微生物繁殖，造成其变质。规范的巴氏消毒对乳类的营养组成和性质多无明显影响，但对热不稳定的维生素 C 和维生素 B_1 可损失 20%～25%。

2. 煮沸消毒法

将牛乳加热到 100℃至沸腾为止，缺点是营养素损失较多，优点是简便易行，适用于家庭。

3. 蒸笼消毒法

将生乳先装瓶、加盖后，放在蒸笼中加热至蒸气上升后维持 10min，此时乳温可达 80℃，适用于无消毒设备的工厂。

第四节　调味品及其他食品

调味品、食用油脂、茶、酒、糖果和巧克力等其他食品，不仅是满足食物烹调加工以及人们饮食习惯的需要，也是补充人体营养素的一个重要途径。

一、调味品的分类

习惯上，调味品是指以粮食、蔬菜等为原料，经发酵、腌渍、水解、混合等工艺制成的各种用于烹调调味和食品加工的产品以及各种食品的添加剂，可分为以下 6 类。

（一）发酵调味品

发酵调味品是以谷类和豆类为原料，经微生物酿造工艺生产的制品，包括酱油类、食醋类、酱类、腐乳类、豆豉类、料酒类等多个门类。各门类又分天然酿造品和配制品。

（二）酱腌菜类

酱腌菜类包括酱渍、糖渍、糖醋渍、糟渍、盐渍等各类制品。

（三）香辛料类

香辛料类是以天然香料植物为原料制成的产品，包括辣椒制品、胡椒制品、其他香辛料干制品及配制品等，以及大蒜、葱、洋葱、香菜等生鲜蔬菜类调味品。

（四）复合调味品类

复合调味品类包括固态、半固态和液态的复合调味料；也可按用途划分为开胃酱类、风味调料类、方便调料类、增鲜调料类等。

（五）其他调味品

其他调味品包括盐、糖、调味油以及水解植物蛋白、鲣鱼汁、海带浸出物、酵母浸膏、香菇浸出物等。

（六）各种食品添加剂

食品添加剂是指为改善食品品质和色、香、味以及防腐和加工工艺的需要而加入食品中的化学合成或天然物质，包括味精、酶制剂、柠檬酸、甜味剂、酵母、香精香料、乳化增稠剂、品质改良剂、防腐剂、抗氧化剂、食用色素等。

《中国食物成分表（标准版）》中调味品分为酱油、醋、酱、腐乳、咸菜类、香辛料和盐、味精及其他调料 7 个亚类，不包括糖、食用油等。

二、烹调常用调味品的特点和营养价值

调味品除了具有调味价值之外，大多也具有一定的营养价值和保健价值。其中部分调味品因为使用量非常少，其营养价值并不十分重要。但也有部分调味品构成了日常膳食的一部分，对维持健康起着不可忽视的作用。故调味品的选择和饮食习惯往往对人们的健康有着相当大的影响。

（一）酱油和酱类调味品

1. 酱油和酱类调味品的定义及分类

酱油和酱是以小麦、大豆及其制品为主要原料，接种曲霉菌种，经发酵酿制而成。

（1）酱油品种繁多，分为风味酱油、营养酱油、固体酱油三大类。

1）风味酱油中的日式酱油加入了海带汁、鲣鱼汁，另一些中式风味酱油加入了鸡精、鱼露、香菇汁、香辛料等，不仅增加鲜味，也使营养价值有所提高。

2）营养酱油起步较晚，主要包括减盐酱油和铁强化酱油两类。铁强化酱油中添加了EDTA铁（卫生部规定NaFeEDTA在酱油中添加剂量1.75～2.10mg/mL）。

3）固体酱油是将酱油真空浓缩后再加入食盐和鲜味剂制成的产品。

（2）酱类包括了以豆类和面粉、大米等为原料发酵制成的各种半固体咸味调味料。按照原料的不同，可分为以豆类为主制成的豆酱（大酱）、以豆类和面粉混合制作的黄酱、以面粉为主的甜面酱、以蚕豆为主的蚕豆酱和豆瓣酱、以大豆和大米制成的日本酱等。此外，在酱中加入其他成分可以制成各种花色酱，如加入肉末和辣椒的辣味牛肉酱等。

2. 酱油和酱类调味品的营养价值

豆、麦等原料经过微生物和酶的作用，原料中的蛋白质降解生成氨基酸、多肽等含氮物质；淀粉分解为双糖和单糖；部分糖类发酵产生醇和有机酸，并进一步生成具有芳香气味的酯类；氨基酸与糖类通过美拉德反应生成芳香物质和类黑素，使其具有较深的颜色。酱油和酱的营养素种类和含量与其原料有很大的关系。

（1）蛋白质与氨基酸。酱油和酱的鲜味主要来自于含氮化合物，含量高低是其品质的重要标志。优质酱油总氮含量1.3%～1.8%，氨基酸态氮不低于0.7%，其中谷氨酸含量最高，其次为天门冬氨酸，这两种氨基酸均具鲜味。此外，增鲜酱油还添加了0.001%～0.1%的5′-肌苷酸钠和5′-鸟苷酸钠，使氨基酸的鲜味阈值更低，鲜味更加鲜明和自然。

以大豆为原料制作的酱，蛋白质含量较高，可达10%～12%；以小麦为原料的甜面酱，蛋白质的含量小于8%。若在制作过程中加入了芝麻等蛋白质含量高的原料，则蛋白质的含量可达到20%以上。各种酱的氨基酸态氮与酱油中的含量大致类似，黄酱不低于0.6%，甜面酱不低于0.3%。

（2）碳水化合物和甜味物质。酱油中含有少量还原糖和少量糊精，也是构成酱油浓稠度的重要成分。甜味成分包括葡萄糖、麦芽糖、半乳糖以及甜味氨基酸，如甘氨酸、丙氨酸、苏氨酸、丝氨酸、脯氨酸等。糖的含量差异在不同品种之间较大，从小于3%到20%不等。还原糖黄酱中含量很低，甜面酱中则近20%。

（3）维生素和矿物质。酱油中含有一定数量的B族维生素，其中维生素B_1含量0.01mg/100g，维生素B_2含量0.05～0.20mg/100g，烟酸大于1.0mg/100g。酱类中维生素B_1含量与原料含量相当，而维生素B_2含量在发酵之后显著提高，一般在0.1～0.4mg/100g，烟酸较高，达1.5～2.5mg/100g。此外，经发酵产生了植物性食品中没有的维生素B_{12}，对素食者预防维生素B_{12}缺乏具有重要意义。

酱油和酱中咸味来自氯化钠。酱油中氯化钠含量在12%～14%，是膳食钠的主要来源之一。减盐酱油氯化钠含量较低，约为5%～9%。酱类的含盐量，通常在7%～15%。

（4）有机酸和芳香物质。酱油中有机酸含量约2%，其中60%～70%为乳酸，还有少量琥珀酸，其钠盐也是鲜味的来源之一。酱油的香气成分主体为酯类物质，包括醋酸己酯、乳酸乙酯、乙酸丙酯、苯甲酸丙酯、琥珀酸乙酯等约40种酯类，此外还有醛类、酮类、酚类、酸类、呋喃类、吡啶类等共 200 余种呈香物质，其中酱油的特征香气成分被认为是 4-羟基-2（5）-乙基-5（2）-甲基-3（2H）-呋喃酮，含量仅 0.02% 左右。

酱类含有多种有机酸，包括柠檬酸、琥珀酸、乳酸、乙酸、焦谷氨酸等。酱类含有乙醇 0.1%～0.6%，此外还含有少量异戊醇、丁醇、异丁醇和丙醇等。这些成分与微量脂肪形成酯类，形成乙酸丁酯、乙酸己酯、乙酸异戊酯、乳酸乙酯等。各种脂肪酸与乙醇成酯，也有助于酱的香气和口感。此外，醛类也是酱香气的主要来源，包括 200～300ppm 的乙醛、异戊醛、异丁醛等。熟化的时间越长，酱的香气物质产生量越多，于是质量也越好。

（二）醋类

醋是一种常用的调味品，按原料分为粮食醋和水果醋；按生产工艺分为酿造醋、配制醋和调味醋；按颜色分为黑醋和白醋。目前大多数食醋都属于以酿造醋为基础调味制成的复合调味酿造醋。粮食醋的主要原料是大米、高粱、麦芽、豆类等加上麸皮。通过蒸煮使淀粉糊化，在霉菌分泌的淀粉酶作用下转变为小分子糊精、麦芽糖和葡萄糖，再经酵母发酵，转变成酒精，再经醋酸发酵产生有机酸。其中加入少量盐、糖、鲜味剂和各种香辛料，可以制成各种调味醋。

与酱油相比，醋中蛋白质、脂肪和碳水化合物的含量都不高，但却含有较为丰富的钙和铁。

粮食醋的主要酸味来源是醋酸，但醋酸菌发酵还可产生多种有机酸，包括乳酸、丙酮酸、苹果酸、柠檬酸、琥珀酸、α-酮戊二酸等。发酵过程中未被氧化成酸的糖类，包括葡萄糖、蔗糖、果糖、鼠李糖等以及甘氨酸、丙氨酸、色氨酸等氨基酸可提供甜味。在醋的储藏后熟期间，羰氨反应和酚类氧化缩合产生类黑素，使醋的颜色逐渐加深。各种有机酸与低级醇类产生多种酯类物质，辅以少量醛类、酚类、双乙酰和 3-羟基丁酮等，构成醋的复杂香气。

水果醋的主要原料是苹果、葡萄、柠檬、菠萝、柿子、香蕉、草莓等水果，其中的糖分经过乙醇发酵、醋酸发酵而产生各种有机酸类。苹果醋中除了醋酸之外，还含有柠檬酸、苹果酸、琥珀酸、乳酸等成分；葡萄醋尚含有酒石酸、琥珀酸和乳酸。水果醋的酸含量可达 10% 以上。醋的总氮含量在 0.2%～1.2%。碳水化合物含量差异较大，多数在 3%～4%，而老陈醋可高达 12%，白米醋仅为 0.2%。氯化钠含量在 0～4%，多数在 3% 左右。水果醋含酸量约 5%，还原糖 0.7%～1.8%，总氮 0.01% 左右。

（三）盐

咸味是食物中最基本的味道，而膳食中咸味的来源是食盐，也即 NaCl。Na^+ 可提供最纯正的咸味，而 Cl^- 为助味剂。钾盐、铵盐、锂盐等也具有咸味，但咸味不正且具有一定苦味。

食盐按其来源可分为海盐、井盐、矿盐和池盐。按加工精度，可分为粗盐（原盐）、洗涤盐和精盐（再制盐）。粗盐中含有氯化镁、氯化钾、硫酸镁、硫酸钙以及多种微量元素，因而具有一定的苦味。粗盐经饱和盐水洗涤除去其中杂质后称为洗涤盐，经过蒸发结晶可制成精盐。精盐 NaCl 含量大于 90%，色泽洁白，颗粒细小，坚硬干燥。精制食盐经过调味或调配，可以制成各种盐产品。

自 1996 年起我国普遍推广加碘食盐，添加碘 20～50mg/kg，以预防碘缺乏。低钠食盐中 1/3 的 NaCl 被钾盐替代，包括氯化钾和谷氨酸钾等，可在基本不影响调味效果的同时减少钠的摄入量。加入调味品制成的花椒盐、香菇盐、五香盐、加鲜盐等产品的营养价值与普通食盐基本一致。

盐每日必用，使用数量基本恒定，是营养强化的绝佳载体之一。已开发的营养型盐制品包括钙强化营养盐、锌强化营养盐、硒强化营养盐、维生素 A 盐，复合元素强化盐以及富含多种矿物质的竹盐等。

食盐不仅提供咸味，也是食品保存中最常应用的抑菌剂。每一类食品都具有被普遍认同的食盐浓度。在食品加工当中，单独食用的食物食盐浓度较低，与主食配合食用者则相对较高。低温或常温环境食用的食物食盐浓度较低，高温环境食用的食物食盐浓度较高。此外，食盐浓度也需要与甜味剂、酸味剂、鲜味剂的浓度相协调。

健康人群每日摄入 6g 食盐即可完全满足机体对钠的需要。摄入食盐过量，与高血压的发生具有相关性。中国居民平均摄盐量远高于推荐数值，应在日常生活中注意控制食盐数量，尤其已患有高血压、心血管疾病、糖尿病、肾脏疾病和肥胖等疾病的患者应选择低钠盐，并注意调味清淡。

须特别注意的一个问题：咸味和甜味可相互抵消，在 1%～2% 食盐溶液中添加 10% 的糖，几乎可完全抵消咸味。因而很多甜咸两味的食品中，食盐浓度要比感觉到的水平更高。另一方面，酸味则可强化咸味，在 1%～2% 的食盐溶液中添加 0.01% 的醋酸，就会感觉到咸味更强，因此烹调中加醋调味可减少食盐的用量，从而有利于减少钠的摄入。

（四）糖和甜味剂

食品中天然含有的各种单糖和双糖都具有甜味，以果糖甜度最高，蔗糖次之，乳糖甜度最低。日常使用的食糖主要为蔗糖，是食品中甜味的主要来源。蔗糖可以提供纯正愉悦的甜味，也具有调和百味的作用，为菜肴带来醇厚的味觉，在炖烧菜肴中还具有促进美拉德反应而增色增香的作用。

食用蔗糖主要分为白糖、红糖两类，前者又可分为白砂糖和绵白糖两类。白砂糖纯度最高，大于 99%；绵白糖纯度仅 96% 左右，还含有少量还原糖类，其吸湿性较强，容易结块。红糖含蔗糖 84%～87%，水分 2%～7%，少量果糖和葡萄糖以及较多的矿物质，其褐色来自羰氨反应和酶促褐变所产生的类黑素。

除蔗糖之外，很多小分子碳水化合物都能够提供甜味，也广泛地应用于食品当中。果糖和葡萄糖的甜味有清凉感，因其具有较大的负溶解热，可带走口腔中的能量所致；果糖、葡萄糖、乳糖、麦芽糖等甜味来源具有和蔗糖相等的能量值，但因果糖甜度高于蔗糖，达到同样甜度时能量低于蔗糖。

木糖醇、山梨醇、甘露醇等糖醇类物质为糖类加氢制成，为保健型甜味剂，不升高血糖，不引起龋齿，且保持了糖类的基本物理性质，已广泛应用于糖尿病、减肥者食用的甜食以及口香糖、糖果等食品当中。

现代食品工业经常使用淀粉水解生产的淀粉糖产品代替蔗糖提供甜味，其中主要包括淀粉糖浆和果葡糖浆。淀粉糖浆也称玉米糖浆，是淀粉不完全水解的产物，其中含有糊精、麦芽糖、葡萄糖。果葡糖浆是淀粉糖浆中一部分葡萄糖异构为果糖所得的产品，以不同果糖含量来表示其甜度。此外，一些低聚糖也成为食用甜味剂的一部分，如帕拉金糖、低聚果糖、低聚麦芽糖等。

（五）油脂类

根据来源，食用油脂可分为植物油和动物油两大类。常见的植物油包括豆油、花生油、菜籽油、芝麻油、玉米油等；常见的动物油包括猪油、牛油、羊油、鱼油等。

1. 油脂的组成特点与营养价值

油脂是甘油和不同脂肪酸组成的酯。植物油含不饱和脂肪酸多，熔点低，常温下呈液态，消化吸收率高。动物油以饱和脂肪为主，熔点较高，常温下一般呈固态，消化吸收率不如植物油高。

植物油的脂肪含量通常大于99%，还含有丰富的维生素E，少量的钾、钠、钙和微量元素。动物油的脂肪含量未提炼前为90%左右，提炼后也可大于99%。动物油所含维生素E不如植物油高，但含少量维生素A，其他营养成分与植物油相似。各种常用食用油脂的脂肪酸含量，见表2-7。各品牌油脂产品的脂肪酸含量可参见《中国食物成分表（标准版）》。

表2-7 各种食用油脂的脂肪酸含量比较

品名 \ 类别	SFA	MUFA $\omega-9$ （油酸）	PUFA $\omega-6$ （亚油酸）	PUFA $\omega-3$ （α-亚麻酸、EPA、DHA）
亚麻子油	10%	23.10%	15.20%	56.5%～64%
深海鱼油	20%～30%	20%～45%	1%～7%	20%～26%
沙棘油	5%～8%	27.5%～38.6%	16%～32.5%	25.5%～32.3%
橄榄油	9%～11%	84%～86%	4%～7%	1%
山茶油	10.50%	76.80%	11.60%	0.70%
杏仁油	8.20%	69.40%	17.40%	0%
红花子油	8.50%	11.70%	78.60%	0.30%
核桃油	8%	23.60%	60.40%	7.90%
葡萄子油	10.66%	19%	70%	0%
豆油	10%～13%	20%～25%	50%～55%	7%
花生油	17%～18%	50%～68%	22%～28%	0%
玉米油	10%～13%	23%～30%	56%～60%	1%
猪油	30%～40%	23%～30%	56%～60%	0%
棉籽油	23%～22%	15%～40%	50%～55%	0%
菜籽油	5%～10%	70%～80%	5%～10%	0%
葵花子油	21%	19%	59%	1%

2. 油脂的合理利用

植物油是必需脂肪酸的重要来源，为了满足人体的需要，在膳食中不应低于总脂肪来源的 50%。动物油的脂肪组成以饱和脂肪酸为主，长期大量食用，可引起血脂升高，增加心脑血管疾病的危险性，因此在高血脂病人中要控制食用。

植物油因含有较多的不饱和脂肪酸，易发生酸败，产生一些对人体有害的物质，因此不宜长时间存储。动物油脂虽然不如植物油容易发生酸败，但存储时间也不宜过长，一般存储温度在 0℃时，可保存两个月左右；在 -2℃时，可保存 10 个月左右。

3. 主要油脂的特点和营养价值

（1）豆油是利用大豆经溶剂浸出而获得的。大豆毛油富含维生素 E，经脱臭处理后，大部分维生素 E 被分离除去，精炼豆油中维生素 E 平均含量为 93.08mg/100g；同时豆油的不饱和脂肪酸含量提高，故豆油极易氧化酸败。精炼豆油在储存过程中会出现色泽加深的现象，比其他油脂要明显得多。

（2）菜籽油取自油菜籽，其脂肪酸的组成受气候、品种等影响较大，如寒带地区芥酸含量较低、亚油酸含量相对较高；气温较高的地区则相反。

我国部分地区传统菜籽油的脂肪酸组成范围为：棕榈酸 2%～5%，硬脂酸 1%～2%，油酸 10%～35%，亚油酸 10%～20%，亚麻酸 5%～15%，芥酸 25%～55%，花生四烯酸 7%～14%。传统菜籽油的芥酸含量较高，一般为 20%～60%，还含有芥子苷，含量 1%～2%。因芥酸大量存在，曾引起营养学领域的极大争议：有研究发现，用占膳食能量 5% 菜籽油（含芥酸 45%）的食物喂养幼鼠，可见心肌出现脂肪沉积和纤维组织形成，但人群食用多年，并未出现类似的现象。目前已经培育出不含芥酸或低芥酸的菜籽品种。

传统菜籽油中存在一定量的硫氰化合物，有较大的毒性，如引起甲状腺肿大等。现代油脂加工中，通过碱炼吸附、脱色吸附和真空脱臭等工序可使菜籽油中的含硫化合物降至 5ppm 以下，大部分有毒的含硫化合物则留在了菜籽饼粕中，而将菜籽饼粕经过脱毒后就能用做动物饲料。精炼菜籽油是一种性能良好的烹调油、煎炸油。

（3）花生油具有独特的花生气味和风味，一般含有较少的非甘油酯成分，色浅质优，可直接用于制造起酥油、人造奶油和蛋黄酱，也是良好的煎炸油。

花生油的脂肪酸组成较独特，含 6%～7% 的长碳链脂肪酸（二十烷酸、二十二烷酸、二十四烷酸），故花生油在冬季或冰箱中多呈固体或半固体，其熔点为 5℃，比一般的植物油要高。花生油具有良好的氧化稳定性，是良好的煎炸油；但因其含有少量磷脂，若不去除，煎炸时易起泡沫而溢锅。

（4）棉籽油是皮棉加工的副产品，其整籽含油 17%～26%，籽仁含油 40% 左右。

棉籽油的主要脂肪酸组成为：棕榈酸 22%，油酸 18%，亚油酸 56%，与花生油的主要脂肪酸相似，与其他油的不同之处是其含有 0.1%～0.3% 的环丙烯酸，多认为对生物体有不利作用，采用脱臭工序可使其失活，氢化也可使之失活。故高级棉籽烹调油中不含有环丙烯酸。

棉籽油含 16%～23% 的饱和脂肪酸，较其他食用油脂如葵花子油、豆油等含量稍高，其熔点也较高，因此较低温度下呈浑油分层现象，有固体析出。制造棉籽油色拉油必须经过冬化处理，处理后分出的固态脂是制造人造奶油及起酥油的很好原料。

棉籽仁含 1% 棉酚，棉酚有抗氧化作用，但游离的棉酚对非反刍动物有抗生育效能；精炼后可使棉酚含量降至 0.01% 左右，同时也使维生素 E 的含量降低。故精炼棉籽油的货架寿命很短，一般需添加抗氧化剂来提高它的保存期。

（5）玉米油，又称玉米胚芽油、粟米油。玉米胚芽占全玉米粒 7%～14%，胚芽含油 36%～47%。玉米油的脂肪酸组成较稳定，饱和脂肪酸占 14%，不饱和脂肪酸占 86%，在不饱和酸中油酸及亚油酸的比例约为 1∶2.5。玉米不同部分提取的油脂脂肪酸组成略有差别，以胚芽油的亚油酸含量较高，饱和脂肪酸含量较低。玉米油富含维生素 E，虽然不饱和程度高，但热稳定性较好。

（6）向日葵油又叫葵花子油，盛产于乌克兰、俄罗斯、加拿大、美国等，我国东北和华北地区也有较大量生产。向日葵的籽仁含油 20%～40%。向日葵油含饱和脂肪酸 11% 左右，不饱和脂肪酸 89%。不饱和脂肪酸中油酸和亚油酸的比例约为 1∶3.5，是为数不多的高亚油酸油脂之一，类似玉米油。

向日葵油一般呈淡琥珀色，精炼后与其他油相似，呈淡黄色，是良好的食用油之一，但不宜单独用于煎炸食品。向日葵油富含维生素 E（54.6mg/100g）和绿原酸（水解可生成咖啡酸，具有抗氧化作用），故向日葵油的氧化稳定性很好。

（7）芝麻油是我国最古老的食用油之一，其产量位居世界之首。芝麻品种众多，有白、褐、黄及黑色等芝麻，各类芝麻平均含油约 45%～58%。

不同工艺加工芝麻油，方法不同，其色味也不同。压榨法提取的油色泽浅、香味不浓；水代法制备的芝麻油（常被称作为小磨香油）色泽深、香味浓；浸出法在芝麻饼中提取的芝麻油，经过碱炼、脱臭等工艺处理后，其香味几乎完全消失。芝麻中的香味成分主要是 C4-C9 直链的醛及乙酰吡嗪等。近年来，日本改进了压榨方法（大于 130℃），也能从压榨法取得与水代法色香味类似的芝麻油。

芝麻油的主要脂肪酸组成与花生油和棉籽油相似，含饱和脂肪酸 20%，不饱和脂肪酸中油酸和亚油酸基本相当。芝麻油的脂肪酸组成比较简单，典型的组成为：棕榈酸 9%、硬脂酸 4%、油酸 40%、亚油酸 46%，其他如亚麻酸、花生酸等含量较少。油脂制取方式对脂肪酸组成影响不大。

芝麻油的维生素 E 含量也不低（68.53mg/100g），且稳定性很高，保质期也很长，缘于芝麻粗油中含有 1% 左右的芝麻酚、芝麻素等天然抗氧化剂。

芝麻油一般不作为烹调油使用，适合凉拌菜用油。根据芝麻油的性质，它也适合制取人造奶油、起酥油及煎炸油。

（8）猪脂，俗称猪油，是我国动物油脂中食用量最大的一种，是指从猪的特定内脏的蓄积脂肪（猪杂油）及腹背部等皮下组织中提取的油脂（猪板油），前者脂肪较硬，熔点高（35～40℃），后者脂肪较软，熔点低（27～30℃）。

猪脂的提取方法，一般有干法和湿法两种。干法即直接在120℃熬煮；湿法是先加少量水，再在较低温度（105℃左右）下熬煮。湿法提取油的质量比干法要好，通常称为优质蒸煮猪油。

猪油中的饱和脂肪酸的含量很高，具有独特的风味，一般无须精制。经过精制的猪油称为精制猪油。猪油具有独特的香味，在我国主要用于烹调食用。目前，通过酯交换后的改性猪油是一种性能良好的起酥油，广泛应用于食品工业。

猪油中含有110mg/100g左右的胆固醇，精制猪油中胆固醇含量可降低50%。

此外，猪油中的天然抗氧化剂的含量很低，致使其保质期很短，但可以通过添加维生素E等抗氧化剂来延长它的储存期。

第五节　食疗与药膳

中国古有"寓医于食""医食同源"之说，明代多版本的《食物本草》是以记载食、药两用植物、动物等为特色的本草专著，曾被《本草纲目》作者李时珍大量引用，是中医食疗类著作的经典代表。其有关"夫为医者，当须先洞晓病源，知其所犯，以食治之，食疗不已，然后命药"以及"安身之本，必资于食；救疾之速，必凭于药。不知食宜者，不足以存生也；不明药忌者，不能以除病也"的阐述，可见食疗、药膳在疾病防治中的地位。

"食疗"与"药膳"既有联系，又有区别。"食疗"顾名思义，是基于食物的饮食疗法，即利用各种食物，经烹调加工和饮食活动而实施，它根据各人不同的体质或不同的病情，选取常规食物或药食两用食物，通过合理的烹调加工，制成具有一定色、香、味、形的美味食品。"药膳"则是在"食疗"的基础上，添加部分中药材，运用传统的饮食烹调技术和现代加工方法，制成的有一定色、香、味、形，且含有一定药物成分的食品。它们都是以养身防病、治疗康复和益寿延年为目的。区别在于是否在制备过程中添加了药食两用食物之外的中药材，若有添加，则应限定药膳的实施范围，并依据中医方剂学等选择合适的剂型。

一、药膳（food medicine）及相关术语

药膳是在中医理论指导下，利用食物本身或在食物中加入特定中药材，将其进行合理的组方配伍，采用传统和现代科学技术加工制作成具有独特色、香、味、形、效的膳食或食品。该膳食食品的功效以养生、保健为主，治疗为辅，且适用于相应的人群。

1. **药食同源（homology of medicine and food）**

药食同源是中医药养生的基本理论之一，认为药物与食物均来源于自然界，不仅外部

的形、色相似，作用于人体的性能如"气""味""升""降""补""泻"也具有一致性。"药食两用食物"，指已发文公布的《按照传统既是食品又是中药材物质目录管理办法》所纳入的110种食物，详见附录C。药膳用中药材（含药食两用食物），指已纳入国家中药材标准（《中华人民共和国药典》及相关中药材标准）中的动植物可食用部分（包括食品原料、香辛料和调味品）。

2. 四气五味（four properties and five tastes）

四气是指食物或药物具有寒、热、温、凉4种不同特性，亦称四性。习惯上又常分为寒凉与温热两大类，而介于两类之间，无明显寒热偏性的为平性药（食）物，因平性是相对而言，在药膳中广泛使用。

五味是指辛、甘、酸、苦、咸5种滋味，气味不明显者为淡味。食物或药物均有"五味"特性：①具有阴阳属性，辛、甘、淡属阳，酸、苦、咸属阴；②具有效能特点，辛甘淡苦咸，各有所利，或散、或收、或缓、或急、或坚、或软。五味入口，藏于肠胃，味有所藏，以养五气，气和而生，津液相成，神乃自生。酸味能收能涩，苦味能泄能燥，甘味能补能缓能和，辛味能散能行，咸味能软能下，淡味能渗能利。

3. 亚健康状态（sub-health）

中医传统理论将亚健康归纳为既含中医虚证，也含中医实证、正虚邪实之证，但尚未形成某一明确疾病的状态。结合现代医学技术，可表现为检测指标的临界状态或机体功能的减退，无典型症状或症状表现轻微，未达疾病诊断标准。

4. 体质偏颇（physical bias）

根据《中医体质分类与判定》，体质偏颇是指除平和质外的8种体质人群。

5. 五季与五脏（five seasons with five internal organs）

五季与五脏是指季节与脏腑的关系，将五脏与五季相对应，即肝主春、心主夏、脾主长夏、肺主秋、肾主冬。将季节特征与脏腑功能结合，形成季节的养生规律。

6. 辨证施膳/辨体施膳（dietotherapy according to constitution or syndrome）

辨证施膳或辨体施膳是指运用中医的基本理论与药食的食性理论，在证型或体质辨识基础上，施行对应药膳。

二、药膳实施总原则

以中医整体观为养生理论基础，以"五谷为养，五果为助，五畜为益，五菜为充"为膳食结构，因人施膳、因时施膳、因地施膳。在保证人体日常营养所需基础上，根据食用者自身身体情况，适量补充或替代食用药膳类食品。

1. 因人施膳（人群实施原则）

将人群分为健康人群、亚健康人群和体质偏颇人群，不包括孕产期妇女、6岁以下婴幼儿。①健康人群：无特定（包括平和质人群）；②亚健康人群：参照《亚健康中医临床指南》，按肝气郁结、肝郁脾虚、心脾两虚、肝肾阴虚、肺脾气虚、脾虚湿阻、肝郁化火、痰热内扰 8 种常见证候进行辨证施膳；③体质偏颇人群：根据气虚质、阳虚质、阴虚质、痰湿质、湿热质、血瘀质、气郁质、特禀质 8 类偏颇体质辨体（质）施膳。

2. 因时施膳

以阴阳五行理论为基础，以五脏为中心，根据脏器与季节对应关系因时施膳。顺应时令变化规律而调节人体阴阳，如春夏养阳，秋冬养阴。①春季：春主养肝，防风邪，宜理气温中。不宜大补及大辛大热之品，不宜过度饮酒，不宜吃寒凉、油腻、黏滞的食物；宜服温润清爽消郁类药食；②夏季：夏主养心，防暑邪，宜清热祛暑。不宜过食寒凉食物以防伤阳，不宜过食热性及厚味肥腻食物；宜服清凉调心之品；③长夏：长夏主调脾胃，防湿邪，宜清暑利湿。不宜食用辛温助热类食物，食忌滋腻；宜服利湿清淡助运化之药食；④秋季：秋主养肺，防燥邪，宜滋阴润燥。避免食用辛辣刺激食物与大温大热之品；宜服滋阴润肺之品；⑤冬季：冬主养肾，防寒邪，宜温阳收纳。不宜过食燥热之品以防伤阴，注意避免滥补或虚不受补，宜适量服用温热与补益类药食。

3. 因地施膳（地区实施原则）

不同地区，因不同的气候条件、生活环境，使人的生理活动和病理变化有所不同，饮食习惯不尽相同，药膳应用亦有差异。南方地区多炎热潮湿，宜多食清热祛湿之品，而北方多干燥寒冷天气，则宜多食滋润温补食品。

三、药膳应用原则

1. 药物选用与禁用原则

按规定择用"既是食品又是药品的物品""可用于保健食品的物品"以及"保健食品禁用物品"等，详见附录 C。

2. 剂量选择

所用单味中药饮片，人均每次用量应不超过《中华人民共和国药典》规定的每日最大剂量。

3. 数量选择

药膳制备中的药味数量：日常食用的普通剂型，所用的药味数量建议不超过 4 味（调味品除外）；特殊剂型如膏剂/方、酒剂等因制备过程专业性较强，所用药味数，应在专业人员指导下，根据具体情况而定。

4. 剂型选择

粥食类、菜肴类、汤羹类、面点类、饮料类、酒剂、膏剂较常用。

5. 功效选择

根据食（药）性理论：四性、五味、升降、浮沉等。

6. 配伍原则

根据中医学辨证论治、辨证组方的理论原则与方法，在正确辨识机体状态的前提下，可将两种以上的药膳原料配合运用，以达到增强效能的目的。

7. 服用基本禁忌

药膳实施中，应避免进食辛辣、肥腻、生冷等不易消化及有特殊刺激性的食物，并根据个体的用药禁忌而定。不宜混作日常饮食长期服用。

8. 治法原则

沿用中医治法，虚则补之，实则泻之。侧重日常调理，以防病治病，增强体质为宗旨。用药选料与中医治疗有所不同。

四、四季养生药膳

随着生活水平的普遍提升，我国居民膳食结构不合理所致的营养失衡，以及由此而引发的一系列代谢性健康问题日益严峻。超重、肥胖、高脂血症、高血压、糖尿病、心脑血管疾病、恶性肿瘤等，无一不需要日常膳食的调整。节假日暴饮暴食等不节制的行为，也往往是上述疾患突发、复发、加重的主要原因。为此，四季养生，包括注重以中医理论为指导，依据药食同源、医ษ同理原则，基于饮食调养，但更强调辨证辩体施膳、因时因地制宜的药膳，正为越来越多崇尚健康的人士接受与推崇。

药膳，应在精通中医理论的专业人员指导下实施，相比于食疗，药膳更讲究药物、食物与调料形、色、味等的和谐。运用食物、药物所共有的"咸、酸、苦、甘、辛"五味，及食物所特有的"寒、热、温、凉"四气，把握其归经、功用，以及食用者之体质、体力与健康状况，通过适宜的配伍、剂型、剂量及烹饪方法，使"药膳"不仅兼具膳食色、香、味、形的基本要求，更能切合中医调整阴阳为中心的治则治法。

药膳的实施应交由经验丰富的中医医师、中药技师、营养医师、护士以及厨师共同组成的团队来具体负责，更能体现药膳因人、因证、因时、因地制宜的原则，并保障药膳应用中的安全和规范。一些医院已率先搭建各具特色的药膳食疗小组，并强调针对不同疾病、疾病的不同阶段，采用不同的药膳，对证立方用膳个体化治疗原则。

药膳的应用多在辨证的基础上选料配伍，各类食物的用量则可参照中国居民膳食平衡宝塔的推荐，要结合体力活动水平、体质、健康状况、年龄、时令、市场供应等，更要遵循中医方剂所注重的主次辅佐关系，其功效还受烹制方式的影响。按功效特点药膳分为保健药膳与（辅助）治疗药膳两类，前者包含减肥药膳、美容药膳、增智药膳、增力药膳、明目药膳、聪耳药膳、益寿药膳及防病与抗衰老药膳等；后者包含解表药膳、祛痰止咳平喘药膳、健脾助消药膳、清热生津药膳、益阳祛寒药膳、泻下通便药膳、理气止痛药膳、安神助眠药膳等。

个体用膳应首先确定其总量，一般是以一人一次的食用量为基准。一日量则通常指一人二次食用量，以此类推。在总量的范围内，主料的用量以常用量为标准，又可依据养生保健或疾病的辅助治疗等不同目的，调整用量。同时，兼顾到药膳制作中的可操作性，如茶饮、汤粥等操作相对简单，可考虑用一次量；而糕点等操作较为复杂，可考虑多日、多次食用量，保鲜冷藏备用。

集体用膳可参照中国营养学会新近推荐的成人平均摄取标准2000kcal/d，按具体就餐人数、年龄、性别、功效特点等来搭配菜肴、主食的数量与比例。例如10人份的正餐（午餐或晚餐）：主食1000～1500g，可选米、面及杂粮、杂豆类或薯类2～3个品种；蔬菜1500～2000g，分为主菜1～2种、辅菜3～5种，可选不同色彩的根、茎、叶、瓜、豆或菌藻类；新鲜水果1000～2000g，可选1～2种；豆及豆制品250～500g，可选1～2种；鱼、禽、蛋、肉合计500～1000g，可选3～4种，按人份切成小块，便于取食。药膳的烹制工艺既要传承传统药膳炮制加工特色，也应适合现代营养、烹调工艺的发展，采用炖、煨、煮、熬、焖、烧、蒸、炸等多种方法结合，有效控制油、盐、糖等用量，制成药菜、药粥、药酒、药茶等形式多样，色、香、味、形俱佳的宴席。若配合药膳功效的现场讲解，则事半功倍、锦上添花。

春季万物复苏，五脏属肝，宜于升补养阳，少食酸性或有酸味的食物，多食具有升浮性、发散性的食物，以健脾开胃，提升整体免疫功能。

例如，参芪乳鸽——选用乳鸽1只，去毛、去内脏后重约500g，将党参10g、黄芪20g，置鸽腹中缝合，加盐、姜、酒、葱及水适量，可加枸杞15g作点缀，清炖至熟烂。弃药渣，分食鸽肉及汤10份。功用：益气健脾，升阳益胃。适合人群：体弱多病、食欲欠佳、常患伤风感冒者。营养成分：人均摄取蛋白质8.5g、脂肪7.1g、碳水化合物1.6g、胆固醇50mg，约合能量104kcal，可常食。

再如，荠菜冬笋——选用去皮焯水后熟冬笋600g切片，荠菜200g沸水余、冷水激后挤水切末，胡萝卜50g焯水后切末。先用油30g煸炒冬笋，加盐、鲜汤调味煮沸后放入荠菜末，湿淀粉勾稀芡，再煮沸后加入胡萝卜末。功用：清热利水，降压止血。适合人群：高血压、高脂血症及内热口苦、尿血便血者。营养成分：人均摄取蛋白质2.2g、脂肪5.2g、碳水化合物1.7g，约合能量62kcal。

夏季万物华实，气候特点为"暑""湿"。初夏五脏属心，宜于清补，多食性寒味酸的食物，以清新祛暑、清热解毒；长夏五脏属脾，宜于淡补，多食味甘凉寒食物，以利湿、生津止渴。食物应以汤、羹、汁等清淡、松软、水分多易消化为特点，以少量多餐为原则。

例如，翡翠玉麦鸡——玉竹片、麦冬各12g，开水浸泡30min；黄瓜300g，洗净去子，切成半圆薄片，蒜泥、盐、糖、醋及泡汁少量拌匀围边。鸡脯肉400g切薄片，用芡粉、盐、味精及玉竹、麦冬泡液少许上浆，50g油中爆熟盛出。另将玉竹、麦冬及剩余泡液倒入油锅中翻炒、略煮，再加入鸡片拌匀，加盐、糖、胡椒、料酒等略炒即可。功用：养心安神，滋阴健脾。适合人群：肺阴虚、胃热伤津、口渴咽干、干咳少痰，以及糖尿病、冠心病及体虚腰酸者。营养成分：人均摄取蛋白质8.1g、脂肪7.9g、碳水化合物1.5g、胆固醇33mg，约合能量109kcal，可常食。

再如，芦根绿豆粥——鲜芦根350g煎汁30min后去渣留汁，加入洗净的绿豆100g、粳米200g，熬成粥。功用：清暑养胃，生津止渴。适合人群：热病伤津、烦热口渴、舌燥少津、肺热咳嗽、小便赤短者。营养成分：人均摄取蛋白质3.8g、脂肪2g、碳水化合物20.8g，约合能量100kcal，可常食。

秋季天气凉爽，五脏属肺，宜于平补。因天气多"燥"，多发宿患，应慎用新登五谷，多食性味辛甘、温凉的食物，以养阴润燥。

例如，虫草汽锅鸭——全鸭1只，去毛、去内脏、去头、去爪、去脂，洗净后重约1000g，切分成10份装入汽锅内，虫草15g置于其上，加葱结、姜片、花椒、黄酒、盐及清汤适量，上笼蒸至熟烂，食鸭肉虫草及汤。功用：补肾益精，益肺止喘，养胃滋阴。适合人群：久病体弱、肾虚腰膝酸软乏力及肺虚咳喘者。营养成分：人均摄取蛋白质15.8g、脂肪19.8g、碳水化合物2.6g、胆固醇100mg，约合能量250kcal，常食可预防气喘。

再如，上汤芦笋百合——百合150g洗净浸凉水中，芦笋500g用盐稍腌。锅内加鲜汤，先放入百合煮沸3～5min后盛出，与沸水余后芦笋并放碗中。再将锅内汤加酒、盐、味精等调味，倒入碗中。功用：清心润肺，降压防癌。适合人群：心悸失眠、久咳不愈、高血压、肿瘤及高危人群。营养成分：人均摄取蛋白质1.3g、脂肪0.2g、碳水化合物9g，约合能量42kcal，可常食。

太极双耳——植物油30g烧热，加入葱白100g，小火翻炒至葱白变黄，冷却成葱油。黑木耳、白木耳各50g，水发、洗净，沸水余后沥水装盘，趁热加适量盐、糖、味精拌匀，淋上葱油拌和。功用：润肺益肾，益气养阴。适合人群：心悸失眠、久咳不愈、高血压、肿瘤及高危人群。营养成分：人均摄取蛋白质1.1g、脂肪3.1g、碳水化合物3.6g，约合能量47kcal，可常食。

冬季万物闭藏，五脏属肾，宜于温补。食味应减咸增苦，多食具有补肾温阳功效之食物。冬季虽为一年中最宜进补之季节，但忌盲目进补，避免过度进食腻滞厚味而伤脾胃，以培本固元、对证进补为妥。有高热、便秘等阴虚火旺或实热证候者，宜先调整体质，不适宜温补。

例如，芝麻核桃——黑芝麻味甘性平，补血明目，祛风润肠，益肝养发，生津通乳；核桃仁味甘性温，补肾固精，温肺定喘，润肠。两者即可单独焙熟食用，也可等量捣碎，每日各10g，或冲饮或添加于米、面、菜肴中，增香添色。适合人群：身体虚弱，有头发早白、津液不足、大便燥结等症状者，其富含的不饱和脂肪酸，尤其亚油酸、亚麻酸等还助于高血压、高脂血症患者降低血胆固醇、防治血管硬化等。营养成分：人均摄取蛋白质3.4g、脂肪10.5g、碳水化合物2g，约合能量116kcal，可常食。

再如，双补鸡丁——熟地12g、杜仲10g和仙灵脾6g，加水蒸馏制成补肾露约100mL，冷藏备用。鸡脯肉400g切丁浸没于补肾露中2～4h后，再与枸杞子15g、核桃仁碎粒30g加油40g同炒。功用：滋肝润肺，补肾壮阳，健腰膝。适合人群：肾水不足、腰膝酸软、阳痿不举者。营养成分：人均摄取蛋白质8.4g、脂肪7.8g、碳水化合物2g、胆固醇33mg,约合能量111.8kcal,肾亏阳痿男性可常食。

清烩三冬——发好的冬菇150g、冬笋及油菜心各250g,用素油40g炒熟后淋上麻油5g即成,绿、白、棕三色鲜美。功用:益气固表,健脾润肠。适合人群:男女老幼皆宜。营养成分:人均摄取蛋白质1.6g、脂肪4g、碳水化合物2.1g,约合能量50.8kcal。

本章小结

本章详细介绍了谷类,豆类,蔬果类,畜禽水产类,蛋类,奶类及油脂,酱油、盐、糖和醋等主要调味品的营养素构成、营养价值及合理利用,结合上一章系统的营养学基础知识,查阅《中国食物成分表(标准版)》,有助于学员在实践中评估日常膳食中常见食物的营养价值、学会选择、搭配和合理利用各大类食物。

实训指导

1. 请评估日常食物(牛奶、鸡蛋、大米、胡萝卜、猪里脊等)的营养素密度。
2. 借助盐度计、糖度计测评"咸""甜"口味的不同。

思考与练习

1. 请根据食用油的营养学特点,选择适合老年膳食制作的油品,并举例说明。
2. 请解析肉类选择时,"四条腿不如两条腿、两条腿不如没腿"的说法是否有根据?

第三章 合理营养 平衡膳食

> **教学目标**
>
> 通过本章节的学习，了解合理营养、平衡膳食的科学理念，各类膳食模式的特点，掌握《中国居民膳食营养素参考摄入量2013》的基本概念、《中国居民膳食指南2016》的核心推荐及特定人群的关键推荐，熟悉老年人群的代谢特点、营养需求及老年膳食指南的实践应用。

生命的发生、发展到衰老是一个连续的过程，为便于认识和理解营养与生命发生发展的规律，常常将生命的过程按照生理特点分成不同的阶段，如婴儿、幼儿、学龄前、学龄（含青少年）、成年、老年以及孕妇乳母。基于各阶段人群健康需求，通过膳食指南（dietary guidelines）指导民众，结合当地食物的生产供应情况，结合身体活动，科学地选择食物、合理烹调，以提升个体和群体的营养状况，促进健康。

第一节 平衡膳食、合理营养

一、合理营养

合理营养（reasonable nutrition），是指适合各种情况（年龄、性别、生理条件、劳动负荷、健康状态等）的食物、营养素供给量和配比。合理营养可维持人体的正常生理功能，促进健康和生长发育，提高机体的劳动能力、抵抗力和免疫力，有利于某些疾病的预防和治疗；缺乏合理营养将产生障碍以至发生营养缺乏病或营养过剩性疾病（肥胖症和动脉粥样硬化等）。换而言之，合理营养就是指人们通过膳食得到保证人体生理需要量的热能和营养素，并且在各种营养素间建立起一种生理上的平衡，是应用营养学实践的终极目标，其核心内容是平衡膳食。

近年来，随着我国居民生活水平不断提高，营养供给能力显著增强，国民营养健康状况明显改善，但仍面临居民营养不足与营养过剩并存、营养相关疾病多发、营养健康生活方式尚未普及等问题。为此，相关人员借助《中国居民膳食营养素参考摄入量2013》《中国居民膳食指南（2016）》"中国居民平衡膳食宝塔2016"《中国食物成分表（标准版）》等工具，开展有针对性的营养科普宣传和指导，势在必行。

二、《中国居民膳食营养素参考摄入量2013》

中国营养学会发布的DRIs（2013），汇集了2000年后国内外营养学领域的最新科研成果和科学共识，用于指导中国居民合理摄入膳食营养素，预防营养缺乏和营养过量，降低慢性病发生风险。新增了三项与预防非传染性慢性病相关的概念，扩充了DRIs的范畴，修订及新订了67个涉及各类人群的能量、宏量营养素、维生素、矿物质等营养素及非营养素的推荐摄入量。为进一步规范和推广应用，自2015年起先后颁布了基于DRIs（2013）的一系列国家卫生行业标准，包括《营养名词术语》（WS/T476-2015），《中国居民膳食营养素参考摄入量》有关宏量营养素、常量元素、微量元素、脂溶性维生素和水溶性维生素5个部分（WS/T578.1-2017，WS/T578.2-2018，WS/T578.3-2017，WS/T578.4-2018，WS/T578.5-2018）。

（一）DRIs的概念

随着科技发展和社会进步，特别是强化食品及营养补充剂的理念发展，国际上自20世纪90年代初就逐渐开展了关于RDA（每日膳食中营养素供给量）的性质和适用范围的讨论。欧美各国先后提出了一些新的概念和术语，逐步形成了比较系统且不断完善的新概念——膳食营养素参考摄入量（dietary reference intakes，简称DRIs）。

DRIs是为了指导人们合理摄入营养素，根据营养科学研究成果建立的每日膳食营养素摄入量的一组数据，包括7项内容。

1. 平均需要量（estimated average requirement，EAR）

EAR是根据个体需要量的研究资料制订的，是根据某些指标判断可以满足某一特定性别、年龄及生理状况群体中50%个体需要量的摄入水平。这一摄入水平不能满足群体中另外50%个体对该营养素的需要。EAR是制定RNI的基础。

2. 推荐摄入量（recommended nutrient intake，RNI）

RNI相当于传统的RDA，是可以满足某一特定性别、年龄及生理状况群体中绝大多数（97%～98%）个体需要量的摄入水平。长期摄入RNI水平，可以满足身体对该营养素的需要，保持健康和维持组织中有适当的储备。

RNI的主要用途是作为个体每日摄入该营养素的目标值。RNI是以EAR为基础制订的，如果已知EAR的标准差，则RNI定为EAR加两个标准差，即RNI=EAR+2SD。如果关于需要量变异的资料不够充分，不能计算SD时，一般设EAR的变异系数为10%，则RNI=1.2×EAR。

3. 适宜摄入量（adequate intakes，AI）

在个体需要量的研究资料不足不能计算EAR，因而不能求得RNI时，设定AI来代替RNI。AI是通过观察或实验获得的健康人群某种营养素的摄入量。例如纯母乳喂养的足月产健康婴儿，从出生到4～6个月，他们的营养素全部来自母乳。母乳中供给的营养素量就是他们的AI值。AI的主要用途是作为个体营养素摄入量的目标。

AI 与 RNI 相似之处是二者都用作个体摄入的目标，能满足目标人群中几乎所有个体的需要。AI 和 RNI 的区别在于 AI 的准确性远不如 RNI，可能显著高于 RNI。因此使用 AI 时要比使用 RNI 更加小心。

4. 可耐受最高摄入量（tolerable upper intake level，UL）

UL 是平均每日可以摄入某营养素的最高量。这个量对一般人群中的几乎所有个体都不至于损害健康。如果某营养素的不良反应与摄入总量有关，则该营养素的 UL 是依据食物、饮水及补充剂提供的总量而定；如不良反应仅与强化食物和补充剂有关，则 UL 依据这些来源来制定。

5. 宏量营养素可接受范围（acceptable macronutrient distribution ranges，AMDR）

AMDR 是指在预防营养素缺乏的同时，为降低慢性病风险而提出的每日摄入量的上限和下限，如总碳水化合物、添加糖、总脂肪、饱和脂肪酸、n-6 多不饱和脂肪酸、n-3 多不饱和脂肪酸、EPA+DHA，新增 7 种宏量营养素。

6. 预防非传染性慢性病的建议摄入量（proposed intakes for preventing non-communicable chronic diseases，PI-NCD/PI）

PI 是为预防非传染性慢性病而建议的必需营养素的每日摄入量，如钾、钠、维生素 C，新增 3 种营养素。

7. 特定建议值（specific proposed levels，SPL）

SPL 是为维持人体健康而对必需营养素以外的食物成分建议的每日摄入量，主要是植物化学物，如植物甾醇、番茄红素、叶黄素、大豆异黄酮、花色苷、氨基葡萄糖，新增 6 种其他膳食成分（植物化学物）。

（二）DRIs（2013）的应用

与 DRIs（2000）相比，2013 版的 DRIs 有不少变动，详见表 3-1。新增了 12 种营养素的 EAR，见表 3-2；新增了 11 种营养素的 RNI，见表 3-3；减少了 4 种营养素的 AI，见表 3-4；增加了 6 种营养素的 UL，见表 3-5。

表 3-1　DRIs（2013）修订前后营养素和其他膳食成分比较

编号	类别	2000 版		2013 版		变化
		营养素	数量	营养素	数量	
1	能量	能量	1	能量	1	0
2	宏量营养素	蛋白质、碳水化合物、脂肪	3	蛋白质、总碳水化合物、亚油酸、α-亚麻酸、添加糖、总脂肪、饱和脂肪酸、n-6PUFA、n-3PUFA、EPA+DHA	10	7
3	常量元素	钙、磷、钾、镁、钠	5	钙、磷、钾、镁、钠、氯	6	1

(续)

编号	类别	2000版 营养素	数量	2013版 营养素	数量	变化
4	微量元素	铁、锌、碘、硒、铜、钼、氟、锰、铬	9	铁、锌、碘、硒、铜、钼、氟、锰、铬	9	0
5	脂溶性维生素	维生素A、维生素D、维生素E	3	维生素A、维生素D、维生素K、维生素E	4	1
6	水溶性维生素	维生素B₁、维生素B₂、维生素B₆、维生素B₁₂、维生素C、泛酸、叶酸、烟酸、胆碱、生物素	10	维生素B₁、维生素B₂、维生素B₆、维生素B₁₂、维生素C、泛酸、叶酸、烟酸、胆碱、生物素	10	0
7	水	水	1	水	1	0
8	其他膳食成分	膳食纤维	1	膳食纤维、植物甾醇、番茄红素、叶黄素、原花青素、大豆异黄酮、花色苷、氨基葡萄糖、姜黄素	9	8
	合计		33		50	17

表3-2 DRIs（2013）修订前后营养素和其他膳食成分比较（EAR）

编号	类别	2000版 营养素	数量	2013版 营养素	数量	变化
1	宏量营养素	蛋白质（成人）	1	蛋白质、总碳水化合物	2	1
2	常量元素		0	钙、磷、镁	3	3
3	微量元素	锌、硒	2	铁、锌、碘、硒、铜、钼	6	4
4	脂溶性维生素	维生素A	1	维生素A、维生素D	2	1
5	水溶性维生素	维生素B₁、维生素B₂、维生素C、叶酸	4	维生素B₁、维生素B₂、维生素B₆、维生素B₁₂、维生素C、叶酸、烟酸	7	3
	合计		8		20	12

表3-3 DRIs（2013）修订前后营养素和其他膳食成分比较（RNI）

编号	类别	2000版 营养素	数量	2013版 营养素	数量	变化
1	宏量营养素	蛋白质	1	蛋白质	1	0
2	常量元素		0	钙、磷、镁	3	3
3	微量元素	锌、硒	2	铁、锌、碘、硒、铜、钼	6	4
4	脂溶性维生素	维生素A	1	维生素A、维生素D	2	1
5	水溶性维生素	维生素B₁、维生素B₂、维生素C、叶酸	4	维生素B₁、维生素B₂、维生素B₆、维生素B₁₂、维生素C、叶酸、烟酸	7	3
	合计		8		19	11

表 3-4 DRIs（2013）修订前后营养素和其他膳食成分比较（AI）

编号	类别	2000 版 营养素	数量	2013 版 营养素	数量	变化
1	宏量营养素	碳水化合物、脂肪	2	亚油酸、α-亚麻酸、EPA+DHA	3	1
2	常量元素	钙、磷、钾、镁、钠	5	钾、钠、氯	3	-2
3	微量元素	铜、钼、氟、锰、铬	5	氟、锰、铬	3	-2
4	脂溶性维生素	维生素 E	1	维生素 K、维生素 E	2	1
5	水溶性维生素	维生素 B_6、维生素 B_{12}、泛酸、胆碱、生物素	5	泛酸、胆碱、生物素	3	-2
6	水	水	1	水	1	0
7	其他膳食成分	膳食纤维	1	膳食纤维	1	0
	合计		20		16	-4

表 3-5 DRIs（2013）修订前后营养素和其他膳食成分比较（UL）

编号	类别	2000 版 营养素	数量	2013 版 营养素	数量	变化
1	常量元素	钙、磷、镁	3	钙、磷	2	-1
2	微量元素	铁、锌、碘、硒、铜、钼、氟、锰、铬	9	铁、锌、碘、硒、铜、钼、氟、锰	8	-1
3	脂溶性维生素	维生素 A、维生素 D	2	维生素 A、维生素 D、维生素 E	3	1
4	水溶性维生素	维生素 B_1、维生素 C、叶酸、烟酸、胆碱	5	维生素 B_6、维生素 C、叶酸、烟酸、烟酰胺、胆碱	6	1
5	其他膳食成分			植物甾醇、番茄红素、叶黄素、原花青素、大豆异黄酮、姜黄素	6	6
	合计		19		25	6

1. 人群分组的年龄调整

人群分组年龄，调整了≥50岁的年龄分组：50岁～、65岁～、80岁～，符合老年人、长寿老人的年龄分段，符合老龄化、高龄化的社会需求。

2. 中国居民体重代表值的调整

中国居民体重代表值大多略有提升，主要是婴幼儿和青少年阶段。男女标准体重值：18岁～，分别为66kg和56kg；50岁～，分别为65kg和58kg；65岁～，分别为63kg和55.5kg；80岁～，分别为60kg和51kg。

3. 由 EAR 推导 RNI 的方法

新增了变异系数（CV），用于无标准差 SD 时的估算：RN = EAR×CV。以往 CV 统一估算为 10%，则 RNI=1.2×EAR，修订后 CV 有了细化，见表 3-6。

表 3-6 由 EAR 推算 RNI 时使用的变异系数

营养素	CV	计算系数
维生素 D、维生素 B_1、维生素 B_2、维生素 B_6、维生素 B_{12}、叶酸、烟酸、维生素 C、钙、磷、镁、锌、硒、钼	10%	1.2
蛋白质	12.50%	1.25
铁、铜	15%	1.3
维生素 A、碘、铁（7 月龄～6 岁）	20%	1.4
维生素 D（65 岁～）	40%	1.8

4. 计算 UL 时的不确定系数有所调整（略）

5. 大婴儿 AI 的推算方法

大婴儿 AI 的推算方法是按代谢体重法分别从小婴儿推算和成人推算，再取两个结果的平均值。

6. 能量 EER 有明显减少

EER=BEE×PAL 计算方法未变，但 BEE 首次采用了我国自测的数据结果：男性为 1500kcal/d，女性为 1200kcal/d；PAL 不分性别，轻、中、重的系数分别为 1.5、1.75 和 2.0。

7. 蛋白质 RNI 明显减少

不分性别，成年人（18 岁～、50 岁～）及老年人（65 岁～、80 岁～）分别减少 15g/d 和 10g/d；成年后统一为 65g/d（男）、55g/d（女）。

8. 其他新增和修订的

各种营养素及其他膳食成分的 DRIs 具体推荐值，可查阅附表 B1～附表 B11。

三、《中国居民膳食指南（2016）》

2016 年发布的第四版《中国居民膳食指南》，在梳理了现阶段我国居民主要营养和健康问题的基础上，为改善民众营养、引导食物消费、促进全民健康，提出了 6 条核心推荐条目，同时备注每一条目的关键推荐、诠释和量化内容。

（一）食物多样，谷类为主

（1）每天的膳食应包括谷薯类、蔬菜水果类、畜禽鱼蛋奶类、大豆坚果类等食物。

（2）平均每天摄入 12 种以上食物，每周 25 种以上。

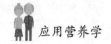

(3) 每天摄入谷薯类食物 250～400g（含全谷物和杂豆类 50～150g，薯类 50～100g）。

(4) 食物多样、谷类为主是平衡膳食模式的重要特征。

（二）吃动平衡，健康体重

(1) 各年龄段人群都应天天运动，保持健康体重。

(2) 食不过量，控制总能量摄入，保持能量平衡。

(3) 坚持日常身体活动，推荐中等强度身体活动≥5d/w（≥150min/w）；身体活动总量相当于每天 6000 步。

(4) 减少久坐时间，每小时起来动一动。

（三）多吃蔬果、奶类、大豆

(1) 蔬菜水果是平衡膳食的重要组成部分；奶类富含钙，大豆富含优质蛋白质。

(2) 餐餐有蔬菜，保证每天摄入 300～500g，深色蔬菜应占 50%。

(3) 天天吃水果，保证每天摄入 200～350g 新鲜水果，果汁不能代替鲜果。

(4) 吃各种各样的奶制品，相当于液态奶 300g/d。

(5) 经常吃豆制品，适量吃坚果。

（四）适量吃鱼、禽、蛋、瘦肉

(1) 鱼、禽、蛋和瘦肉摄入要适量。

(2) 日均摄食量 120～200g（鱼 280～525g/w，畜禽肉 280～525g/w，蛋类 280～350g/w）。

(3) 优先选择鱼和禽。

(4) 吃鸡蛋不弃蛋黄。

(5) 少吃肥肉、烟熏和腌制肉制品。

（五）少盐少油，控糖限酒

(1) 培养清淡饮食习惯，少吃高盐和油炸食品。成人食盐不超过 6g/d，烹调油 25～30g/d。

(2) 控制添加糖的摄入量，每天摄入不超过 50g，最好控制在 25g 以下。

(3) 反式脂肪酸摄入量不超过 2g/d。

(4) 足量饮水，成年人 7～8 杯/天（1500～1700mL/d），提倡饮用白开水和茶水，不喝或少喝含糖饮料。

(5) 儿童少年、孕乳母不应饮酒。成人若饮酒，按酒精量男性不超过 25g/d，女性不超过 15g/d。

（六）杜绝浪费，兴"新食尚"

(1) 珍惜食物，按需备餐，提倡分餐不浪费。

(2) 选择新鲜卫生的食物和适宜的烹调方式。

(3)食物制备生熟分开,熟食二次加热要热透。
(4)学会阅读食品标签,合理选择食品。
(5)多回家吃饭,享受食物和亲情。
(6)传承优良饮食文化,树立健康饮食新风。

上述核心推荐,适用于2岁以上健康人群;在此基础上,还有针对六大特定人群生理特点和营养需要的补充推荐条目或膳食指南,包括孕妇(备孕、孕期)、乳母(哺乳期)、婴幼儿(6月龄内、7~24月龄)、儿童青少年(学龄前、学龄)、老年人和素食人群。

(七)关键词总结

(1)健康人群:依据WHO有关健康的定义,健康人群是指躯体健康(结构完好且功能正常)、心理健康或精神健康(正确认识自我、认识环境且及时适应环境),具有良好的社会适应能力(其能力在社会体系内得到充分的发挥、有效地扮演与自身身份相适应的角色、其行为与社会规范相一致)的一群人。

(2)平衡膳食模式,指膳食指南核心推荐,以膳食平衡宝塔等展示的膳食构成模式,包括食物的种类和比例,能最大限度满足人体正常生长发育及各种生理活动的需要,并且可降低包括心血管疾病、高血压等多种疾病的发病风险,是保障人体营养和健康的基础。平衡膳食模式的特征是食物多样、谷物为主。

(3)膳食模式或称膳食结构,对膳食中各类食物的数量及其所占比例的概括性表述。通常根据其中各类食物所提供的能量及营养素的数量满足人体需要的程度来衡量该膳食模式是否合理。膳食模式的形成受一个国家或地区的人口规模与结构、农业生产、食物流通、食品加工、消防水平、饮食习惯、文化传统、科学知识等多种因素的影响。根据食物的主要来源不同,一般认为膳食模式可分为3种类型:动物性食物为主型、植物性食物为主型和动植物性食物平衡型,此外地中海膳食模式、DASH膳食模式等也引人关注。

1)地中海膳食模式:由蔬菜、水果、海产品、五谷杂粮、坚果和橄榄油以及少量的牛肉、乳制品、酒类组成,是以高膳食纤维、高维生素、低饱和脂肪为特点的膳食结构,可降低心血管疾病、Ⅱ型糖尿病、代谢综合征和某些肿瘤的发生风险。

2)DASH(dietary approaches to stop hypertension)膳食模式:即DASH降血压饮食方案,1997年美国开展的一项大型高血压防治计划中提出,强调摄食足够的蔬菜、水果、低脂或脱脂奶,以维持足够的钾、镁、钙等矿物质的摄取,并尽量减少膳食中盐和油脂(特别是富含饱和脂肪酸的动物性油脂)的摄入量,可有效降低血压。

四、中国居民平衡膳食宝塔

为帮助民众更好地理解和运用膳食指南,量化平衡膳食(见表3-7),新版膳食指南修订了"中国居民平衡膳食宝塔"(见图3-1),新增了"中国居民平衡膳食餐盘"(见图3-2)和"中国儿童平衡膳食算盘"(见图3-3),各有针对、互为补充,图文并茂地展现了膳食指南及其核心思想。

表3-7 不同能量水平的膳食模式（2016版） （单位：克/天）

能量水平 (kcal)	1000	1200	1400	1600	1800	2000	2200	2400	2600	2800	3000	3200
谷类	85	100	150	200	225	250	275	300	350	375	400	425
薯类	15	25	25	50	50	75	75	100	125	125	125	125
蔬菜	200	250	300	300	400	450	450	500	500	500	600	600
水果	150	150	150	200	200	300	300	350	350	400	400	400
畜禽肉类	15	25	40	40	50	50	75	75	75	75	100	125
蛋类	20	25	25	40	40	50	50	50	50	50	50	50
水产品	15	20	40	40	50	50	75	75	75	100	125	125
乳制品	500	500	350	300	300	300	300	300	300	300	300	300
大豆	5	15	15	15	15	15	25	25	25	25	25	25
坚果	5	5	10	10	10	10	10	10	10	20	20	20
烹调油	15	20	20	20	25	25	25	30	30	30	30	35
食盐	<2	<3	<4	<6	<6	<6	<6	<6	<6	<6	<6	<6

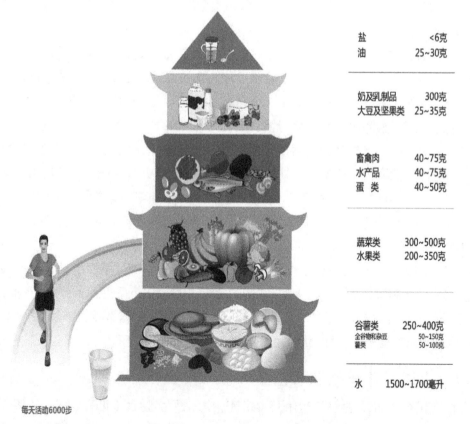

图3-1 中国居民平衡膳食宝塔（2016）

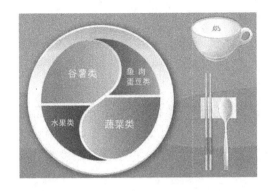

图 3-2 中国居民平衡膳食餐盘（2016）

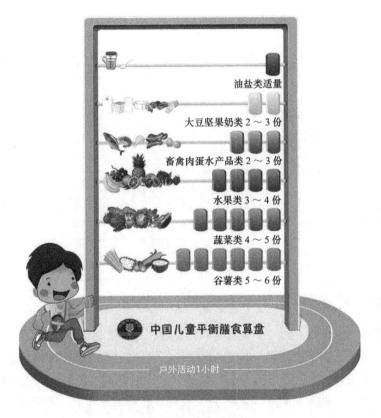

图 3-3 中国儿童平衡膳食算盘（2016）

第二节　老年人的营养需求与膳食指南

根据1956年联合国《人口老龄化及其社会经济后果》确定的划分标准，当一个国家或地区老年人口（≥65岁）占总人口比例>7%时，则意味着进入老龄化。按此标准，2006年全球进入老龄化时代（总人口65.55亿，≥65岁老年人占7.38%）。

1982年维也纳老龄问题世界大会，又确定老年人口（≥60岁）占总人口比例大于10%，也意味着进入老龄化。按此标准，全球进入老龄化提早到2000年（总人口60亿，≥60岁老年人占10%），中国也与全球同步，于2000年步入老龄化时代（第5次人口普查总人口12.953亿，≥60岁老年人占10.18%，≥65岁老年人占6.96%）。

中国是全球老年人口最多的国家，截止到2017年年末，全球总人口逾75亿，≥60岁老年人占12.8%，约9.65亿；中国总人口13.9亿，60岁以上老年人占17.3%，约2.4亿，65岁以上老年人占11.4%，约1.58亿。中国正快速进入深度老龄化的社会，不仅老龄人口数量全球排名第一，人口老龄化速度也是第一，如图3-4所示。

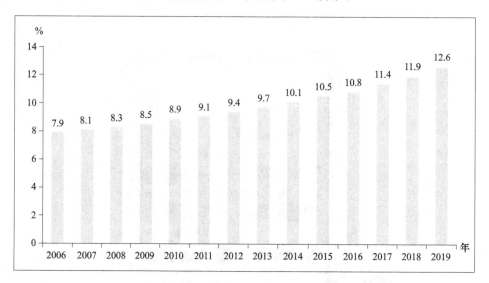

图3-4　中国65岁以上人口比重变化趋势

一、衰老的表现

人体的衰老（senescence），起始于细胞，表现为组织结构的改变、器官功能的减退。和许多生物一样，人类的衰老是一种普遍存在、不可逆、不可抗拒的渐进过程。衰老开始的时间及进程的快慢因人而异，除遗传因素之外，个人的既往生活史（包括发育、营养、生育、劳动和疾病史等），生存环境（包括社会、家庭、经济状况等），尤其是步入老年期后的精神状态等，都起着决定作用。

衰老的表现，既有外部形态的老化，也有内在结构、生理功能的退行性改变。这些变化在个体又进一步表现为对心理、生理、社会及环境的综合适应能力。

（一）细胞的衰老表现

人的一生，细胞处于不断的死亡与更新过程中。例如，上皮细胞、皮肤细胞和肝细胞、血液组成细胞等可再生细胞，健康成年人虽每分钟死亡上亿个，却可由不断生长出的新细胞替代，但随着年龄的增长，这种更新能力大大降低。再如神经细胞（神经元）、心肌细胞和骨骼肌细胞等非再生细胞，死了便无替代，直接与衰老相关。有关细胞死亡这一普遍现象的研究，包括受内、外因素影响的非正常死亡和由遗传决定的"细胞凋亡"，是当今防治衰老的热点。

细胞衰老的共同表现：①细胞体积改变，胞核缩小，核仁大小和数目改变，细胞器萎缩、数量减少及形态改变；②RNA、蛋白质、空泡和溶酶体含量增加；③DNA复制、修复能力下降所致RNA和蛋白质的合成能力明显下降；④细胞膜流动性降低所致功能的退行性变化；⑤与随着年龄增长相关的"脂褐素"在重要细胞中的沉着。

人体衰老的最根本变化发生在细胞，它决定了由亿万个细胞组成的人体，不同组织、器官和系统的衰老进程。

（二）主要器官组织的衰老

许多器官的老化远早于其组织形态和功能的改变，大多伴随着器官功能的成熟而开始。有关老年医学研究报道显示，肌肉、动脉、心脏、胸腺、大肠的老化始于20岁，食管、气管、肾脏、输尿管、膀胱等的老化始于30岁，软骨、骨骼、静脉、毛发和耳鼓膜的老化始于40岁，肌腱、牙齿、红细胞和皮肤的老化始于50岁，神经、角膜、巩膜的老化始于60岁。

不同器官组织的老化，不仅开始的时间不同，而且老化的速度也不一样。

（三）各大系统功能的衰老表现

1. 神经系统的改变

不可再生的神经细胞（神经元）一旦死亡，胶质细胞便增生填充。衰老的进程中，神经细胞树突变短，神经网络减少，其上有色素沉积；由突触释放用于传导信息物质的200余种神经递质间的共存失去平衡，引起传导速度下降，神经系统功能衰退。

脑老化是典型的神经系统衰老现象，表现为神经元突触减少，神经元纤维缠结形成。随着年龄增长，脑神经细胞树突退化、细胞内脂褐素增多；大量脑细胞的死亡使脑重量减轻，70岁时平均脑重量是青壮年期的95%，80岁时降至80%；脑膜变厚、脑回变窄、脑沟变宽、灰质变薄、脑室逐步扩大；大脑皮层表面积比年轻时约减少10%左右，其独特的生物电也发生改变，表现为脑电波中α波出现频率的减少；同时脑动脉血管出现粥样硬化，血管壁萎缩，以致老年人常有脑供血不足。

大脑功能减退的临床特点：学习、记忆功能明显减退，近期的事易忘，注意力不集中，知觉迟钝，随意肌活动减慢，动作协调性差，生理睡眠时间缩短等。此外，脊椎神经和周围神经也发生相应的改变。

2. 心血管系统的改变

心脏是维持全身血液循环的"血泵"，其自身营养的供应常因冠状动脉的硬化而减退，功能也随之改变，表现为心肌收缩和舒张效力降低，搏出血量减少，使主要内脏因缺血缺氧而受到损伤。随着年龄的递增，心输出血量逐年减少，80岁时约为25岁的一半。各种因素所致的血管老化是引起高血压、心肌梗死及脑卒中等高危老年病的直接原因。

3. 呼吸系统的改变

（1）肺的改变主要是肺组织萎缩，表现为肺泡壁变薄、肺泡数量减少和毛细血管床的大量缺失，肺实质和间质的构成成分也发生改变。随着肺组织弹性下降、体积萎缩，肺泡所占比例也逐步减少，20岁时占肺部60%~70%，60岁后仅占50%。老年肺的形态改变除体积变小、重量减轻、质地松软外，颜色多呈灰黑色。肺老化对肺功能的增龄性影响，表现为肺活量的下降，弥散功能的减弱，氧饱和度降低及通气反应能力下降，尤其是65岁以后更为明显。

（2）气管、支气管也有相应的组织学改变：黏膜上皮萎缩、增生，鳞状上皮化生，纤毛倒伏，杯状细胞增多及淋巴细胞浸润；黏膜弹性组织减少，纤维组织增生，可伴透明变性；黏膜下腺体和平滑肌萎缩；外膜中软骨随增龄而渐退变，30岁以后开始出现钙盐沉着，50岁以后可见明显钙化及骨化。气管及支气管的管腔略有扩大，其中小气道可因杯状细胞数量增多、分泌亢进，黏液潴留，而致部分管腔变窄、萎陷，乃至闭合。

（3）胸廓和膈亦随着肺和全身其他部分的老化而老化，并在肺的功能改变中起着重要的作用，在整体上亦是肺老化过程的一部分。由于老年人椎骨退行性变、关节软骨及韧带渐进发生硬化及钙化，造成胸椎后凸、胸骨向前突出、椎骨变形引起肋骨走向改变，即由青年时的后上方向前下方斜行变成老年时由后向前的水平走行，上部肋间隙增宽，引起肺上叶相对扩大。最终造成胸廓前后径增大、左右径缩小而形成"桶状胸"，且各关节的活动度减低，整个胸廓的活动度受限制。

4. 消化系统的改变

（1）主要消化器官，如肝、胰、胃、肠道的结构与功能的改变，直接影响着老年人的消化吸收功能，表现为胃黏膜萎缩，胃液及胃酸分泌减少；肝细胞再生能力降低、细胞数目减少导致肝萎缩、重量变轻、解毒功能下降；胆汁和胰腺分泌减少；肠道肌层萎缩，肠黏膜分泌减少；胃肠扩张和蠕动能力减弱；牙齿松动、脱落，影响食物的咀嚼和消化。随年龄的增长，老年人的消化吸收能力逐渐下降。

（2）老年人的口腔健康状况，决定了其摄食的种类和数量，与其自身的营养状况关系密切。随着口腔出现如牙齿松动，脱落，味觉和嗅觉减退，咀嚼能力下降等一系列问题，对胃、肠道的消化吸收带来进一步的负面影响。

1）牙。老年人通常不关注缺牙、龋齿、牙周炎、牙齿松动的及时正确处理。第三次全国口腔健康流调结果显示：中老年人群（45岁~）79%有牙缺失；老年人（65~74岁）86.1%有牙缺失；老年人（80岁~）10.5%全口无牙；老年人佩戴假牙，若不科学使用、定期复查，如因牙周炎、长期不带导致牙床萎缩等原因使得假牙松动，不但不能提升咀嚼能力，反而造成口腔有异物感、黏膜破损、疼痛等不适症状，影响食物选择和进食。

2）味觉。味觉感受器——味蕾的数量和功能都随年龄增长而明显降低，尤其主管甜、咸味（舌前端）的味蕾早于主管苦、酸味的味蕾（舌后端）衰退，故老年人在进食时更容易感觉到苦味和酸味，若想获得和年轻人相同的味觉感受，食物烹调时可能需要更多的调味品。老年人味觉功能的失调，有可能影响其对食物的选择和食物消费模式。此外，长期吸烟及服用某些药物也会损伤味蕾功能。

3）嗅觉。嗅觉的增龄性变化常常被人们忽视，老年人约50%有嗅觉功能减退，尤其是对香味不敏感，可能影响其食欲。

4）吞咽困难。老年人出现吞咽困难的表现：进食时可有"口干、喉咙口黏、咔"，饮水喝汤会有"呛咳"等症状，其实就是程度不等的吞咽障碍，在罹患脑卒中、阿尔兹海默症的老年人群中更常见，且随增龄而发生率增高，症状可持续加重。

5）口腔异味。牙周炎、牙垢、牙石，经常进食葱、蒜、喝酒、吸烟以及疾病，如胃食管反流、慢性肺部感染、肾衰竭、酮症酸中毒等都会引发口腔异味。

5. 泌尿系统的改变

肾脏的衰老较为明显，表现为肾脏体积缩小、重量变轻，肾小球数目减少，肾血管硬化和肾功能降低，70岁时老年人肾脏的重量仅为年轻时的50%，肾功能相应地明显减退。输尿管、膀胱和尿道也因萎缩而容量减少，易发生尿频现象，中老年男性常见的前列腺增生，可加重排尿障碍。

6. 内分泌系统的改变

人体内各种内分泌腺与神经系统共同调节着生长、发育与衰老。内分泌腺的衰老表现为腺体萎缩、重量减轻、纤维化及内分泌素减少。不同腺体的萎缩和退化，破坏了体内激素水平的平衡与稳定，表现为个体对环境变化应激能力的下降。例如，老年人体内的生长素、催乳素、抗利尿激素和催产素等储存下降，多与其垂体分泌促性腺激素的细胞萎缩相关。肾上腺激素、甲状腺素的分泌改变直接关系着机体的正常代谢和体内环境稳定。老年期激素水平的普遍下降，另一个明显表现是睾丸、卵巢及有关性器官的萎缩。

7. 免疫系统的变化

免疫系统包括胸腺、脾脏、骨髓和淋巴结等。衰老的进程中，上述腺体均有不同程度的萎缩、组织纤维化和重量减轻。老年人外周血中淋巴细胞数目减少（主要是T细胞减少）、自然杀伤细胞活力下降，使其易患感染性疾病。体内自身免疫抗体的增多，使其不仅易患自身免疫性疾病，且恶性肿瘤发生率也增高。

8. 血液系统的改变

随着年龄增长，骨髓中脂肪细胞增多，红骨髓减少，不能及时补充血液中损失的红细胞，故老年人有贫血的倾向。血清中白蛋白减少，使血沉加快，加上总蛋白量和血浆内水分的减少，使血液黏稠度升高，易引发心脑血管疾病。

9. 肌肉骨骼系统的改变

骨组织的生长、破坏、修复或重建，在人的一生，经历着正平衡向负平衡的过渡。通常35岁后，随着骨代谢相关激素分泌的改变，钙代谢失去平衡，骨组织中矿物质和骨基质均逐渐减少，使骨密度降低，骨强度下降，骨骼脆性增加，易发生骨折。据统计，女性因绝经和增龄双重因素的影响，60岁时骨质疏松发生率达60%以上，80岁后几乎100%。关节软骨的退化多始于20～30岁，表现为软骨变硬、弹性渐失，关节灵活性降低。骨骼肌的衰老，表现为肌纤维萎缩，肌肉变硬、弹性下降，使老年人活动受限，行动迟缓，易跌倒。

（四）主要代谢功能和体成分的改变

增龄带来的体成分改变，表现为体内脂肪组织的增加，脂肪以外组织（lean body mass，LBM）的减少，如细胞数量下降，突出表现为肌肉组织重量减少，出现肌肉萎缩；体内水分减少，主要为细胞内液的明显减少；骨组织矿物质减少，尤其是钙。细胞功能的改变，表现为体内分解代谢增高，合成代谢降低；器官功能呈不同程度下降；50岁后，基础代谢率明显下降10%～15%，体形瘦小者尤其明显。

（五）形体及外貌的衰老表现

形体和外貌的衰老变化，多在40～50岁后逐渐表现出来。最明显的是须发由黑变灰白，皮肤由洁白光滑变黯淡松弛，出现老年斑，特别是在面、颈部。肌肉因皮下脂肪减少而由丰满变萎缩；韧带因关节磨损而失去弹性，行动变得迟缓，步履蹒跚。五官功能随增龄明显减退：40岁后因眼球晶体硬化而出现老花眼；耳蜗神经的退化导致耳鸣及听力减退；因牙龈萎缩，牙齿脱落致面部变形；味蕾减少使味觉迟钝；嗅觉渐失敏感；脊柱的退行性改变使人驼背，身高变矮；骨质疏松、细胞内液的减少使体重减轻等。这些变化均是不可阻挡的自然规律，随着医学及相关领域发展，人们不断探索各种措施努力延缓衰老变化的到来。

二、老年人的营养需求

老年人由于身体器官功能、生理的改变以及工作、家庭、经济和社会环境等问题的综合影响，伴随着自身健康状况的改变，可能出现各种营养问题。了解老年人一般情况下的营养需求，有助于结合个体化营养改善的正确实施。

（一）能量

随着年龄的增长，老年人的机体结构成分也发生改变，脂肪组织比例逐渐增加而去脂组织比例减少，其基础代谢下降。伴随职业性活动减少，机体功能减弱、运动量降低等，老年人对能量的需要量也在总体减少。老年人应避免从膳食中摄取过多能量，如能量过剩会转变成脂肪贮存于体内，导致肥胖，加重心脏负担，引发动脉硬化、高血压、冠心病和糖尿病等多种疾病。部分老年人，因退休后或关注健康后，加强了体力活动强度，应酌情增加能量及蛋白质的补充，避免能量消耗的长期负平衡。

老年人群中的个体间差异很大，我们不能仅仅依据其生理年龄来判断能量等营养素的需求，且退休后有更多的非职业性自主活动时间，导致个体间能量消耗量的差异比较大，应按个体情况予以确定。老年人能量的需求量主要以体重来衡量，保持适宜体重的能量摄入就是个体的需求量。

$$理想体重（kg）= 身高（cm）- 105$$

实测体重在理想体重的 ±10% 范围内均属正常，超出 10% 或 20% 以上为超重或肥胖，低于理想体重 10% 或 20% 以下为消瘦或严重消瘦。

（二）蛋白质

摄取充足的蛋白质，对老年人来说非常重要，但也常被人们忽略。老年人常认为的吃饱，以碳水化合物为主的膳食，盲目追从清淡的饮食改变，常常隐藏着蛋白质摄入不足的风险。各国膳食指南中老年人蛋白质摄入量的建议，通常为 0.8～1.0g/（kg·d）。我国 DRIs-2013 推荐的老年人蛋白质摄入量与成年人相同，男女分别为 65g/d 和 55g/d。这与目前许多基于循证医学的临床研究结果相比尚有差距。临床更关注促进与维持最佳健康的需求。增加蛋白质的摄取，可预防老年人的少肌、虚弱，改善与营养不良相关的临床结局等。欧洲临床营养学会推荐老年人蛋白质摄入量：健康者 1.0～1.2g/（kg·d）、急慢性病患者 1.2～1.5g/（kg·d）；美国临床营养学会推荐老年人蛋白质摄入量：健康者 1.0～1.2g/（kg·d）、急慢性病患者 1.5～2.0g/（kg·d）、重症或营养不良患者 2.0g/（kg·d）。

（三）脂肪

脂肪是机体能量、EFA 和类脂的重要来源，能促进脂溶性维生素的吸收利用，合成胆固醇和内分泌激素等。一方面，脂肪能提供较高的能量，有利于减轻消化器官的负担；另一方面，因老年人胆汁酸减少，脂酶活性降低，对脂肪的消化功能下降，且过多摄入脂肪会与许多老年性疾病的发生发展有关，因而一般建议老年人的脂肪摄入占膳食总能量的 25% 左右。老年人在关注脂肪摄入总量的同时，更应关注脂肪酸的种类及比重。不饱和脂肪酸有软化血管、降低胆固醇、预防动脉硬化的作用，而饱和脂肪酸的作用恰恰相反，故老年人的脂肪摄入以含不饱和脂肪酸的植物油为主，减少摄入富含 SFA 的猪油、牛油等动物性脂肪。一般建议 SFA 的供热比小于膳食总能量的 10%，n-6 系列 PUFA 占膳食总能量的 2.5%～9.0%，n-3 系列 PUFA 占膳食总能量的 0.5%～2.0%，MUFA（EPA+DHA）0.25～2.0g/d。富含胆固醇的动物内脏不宜过多摄食，已有血脂代谢异常及相关疾病者，每日胆固醇摄入量小于 300mg。

（四）碳水化合物

碳水化合物是机体能量的主要来源，易于消化和吸收。增龄会导致糖耐量降低，胰岛素分泌减少，对血糖的调节作用减弱，易发生高血糖；且过多碳水化合物的摄取，多余能量可在体内转变为脂肪，引起血脂升高，动脉硬化等心脑血管疾病，故建议碳水化合物供给以占总热量的 50%～65% 为宜，添加糖（单双糖）小于总能量 10%，膳食纤维（可溶性为主）25g/d 左右。

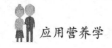

（五）矿物质

矿物质是构成骨骼、牙齿的重要成分，还可调节体内酸碱平衡、维持组织细胞渗透压，维持神经和肌肉兴奋性，构成体内某些重要生理活性物质。老年人日常膳食中，钙是最容易缺乏的矿物质之一。一方面，老年人因胃酸分泌减少，胃肠道吸收功能减退等对钙的吸收能力明显下降（吸收率小于20%）；另一方面，老年人因肾功能减退以致高活性$1\alpha, 25\text{-}(OH)_2D_3$生成减少，加上户外活动减少，日照机会减少，皮肤合成维生素D的量也相应减少；同时骨骼钙的沉积也因体力活动的减少、体重的降低而降低，故老年人更易发生钙缺乏，导致骨质疏松症，并因脆性骨折而严重影响生存质量。钙营养状况还与心血管的健康关系密切。DRIs（2013）推荐50岁以上人群的钙摄入量为1000mg/d（RNI）、2000mg/d（UL），建议老年人应有充足的钙摄入。乳类为最好的钙源，豆类、深色蔬菜都是钙的良好来源；但有些老年人对乳糖不耐受，可给予适量的钙补充剂。

最新的调查研究发现，我国居民铁摄入量已超过推荐量（RNI），但各人群的贫血患病率仍较高，老年人群亦是如此。究其原因，一方面老年人胃容量缩小，胃酸及胃内因子对铁的吸收能力下降，造血功能减退，血红蛋白含量减少；另一方面老年人蛋白质合成能力降低，维生素B_{12}、维生素B_6及叶酸等不足也导致老年人易患缺铁性贫血。改善老年人铁的营养状况，除保证铁的摄取充足，尤其是吸收率较高的血红素铁（12mg/d，RNI），同时也要避免铁的摄取过多，而产生过多的自由基。

锌和硒是与老年人免疫功能有关的微量营养素。锌与体内200多种酶的活性有关，其不足和过量都可致免疫功能降低，DRIs（2013）推荐老年人膳食锌摄入量为12.5mg/d（男）和7.5mg/d（女）。硒在体内以含硒酶和硒蛋白的形式发挥抗氧化和清除体内过多自由基的作用，此外还有延缓白内障、预防恶性肿瘤等作用。DRIs（2013）推荐老年人膳食硒的摄入量为60μg/d（RNI）、400μg/d（UL）。

高钠是高血压的独立危险因素之一。老年人由于味觉减退，习惯在菜肴中添加较多的盐，故建议老年人关注每日食盐及含钠调味品的摄取量，避免钠的过多摄取，控制盐的摄入小于6.0g/d。

（六）维生素

对老年人来说，维生素在代谢调节和延缓衰老过程中发挥十分重要的作用。人体对维生素的生理需要量虽然很少，但因大多数维生素，特别是水溶性维生素在体内不能合成且储存有限，必须依靠食物及时供给。而老年人由于摄食量减少，肠胃功能减退，吸收能力变弱，加上老年性疾病的影响，食物选择单一、膳食制备不合理等因素影响到维生素的正常摄入，易发生某些维生素的缺乏症状。老年人应结合膳食结构，适当供给富含各种维生素的食物，也可根据需要适量补充维生素制剂，预防维生素缺乏症。

1. 维生素 A

胡萝卜素是膳食维生素 A 的主要来源。老年人进食量少,若牙齿不好,摄入蔬菜的数量更有限,易出现维生素 A 缺乏。我国老年人的 RNI 男女分别为 800μgRAE/d 和 700μgRAE/d,老年人应注意多食用黄、橙色蔬菜、水果。

2. 维生素 D

老年人户外活动减少,由皮肤合成的维生素 D 量降低,且肝肾转化为活性 $1,25-(OH)_2D_3$ 的能力下降,易出现维生素 D 缺乏,从而影响钙、磷吸收及骨骼矿化,导致骨质疏松症。老年人维生素 D 的 RNI 为 15μg/d,UL 为 50μg/d。

3. 维生素 E

老年人维生素 E 的 AI 为 14mg α-TE/d,UL 为 700mg α-TE/d。当多不饱和脂肪酸摄入量增加时,应同步增加维生素 E 的摄入量,一般每摄入 1g 多饱和脂肪酸就应摄入 0.6mg α-TE 的维生素 E。

4. 维生素 B_1

老年人对维生素 B_1 利用率降低,故摄入量 RNI 男女应分别达到 1.4mg/d 和 1.2mg/d。富含维生素 B_1 的食物有肉类、豆类及各种粗粮。

5. 维生素 C

维生素 C 可促进胶原蛋白的合成,保持毛细血管的弹性,减少脆性,防止老年人血管硬化,并可降低胆固醇、增强免疫力、抗氧化,因此老年人应摄入充足,其 RNI 为 100mg/d。人体每天摄入 200mg 维生素 C 可使血浆维生素 C 浓度接近饱和,达到 70μmol/L,在预防慢性非传染性疾病的有效血浆维生素 C 浓度范围内,故老年人维生素 C 的 PI 为 200mg/d,UL 为 2000mg/d。

6. 其他 B 族维生素

越来越多的人开始关心自身血脂状况与动脉粥样硬化的关系,尤其是 VLDL-C 与动脉硬化的关系。此外,高同型半胱氨酸血症也是动脉粥样硬化的独立危险因素,而同型半胱氨酸是甲硫氨酸代谢的中间产物,维生素 B_{12}、叶酸、维生素 B_6 摄取不足均可引起高同型半胱氨酸血症。老年人应及时补充此三种 B 族维生素,这有助于降低动脉硬化的危险。

(七)水

水对维持人体正常的生理活动有至关重要的作用,它可保障机体细胞代谢、维持体液的平衡与稳定、排泄毒物、防止便秘。如果不渴就不喝水会使血液黏稠度增加,容易形成血栓,诱发心脑血管病变,还可影响肾的排泄功能。老年人由于年龄的增长,身体含水量逐年递减,对渴的反应愈发迟钝,但对脱水极为敏感,若不能及时补充水分容易引起脱水

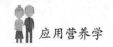

现象。故老年人应重视饮水，每天饮水1500～1700mL。建议少量多次饮用，避免口渴了才喝水，一次大量喝水可能引起血容量剧增而加重心肾负担。

三、老年人的膳食指南

膳食营养与老年人的身体功能、生活质量、医疗经济负担及社会和谐有着密切的关系，也是我国实现健康老龄化的基础。中国营养学会老年分会发布的《中国老年人膳食指南（2016）》，在《中国居民膳食指南（2016）》一般人群核心推荐基础上，补充了4条关键推荐，旨在帮助老年人更好地适应身体机能的改变，努力做到合理营养、均衡膳食，减少和延缓营养相关疾病的发生与发展，促进健康老龄化。

（一）《中国老年人膳食指南（2016）》关键推荐

少量多餐细软，预防营养缺乏；
主动足量饮水，积极户外活动；
延缓肌肉衰减，维持适宜体重；
摄入充足食物，鼓励陪伴进餐。

（二）《中国老年人膳食指南（2016）》的科学证据

1. 衰老增加营养风险

老年人器官功能出现不同程度的衰退，如牙齿脱落、咀嚼吞咽功能下降、消化吸收能力减弱和瘦体组织量减少。慢性病、共病及多重用药的影响，加上生活及活动能力降低，使老年人容易出现早饱和食物摄入不足，发生营养不良、贫血、骨质疏松、体重异常和肌肉功能衰退等问题，极大地增加了慢性疾病发生的风险。2010～2012年的全国营养与健康调查数据显示，我国老年人蛋白质，维生素A、维生素D、钙、锌等微量营养素的摄入量均低于推荐水平，贫血的患病率为12.5%，且随年龄增长而递增。2012年由中国营养学会老年营养分会牵头，在中国五大城市（上海、北京、广州、成都、重庆）三类医养机构（综合医院、社区卫生服务中心和养老机构）采用定点连续抽样法调查发现，老年人（含患者）营养不良和营养风险的发生率分别为16%和37%；低血红蛋白的发生率为52.5%；低白蛋白的发生率为25.1%。贫血对老年人来说，不仅是一种常见现象，还是关系多种疾病预后的独立危险因素。

2. 老年人膳食的独特性

与健康成年人相比，老年人膳食在能量，营养素摄入量，食物种类、形式、数量上都有其独特性。少量多餐、食物细软，有助于增加食物摄入与消化是其基本要求，食物质地和性状的改变，则是辅助并适应其自身消化功能变化的有效措施，最终目的都是为改善老年人的营养状况和生存质量。各国都制定了相应的分级膳食标准。

3. 饮水与健康

（1）水摄入不足会对机体健康产生的危害，与缺失程度密切相关。以常见的原发性缺水为例，缺水多于缺钠，血清钠高于正常范围，细胞外液呈高渗状态，故又称高渗性缺失，其主要原因有：摄入水量不足，如外伤、昏迷、食管疾病的吞咽困难，不能进食；危重病人给水不足；鼻饲高渗饮食或输注大量高渗盐水溶液等。水丧失过多，未及时补充，如高热、大量出汗、大面积烧伤、气管切开、胸腹手术时内脏长时间暴露、糖尿病昏迷等。

（2）高渗性缺水的临床表现根据症状不同，可分为三度：①轻度缺水，即除有口渴外，多无其他症状。缺水量为体重2%～4%。②中度缺水，即有极度口渴，伴乏力、尿少、尿比重高，唇干舌燥、皮肤弹性差、眼窝凹陷，常有烦躁。缺水量为体重4%～6%。③重度缺水，即除上述症状外，出现躁狂、幻觉、谵语、甚至昏迷等脑功能障碍的症状。缺水量为体重6%以上。

（3）高渗性缺失的治疗：尽早解除病因，补充足量水分。首选胃肠道补充，包括口服和鼻饲；其次可静脉滴注5%葡萄糖液或低渗的氯化钠（0.45%）溶液。

4. 摄入充足的优质蛋白质，延缓骨骼肌衰减

蛋白质是生命活动的主要载体。对老年人而言，蛋白质营养不仅能维系机体的正常代谢，且与骨骼肌的健康及功能关系密切。膳食蛋白摄入不足或优质蛋白比例低的摄入模式，都会影响骨骼肌的数量、力量及功能，进而引发肌肉衰减综合征，导致虚弱、跌倒、失能等一系列不良结局，最终对老年人的生活质量产生巨大影响。老年人应天天、餐餐保证一定量的优质蛋白质摄取。

（1）"天天吃瘦肉"。鱼、虾、禽肉、猪牛羊肉等搭配食用，每天至少两种优质蛋白质来源，既易消化吸收，又富含多种微量营养素。

（2）"天天喝奶"。宜选低/脱脂奶及其制品。乳糖不耐受者可酌情选择酸奶、奶酪、低/免乳糖奶及其制品或添加了乳糖酶的奶及其制品。

（3）"天天有豆"。大豆及其制品富含优质蛋白质且易消化，可补充或替代部分动物性食物。老年人每天应该吃30～50g大豆（或相应的豆制品）。若以蛋白质的含量来折算，50g干大豆相当于110g豆腐干、350g内脂豆腐或100g"瘦肉类"。

5. 体重稳定，胖瘦适宜

体重是反映个体膳食营养需求与供给是否平衡的良好指标。研究资料表明，体重下降或BMI低的老年人容易疲劳，耐寒能力下降，可增加感染、骨折、营养不良风险，伤口愈合缓慢，死亡率高。过去"千金难买老来瘦"的观点需要纠正。澳大利亚一项研究显示BMI在22.0～24.9kg/m^{2}的老年人（65岁以上）的总死亡相对危险性最小；亚洲一项纳入19个队列，平均随访9.2年，共计141万余例（50岁以上）的研究发现BMI在22.6～27.5kg/m^{2}人群的死亡风险最低，而体重正常偏低人群（20.1～22.5kg/m^2）或体重不足人群（17.6～20.0kg/m^2）

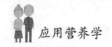

死亡风险分别增加 9% 和 35%。

随着年龄增加，劳动强度和活动量降低，老年人容易发生超重和肥胖，后者常常伴发高脂血症、动脉粥样硬化、冠心病、糖尿病、胆结石及痛风等疾病。因此，对于 BMI 过高的老年人，应适当增加身体活动量并控制能量摄入，循序渐进地调整体重至适宜范围，切忌在短时间内让体重发生剧变。

（三）老年人膳食指南的实践应用

1. 食物细软，少量多餐

老年人膳食应合理设计，食物制作要细软。高龄老人、身体虚弱以及体重明显下降的老人要少量多餐。进餐次数可采用三餐两点制或三点制。每次正餐占全天总能量 20%～25%，每次加餐的能量占 5%～10%。

2. 摄入充足的食物

老年人每天摄入的食物应不少于 12 种。采用多种方法增加老年人的食欲和进食量，吃好三餐的基础上，添加餐间点心。例如：早餐 1～2 种主食，1 个鸡蛋，1 杯奶，加适量蔬菜或水果；中餐或晚餐 2 种主食，1～2 种荤菜，1～2 种蔬菜，1 种豆制品；点心可选水果、酸奶及坚果等。饭菜应色香味美、温度适宜。食量小的老年人，餐前和餐时少喝汤水，避免汤泡饭。

3. 改善咀嚼吞咽障碍

有咀嚼吞咽困难的老年人可选择软食，半流质、糊状食物和介护食品，进食过程要细嚼慢咽，液体食物应适度增稠，预防呛咳和误吸。

4. 合理补充营养

膳食摄入不足、体重过低或消瘦虚弱的老年人，存在营养风险的老年人，要合理补充营养。

（1）增加食物摄入量，增加营养丰富、易消化吸收的奶类、畜禽水产和大豆制品。

（2）增加 2～3 次间餐，选择能量密度高的食物及遵循个人喜好，如点心、牛奶、酸奶、坚果等。

（3）适当选用强化食品。

（4）合理添加营养素补充剂，增加维生素、矿物质摄入。

（5）在医师和营养师的指导下，经口营养补充适宜的特殊医学用途食品等。

5. 主动足量饮水

老年人要主动少量多次饮水，每次 50～100mL。清晨、睡前、餐间，每天的饮水量不小于 1200mL，以 1500～1700mL 为宜，最好饮用温热的白开水或淡茶水等。

6. 细嚼慢咽好处多

（1）通过牙齿细嚼磨碎食物，增加食物与唾液接触面积，促进消化吸收。

（2）充分咀嚼，可以促进唾液分泌，充分发挥唾液内溶菌酶的杀菌作用。

（3）预防咀嚼吞咽过快，导致食物误入气管引起的呛咳或者吸入性肺炎，甚至窒息。

（4）有助味觉器官充分发挥作用，提升味觉感受。

（5）有助咀嚼肌肉得到锻炼及刺激胃肠道消化液的分泌。

7. 维持适宜体重

原则上建议老年人BMI维持在$20.0 \sim 27.0 kg/m^2$，结合体脂及个体健康情况调整，体重过低或过高都对健康不利。建议接受营养师的个性化营养评估与指导，定期监测体重变化。若体重1月内降低超过5%或6个月内降低超过10%，则应该引起高度注意，及时就诊查明原因。

8. 积极交注，关爱陪伴

老年人应积极主动与人交流，多参与群体活动。可适当参与食物的准备与烹饪，烹制自己喜爱的食物，享受家庭共同进餐的愉悦。对于孤寡、独居老年人，建议多结交朋友，去社区老年食堂、助餐点、托老所用餐，增进交流，增加食物摄入的数量及品种。生活自理有困难的老年人，可通过辅助用餐、送餐上门等措施，保障食物摄入和营养状况。

（四）选用改善风味和提高感官享受的食物

（1）味道浓郁的食物或调味料：大蒜、洋葱、橄榄、风味醋、柑橘类水果或成熟的浆果等。

（2）浓缩果汁和果酱：浓缩果汁可搭配花蜜、果酱泥，杏、桃、菠萝可搭配蛋白质类食物，增进食欲助消化。

（3）酸味：柑橘类水果等。

（4）香草和香料：依个人喜好选择。

（五）其他特定人群膳食指南

老年人的营养与健康，与生命各阶段的营养状况、生活习惯、日常生活、宗教习俗等密切相关，了解其他各类特定人群的膳食指南，有助于分析老年人既往生命阶段营养摄取、营养与整体健康状况，有助于老年期营养改善的实施。

四、中日老年营养管理对比与借鉴

根据联合国发布的《世界人口展望》2017年修订版报告，中国将在2050年左右，进入前所未有的深度老龄化社会（即65岁～的人口比例>14%，或60岁～的人口比例≥20%），届时"已过花甲"的人口将近5亿。而日本早在1995年就进入了深度老龄化社会，并在几十年关注及推进多项老年福利保障的基础上，于2000年4月开始实施《护理保险法》，伴随着老年人口失能状况的不断严重，又于2005年、2008年和2012年多次修订，在应对老龄化、加强老年营养管理等方面有许多值得借鉴之处。

（一）日本老年营养管理概况及经验

1. 老年健康教育

针对老年人常见的营养不良及其相关健康问题，在日本厚生省统领下的各级保健所、保健中心在规范机构职业编制（医生、口腔医生、药剂师、兽医、保健师、助产士、护士、放射诊疗医生、临床检查技术人员、卫生检查技术人员、管理营养师、营养师、口腔科助理职员等）的同时，通过健康手册、健康教育、健康咨询、健康体检、医疗、技能训练及家访指导等环节，对40岁以上的居民进行持续的以预防和控制疾病为目的的健康保健活动。

以老年健康教育为例，可分为三类。

（1）个体化教育：根据体检结果，对需要进行高血压、高脂血症及糖尿病指导的老年人，由保健师等进行6个月的个体化持续指导（吸烟者为3个月）。

（2）团体教育：为预防不良生活习惯导致疾病，在保健中心、公民场馆等场所召开健康讲座，举办健康学校等。

（3）家庭护理教育：结合在保健中心、公民场馆及地方公所等地开设的可随时为居民（特别是那些需要照护家人的居民）提供健康咨询的窗口，由医生、口腔科医生、保健师、营养师等根据咨询者需求，提供必要的建议及指导服务。其中，健康咨询的重点则由各地区根据实际情况选择实施高血压、糖尿病、骨质疏松症、高脂血症、牙周疾病或其他病情病态的健康咨询。

2. 让老年人好好吃饭

"吃饭"，对老年人来说，是每日生活的重要组成部分，如何"好好吃饭"，不仅有关其身体健康，更是对其生活的尊重。"让老年人好好吃饭"，是许多日本养老机构运营中的核心内容及目标。为此，日本养老机构对机构内餐饮重视程度非常高，并将餐饮作为核定机构品质的重要指标之一。同时，餐饮服务也是日本养老机构收入来源之一。餐饮的费用不计入日本护理保险范围之内，不受国家的定价调控，与房间的租赁费一样由老人自行承担，故餐饮对老人的吸引程度，直接影响到其对养老机构（养老院、老年公寓、日托所、上门照护）的选择。

以日本唯一获得经营品质奖的养老机构"合掌苑"为例，了解其在餐饮管理中是如何展现"好好吃饭"内涵的。

（1）个性化餐饮名片：每位在院老人都有属于自己的"餐饮名片"——由营养师在入住时为其评估，并与其本人、家属和医生进行讨论后确定名片的初始内容，如图3-5所示。老人的身体状况（口腔、牙齿、消化、血糖等）一旦发生变化，营养师会随时调整和设计"餐饮名片"，配餐员会根据该名片核对餐食，并交付送餐员和照护员，在进行餐食照护时再次核对名片信息，以确保匹配老人的餐食供给到位。

（2）根据不同咀嚼情况提供三种软硬度的餐食，即常食、软食和团食，分别适合三类老人食用：①咀嚼能力正常（食物制备同平常人：米饭可含或不含糙米、各类蔬菜及菌菇、瘦肉或鱼类、当季水果、味噌汤等）；②咀嚼能力较弱（如无牙，但可运用口腔肌肉、舌头、牙龈等部位完成咀嚼状态，食物制备需较长烹饪时间，但仍保持原有的形状与颜色）；

③没有咀嚼能力(无法运用口腔肌肉将食物咀嚼成团状时,利用现代食品加工工艺直接制备食物成团,来取代既往传统的用搅拌机混合搅拌后喂食,后者因搅拌时必须加入水分,而对无咀嚼能力或有吞咽障碍的老人,常易引发误咽、食管逆流和肺炎)。

(3)液体也有适应不同需求的浓稠度:水分的摄入,也是老人日常餐饮中的重要部分,除几乎每餐都有的味噌汤外,部分老人还有喝粥、饮下午茶等需求。但常态液体对吞咽能力低下的老人来说,非常容易因饮用时的姿势不当等因素导致误咽或呛咳。故根据老人自身情况在液体中加入增稠剂(无色无味无害),可方便液体饮用,也为老人自主完成饮用动作创造了更多的可能性,有助于保持一定的身体机能。

(4)个性化餐饮:根据每位老人的"餐饮名片",照护员会提前一天与老人确认次日的餐食选择和喜好,确认是否有出现新的需要调整餐食的情况,以保证老人能够按照自己的习惯和偏好,合理、充分地享用自己喜好的餐食。

X 先生	1. 食物的分量 2. 切成的大小 3. 软硬程度 (常食/软食/团食)	三餐的主食情况(用颜色表示) 粉红色:粥 黄色:介于粥和米饭之间 白色:米饭
不能吃的食物	不喜欢吃的食物	主食的补充说明 例如: 早餐——面包需要涂蓝莓果酱
副食的补充说明 例如: 1. 鱼的话要切成每一口的大小 2. 刺身要切得比较薄,切成一口的量 3. 如果吃汉堡包的话,只要2/3的量		其他信息 例如: 午餐和晚餐要加梅干

图 3-5 餐饮名片(举例)

(二)中国老年营养管理发展及经验

近年来,中国的养老事业也在蓬勃发展。围绕老年人刚性需求而衍生的一系列相关领域中,有不少涉及老年人的营养管理,如老年公寓、养老院、老年食品、老年保健品、家政服务、卫生保健服务、医疗服务、老年大学、老年兴趣课堂等。2015年国务院办公厅印发《关于推进分级诊疗制度建设的指导意见》(国办发〔2015〕70号),要求建立"54321"分级诊疗制度(即基层首诊、双向转诊、急慢分治、上下联动的健康管理),合理配置医疗资源,促进疾病医疗卫生服务均等化,进而深化医药卫生体制改革,建立中国特色基本医疗卫生制度,以促进医药卫生事业长远健康发展,提高人民健康水平,保障和改善民生。2016年全国卫生和健康大会明确"分级诊疗制度"是我国"十三五规划"的首要医改任务。上海作为中国首个(1979年)步入老龄化的大都市,也是老龄化、高龄化增长速度最快的城市,超高龄老人的比例更是逐年递增,已于2011年正式跨入世界长寿地区的行列。截至2018年，上海65岁～老年人口占总人口的23.0%，80岁～老年人口占总人口的5.6%，已达每10万人口中拥有百岁老人数达17.2人，且老人家庭、独居老人较多。为此，上海率先试行"5+3+1"完善医疗服务体系，推进"1+1+1"家庭医生签约制度等，优先为60岁～老年人、慢性病居民提供服务，引导分级诊疗的实施。同期，伴随医养结合等一系列政策的出台，国家提出了到2020年实现医疗机构与养老机构100%有序共享的发展目标（《推进医疗卫生与养老服务相结合的指导意见》国办发〔2015〕84号）。上海在2016年开始试点并推进《老年照护统一需求评估标准》（《关于全面推进老年照护统一需求评估体系建设的意见》沪府办〔2016〕104号），并在全市范围内借助各级医疗机构、养老机构、老年专科医疗、社区养老服务机构（长者照护之家、日间服务机构、助餐服务点、社区养老服务组织、社区综合为老服务中心、标准化老年活动室和社区睦邻点）推进医养结合。其中老年餐食的供应也在不断规范中，覆盖全市社区卫生服务中心以上医疗机构、部分老年专科医疗机构和养老院的膳食供给质量与督查，被纳入各级临床营养质量控制与管理部门的职责。在中华医学会老年医学分会的倡导下，组织全国数百名老年临床专家制定《老年医学（病）科临床营养管理指导意见》等有关老年人营养管理措施，旨在改善老年人群的整体营养状况，促进健康老龄化。

本章小结

通过围绕合理营养、平衡膳食的概念，介绍了DRIs的基本概念、各类膳食模式的特点，并以老年人群为例，详细阐述了特定人群因生理代谢的变化、营养需求各有不同，如何围绕着《中国居民膳食指南2016》的核心推荐及老年人群的关键推荐，在营养实践中把握重点、循序落实。

实训指导

1. 借助食物模具，拼图平衡膳食宝塔，演示说明核心推荐条目。
2. 借助表3-7推荐的平衡膳食模式，评估自我日常膳食的结构，归纳原因，提出可改善的措施。

思考与练习

营养素—食物—膳食指南系统学习后，理论与实践的关联是什么？

第四章 营养改善 促进健康

> **教学目标**
>
> 通过本章节的学习，了解营养筛查、营养评估及营养治疗对各类疾患综合治疗的重要性和必要性。掌握常用的营养风险筛查或营养不良风险筛查技能（SGA、MNA、PG-SGA、NRS 等），熟悉肿瘤营养治疗的基本策略和原则，能借此针对常见病患相关的膳食因素、不良行为等开展相关健康教育。

营养改善是营养实践中针对某一人群、某一主题、某一现状等有计划开展的系列活动，通常需要现场调研，发现问题、总结问题，提出行动计划与措施，宣教行动意义，组织实施，考核实施效果，再修订行动计划，抓住关键环节，最终达到营养改善和提升。我国实施较早的"国家大豆行动计划""学生营养午餐计划"等取得了很好的效果。如今，为贯彻落实《"健康中国2030"规划纲要》制订的《国民营养计划（2017—2030）》中，高度重视老龄化工作，把老年人作为国民营养计划的重点人群，开展一系列"老年人群营养改善行动"，医养结合，结合各方资源，为老年人群带来营养健康管理、营养咨询。本章将围绕老年患者的营养筛查、营养评估、营养改善进行介绍。

第一节 营养筛查与营养评价

一、营养的概念

营养科学涉及食物与营养素相互作用，生命、健康与疾病，器官消化、吸收、转运、利用和排出食物成分的所有方面。

营养对人类的影响，目前着重3个方面：①预防营养，着重解决人群或个体食物摄入和营养素对诸如心血管疾病、肥胖、II型糖尿病、阿尔兹海默症和恶性肿瘤等疾病发病风险的影响；②公共卫生营养，针对人群采取行动以减少营养相关的主要非传染性疾病；③临床营养，涉及因能量、营养素缺乏或过量而造成的急性或慢性疾病以及疾病状态相关的营养与代谢改变的预防、诊断和管理。

（一）营养不良的定义

1. 营养不足/低下（undernutrition）

营养不足或低下主要是能量或蛋白质摄入不足或吸收不良的一种不正常营养状态，常伴有一种或多种微量营养素缺乏。

2. 营养不良（不足或过剩）（malnutrition）

营养不良是指一种不正常的营养状态，由能量、蛋白质及其他营养素不足或过剩造成的组织、形体和功能改变及相应临床表现。

3. 营养紊乱（nutrition disorder）

营养紊乱是营养不良概念的新扩展，2015年由欧洲肠内肠外营养学会（SEPEN）提出，主要包括营养不良、微量营养素异常和营养过剩，如图4-1所示。

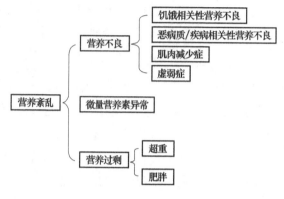

图4-1 营养紊乱的分类

4. 营养障碍和营养相关疾病（nutrition disorders and nutrition related conditions）

2017年，欧洲肠内肠外营养学会（SEPEN）重新定义了营养不良：营养不良是指由于营养素缺乏导致人体成分改变（肌肉量减少）和机体细胞改变，进而造成身体活动和精神减退及不良临床结局的一种状态，如图4-2所示。营养不良（不足）是营养相关性疾病和营养相关疾病状态分类中的一种，后者还包括肌肉减少症与虚弱、超重与肥胖、微量营养素异常、再喂养综合征。

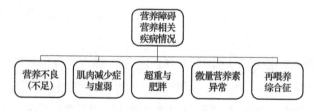

图4-2 营养障碍和营养相关疾病情况

（二）营养不良的分型

1. 按营养素分型

（1）能量缺乏型（marasmus综合征）：消瘦型营养不足，以能量摄入不足为主，表现为皮下脂肪、骨骼肌显著消耗和内脏器官萎缩。以体重丢失为主要特征（脂肪储备丢失）。

(2）蛋白质缺乏型（kwashiorkor综合征）：水肿型营养不足，蛋白质严重缺乏而能量摄入基本满足者。外周组织水肿及腹水为主要特征。

(3）混合缺乏型（protein-energy malnutrition, PEM）或（marasmuc kwashiorkor综合征）：医院最常见，特征为能量、蛋白质均缺乏。

2. 按炎性分型

(1）慢性饥饿相关性营养不良：无炎症反应的慢性饥饿（如神经性厌食等），病理生理特征为合成代谢及分解代谢均降低，脂肪丢失为主，增加营养摄入即可完全逆转脂肪及瘦体组织减少。

(2）急性疾病或创伤与诊断体系相关性营养不良：伴严重急性炎症反应（如严重感染、烧伤、创伤及闭合性颅脑损伤等），病理生理特征为REE增加、分解代谢增加、瘦体组织（氮）丢失增加，营养支持目的是维护重要器官功能，保护宿主反应。单独营养支持仅能部分逆转或预防肌肉蛋白质丢失，需同时抑制炎症、调节代谢。

(3）慢性疾病相关性营养不良：伴轻度或中度慢性炎症反应（如慢性器官功能不全、恶性肿瘤、风湿性关节炎、肌肉减少性肥胖等），病理生理特征为介于上述二者之间，营养支持是整个治疗计划中的有机部分，可有效促进药物治疗效果。

同时，在分析营养不良的原因时，要注重多维思考，从能耗的高低、有无应激反应、有无炎症反应以及是否存在代谢紊乱等多角度评估。

(三）营养不良诊断体系

鉴于营养不良发病的普遍性以及筛查与诊断标准、流程的多样性，有必要加强对其的重视和管理。中国抗癌协会联合多个学会提出的"营养不良三级诊断"体系，值得借鉴及应用。

1. 一级诊断：营养筛查（nutritional screening）

适用于所有患者，包括营养风险筛查、营养不良风险筛查及营养不良筛查，建议入院后24h内常规进行营养筛查，通常由医务人员进行，快速而简便，决定是否需要制订营养治疗计划。

(1）营养风险筛查：营养风险（nutritional risk）是指现存或潜在的与营养因素相关的，导致患者出现不利临床结局的风险。推荐使用营养风险筛查量表（nutritional risk screening 2002, NRS 2002）。NRS评分≥3分，提示存在营养风险，需要制订营养支持计划，而非实施营养支持的指征，须经进一步的营养评估来确定是否需要营养支持。

(2）营养不良风险筛查：营养不良风险（risk of malnutrition）是指患者发生营养不良的风险。推荐使用营养不良通用筛查工具（malnutrition universal screening tools, MUST）、营养不良筛查工具（malnutrition screening tool, MST）和适合于老年人的简化版微型营养评价表（mini nutritional assessment short-form, MNA-SF）。

(3）营养不良筛查：营养不良（malnutrition）是指一种不正常的营养状态，由能量、蛋白质及其他营养素不足或过剩造成的组织、形体和功能改变及相应的临床表现。推荐使用理想体重法、体质指数法等进行此项筛查。

2. 二级诊断：营养评估（nutritional assessment）

营养评估适用于存在营养风险、营养不良风险的患者或特殊人群，如肿瘤患者、危重症患者和老年患者，通常由专业人员进行操作，判断患者是否存在营养不良及其严重程度。推荐使用主观整体评定量表（subjective globe assessment，SGA）和患者主观整体评定量表（patient-generated subjective globe assessment，PG-SGA）。前者适用于一般患者，后者是肿瘤患者的首选方法。

3. 三级诊断：综合评定（comprehensive measurement）

评定内容包括膳食变化、应激程度、炎性反应、能耗水平、代谢状况、器官功能、人体组成、心理状况等，用于分析营养不良的原因、类型和后果。

营养不良诊断树如图 4-3 所示。

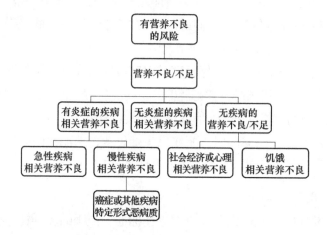

图 4-3　营养不良诊断树：从营养不良风险、营养不良定义到基于病因的诊断

（四）营养不良的诊断标准（ESPEN 专家共识　2015）

经营养筛查（NRS 2002、MNA-SF 或 MUST 均可），存在营养不良风险的患者，若符合下述 3 条中任何一条，均可以诊断为营养不良。

（1）BMI<18.5。

（2）体重下降，任意时间段内，体重下降 >10%，或 3 个月内体重下降 >5%；加上年龄特异性 BMI<20（青年人）或 BMI<22（70 岁～老人）。

（3）体重下降，任何时间段内，体重下降 >10%，或 3 个月内体重下降 >5%。加上去脂体重指数（fat free mass index，FFMI）降低（女性 <15，男性 <17），其计算公式如下：

$$FFMI = LBM \div Height^2 + 6.1 \times (1.8 - Height)$$

式中　LBM——瘦体重（lean body mass，LBM）；Height——身高（m）。

（五）老年人营养不良的原因

无论社区居家养老还是入住医养机构的老年人都是营养不良的高发人群，原因可归纳为饮食、疾病、心理、社会等因素的单一或多项叠加,影响着老年人的营养状况。

二、营养不良的筛查

1. 营养风险筛查(NRS 2002)

营养风险筛查最早是由 ESPEN 依据循证医学而制订的用于住院病人营养风险筛查的工具。该筛查根据患者本身营养状况,结合临床疾病、代谢应激等因素可能造成的营养功能障碍,共同确定患者面临的营养风险。目前,营养风险筛查(NRS 2002)已成为住院患者营养风险筛查的首选工具,它包括初筛和终筛两个部分。

(1)A 初筛内容:①BMI<18.5;②近期体重下降(1~3个月);③近一周内进食减少;④疾病较为严重。上述 4 项内容有一项选为"是",即进入下一步筛查(B+C);否则,每周重复筛查 1 次。

(2)B 营养状况受损评价(见表 4-1):0~3分。

(3)C 疾病严重性评价(见表 4-2):0~3分,若多病并存择最高分。

表 4-1 营养状况受损评价

0分	营养状况正常		
1分	一周内进食较从前减少 20%~50%	3个月内体重下降大于 5%	
2分	一周内进食较从前减少 50%~75%	2个月内体重下降大于 5%	
3分	一周内进食较从前减少 75% 以上	1个月内体重下降大于 5%	BMI<18.5

表 4-2 疾病严重性评价

0分	无严重疾病					
1分	髋骨骨折	慢性疾病有并发症	慢性阻塞性肺病	肝硬化	血液透析	实体恶性肿瘤患者	糖尿病
2分	腹部大手术	脑卒中	重度肺炎	血液恶性肿瘤		
3分	颅脑损伤	骨髓移植	APACHE 得分大于 10 分的 ICU 病人			

(4)NRS 评分 =B+C+ 年龄评分(≥70岁,+1分)。

(5)NRS 评分≥3,说明患者存在营养风险,须制订营养治疗计划。

2. 微型营养评价(MNA)

微型营养评价(the full mini nutritional assessment,MNA-full),是 1996 年由 Guigoz 等专为老年人创立的营养状况评价法,由 4 部分 18 项问题组成。MNA 两步法(MNA 2 step),2001 年由 Rubenstein 等提出,由 6 项相关性较强的问题(the short-form mini nutritional assessment,MNA-SF)组成筛选部分,以提高筛查评估的效率。微型营养评价简表(the revised short-form mini nutritional assessment,MNA®-SF),2009 年由 Kaiser 等提出,基于较好敏感度和特异性,将原用于初筛的 6 项问题,作为可独立运用的营养评估工具。

如今,MNA®-SF 作为经济便捷的老年人营养评估工具,在我国被广泛用于医院、社区和养老机构,但多数国外文献显示,仍以 MNA-full 作为老年人营养评估的经典方法,适用于 65 岁以上的老年人。若某位老年人经简表筛检确定存在营养不良或有营养不良的危险,应予以营养治疗;有条件的话,继续完成全表所有问题,直到给出一个营养不良具体分数以便于干预后的效果评估，同时也可借此了解营养不良的主要原因。微型营养评价筛查表见表 4-3。

表 4-3 微型营养评价（MNA）筛查表

A MNA-SF 简表——筛查营养不良风险
1. 最近 3 个月中是否因食欲减退，消化不良或咀嚼、吞咽困难而导致摄食减少？ 　0= 严重的食欲减退；1= 中度的食欲减退；2= 无食欲减退
2. 近 1 个月体重下降：0= 超过 3kg；1= 没有察觉到改变；2= 在 1～3kg 之间；3= 无体重下降
3. 活动能力：0= 卧床或长期坐着；1= 能起床，但无法外出；2= 可外出
4. 最近 3 个月中有无重大心理变化或急性疾病？ 0= 有；2= 无
5. 精神或心理问题　0= 重度痴呆或忧郁；1= 中度的痴呆；2= 无精神/心理的问题
6. 体质指数（BMI）（kg/m²）：0=BMI<18.5；1=BMI 18.5～21；2=BMI 21～23；3=BMI≥23
➤ MNA-SF 筛查及评定标准（总分：14 分） 　　MNA-SF≥12 分　　　正常-无营养不良风险； 　　8 分≤MNA-SF≤11 分　有营养不良的风险； 　　MNA-SF≤7 分　　　存在营养不良。
B MNA 评价营养不良（总分：16 分）
7. 独立生活（无须护理或住院）？ 0= 否　　　1= 是
8. 每天服用 3 种以上的处方药？ 0= 是　　　1= 否
9. 压疮或皮肤溃疡？　　　　　　　0= 是　　　1= 否
10. 每天吃几顿正餐？　　　　　　0=1 餐　　 1=2 餐　　 2=3 餐
11. 蛋白质的摄入情况？　　　　　 0=0～1 个是　0.5=2 个是　1=3 个是 　■ 至少每天吃一份乳制品？　　　　　A. 是　　B. 否 　■ 每周吃两份或更多豆制品或鸡蛋？　A. 是　　B. 否 　■ 每天吃鱼、肉、禽？　　　　　　　A. 是　　B. 否
12. 每天摄入两份或更多的水果或蔬菜？ 0= 否　　1= 是
13. 每天的液体摄入量（水、果汁、咖啡、茶、牛奶等）？ 　　　　　　　　　　　0= 少于 3 杯　0.5=3～5 杯　1= 多于 5 杯
14. 进食方式：0= 无法独立进食　1= 可独立进食但有一定困难　2= 独立进食
15. 自我评定营养状况：0= 营养不良　1= 不确定　2= 没有营养问题
16. 与同年龄的其他人相比，如何评定自己的健康状况？ 　　　　　　　　　0= 不如他人　0.5= 不知道　1= 差不多　2= 比他人好
17. 上臂围（cm）：0= 小于 21　0.5=21～22　1= 大于或等于 22
18. 小腿围（cm）：0= 小于 31　1= 大于或等于 31
➤ 营养不良评价（合计总分：30 分）
17.5～23 分，存在营养不良危险；<17 分，存在营养不良。

3. 患者主观整体评定量表（PG-SGA）

患者主观整体评定量表（PG-SGA）最早由美国 Ottery FD. 于 1994 年提出，是基于主观整体评价（SGA），专门为肿瘤患者设计的营养状况评估方法，经临床验证有很好的特异性，得到美国营养师协会（american dietitian association，ADA）等广泛推广和应用。PG-SGA 营养评估分三部分：患者自评（体重、摄食、症状、活动及身体功能），医务人员评估（疾病及其营养需求、代谢需求、体格检查），综合评定（定性、定量），相应的营养干预措施适用于各类肿瘤患者（门诊、住院、实体肿瘤、非实体肿瘤、抗肿瘤治疗及非抗治疗阶段）。恶性肿瘤患者一经明确诊断，就应该进行营养风险的筛查。筛查发现有营养风险的患者就应进行适度的营养干预，同时要对营养状况予以进一步的"评估"。患者主观整体营养状况评估见表4-4。

表4-4 患者主观整体营养状况评估表（PG-SGA）

姓名_____ 年龄_____ 住院号_____ 医生_____ 记录日期_____
所有相关诊断（详细说明）：_____
原发疾病分期：Ⅰ Ⅱ Ⅲ Ⅳ 其他_____

PG-SGA 病史问卷表——患者自评

1. 体重（评估见医生工作表1）
我目前的体重_____kg
我目前的身高_____m
1个月前我的体重_____kg
6个月前我的体重_____kg
最近2周内我的体重：
□ 下降　□ 无变化　□ 增加

注：评分为每项计分累加。
得分 = _____

2. 摄食
与我的正常摄食相比，上个月的食物摄取：
□ 无变化（0分）　□ 增加（0分）　□ 减少（1分）
我现在的摄食情况：
□ 正常摄食，但量有所减少（1分）
□ 固体食物很少（2分）　□ 仅有流食（3分）
□ 仅有营养补充剂（4分）
□ 各种食物都很少，几乎没有（5分）
□ 仅有管饲或静脉营养（6分）

注：评分为最高分，不累加。
得分 = _____

3. 症状
最近2周因以下情况，影响了我的正常摄食：
□ 没有饮食问题（0分）
□ 没有食欲，不想吃（3分）
□ 恶心（1分）　　□ 呕吐（3分）
□ 便秘（1分）　　□ 腹泻（3分）
□ 口腔溃疡（2分）　□ 口干（1分）
□ 味觉异常或无（1分）
□ 食物气味干扰（1分）
□ 吞咽困难（2分）　□ 早饱（1分）
□ 疼痛（3分）部位：_____
□ 其他（1分）
　例如：情绪低落、经济或牙齿问题
注：评分为每项计分累加。
得分 = _____

4. 活动和功能
我上个月的总体活动情况：
□ 正常，无限制（0分）
□ 不如往常，但尚能起床走动、完成一定的常规活动（1分）
□ 多数事情不能胜任，卧床或坐着的时间<12h（2分）
□ 能稍微活动，但多数时间卧床或坐着（3分）
□ 几乎卧床不起，很少下床（3分）

注：评分为最高分，不累加。
得分 = _____

患者自评表（A评分）= 体重评分 + 摄食评分 + 症状评分 + 活动和功能评分　　A评分_____

PG-SGA 评分工作表——医务人员评估

工作表1 体重丢失的评分　得分 = 亚急性 + 急性 = _____分

说明：体重丢失包括急性和亚急性两种情况，亚急性指过去1个月体重丢失情况，当无法获得时可参考过去6个月体重丢失情况；急性指过去2周的体重丢失，在亚急性的基础上再增加1分。若过去2周体重不变或增加则不计分。

1个月体重丢失情况	评分	6个月体重丢失情况
10%或更大	4	20%或更大
5%~9.9%	3	10%~19.9%
3%~4.9%	2	6%~9.9%
2%~2.9%	1	2%~5.9%
0~1.9%	0	0~1.9%

工作表 2　疾病和年龄的评分　得分 =＿＿＿＿分（B 评分）

说明：以下病情或情况，可单选或多选，每项 1 分，累积计分；无则不计分。

分类	评分
癌症	1
AIDS	1
肺源性或心源性恶病质	1
压疮、开放性伤口或瘘	1
创伤	1
年龄≥65 岁	1

工作表 3　代谢应激评分　得分 = 发热 + 发热持续时间 + 激素使用 =＿＿＿＿分（C 评分）

说明：代谢应激评分是评估各种已知的可增加蛋白质和能量需要的因素。如某患者体温 >38.8℃（102 ℉），计 3 分；使用泼尼松 10mg/天，计 2 分；合计 5 分。

应激因素	无（0 分）	轻度（1 分）	中度（2 分）	高度（3 分）
发热	无	37.2～38.3℃（99～101 ℉）	38.3～38.8℃（101～102 ℉）	T≥38.8℃（T≥102 ℉）
发热持续时间	无	<72h	72h	>72h
激素用量（如：泼尼松 /d）	无	低剂量（泼尼松 <10mg）	中剂量（泼尼松 10～30mg）	高剂量（泼尼松≥30mg）

工作表 4　体格检查　得分 =＿＿＿＿分（D 评分）

说明：体格检查是对脂肪储存、肌肉和液体情况 3 个方面的主观评价，检查顺序是从上至下，从头到脚。先看眼眶脂肪垫、眉弓和颞肌，往下看锁骨部位（胸部三角肌）、肩部（三角肌）和肩胛部（背阔肌、斜方肌和三角肌），然后看肋下脂肪厚度；再查上臂三头肌皮褶厚度、虎口骨间肌肉；随后查腹部、骶尾部有否腹水；最后依次查大腿（四头肌）、小腿（腓肠肌）及踝水肿。上述评价没有客观标准，可参照大体标准，也可参照临床查体时健康成年人的脂肪、肌肉和水肿情况。按多数部位情况确定脂肪、肌肉和液体的单项得分，其中肌肉在体格检查 3 项中所占权重最大，所以肌肉的丢失得分为体格检查的最终得分。

脂肪储存	无消耗：0	轻度消耗：1+	中度消耗：2+	重度消耗：3+
眼窝脂肪垫	0	1+	2+	3+
三头肌皮褶厚度	0	1+	2+	3+
肋下脂肪	0	1+	2+	3+
总的脂肪缺乏程度	0	1+	2+	3+
肌肉状况	无消耗：0	轻度消耗：1+	中度消耗：2+	重度消耗：3+
颞部（颞肌）	0	1+	2+	3+
锁骨部位（胸部三角肌）	0	1+	2+	3+
肩部（三角肌）	0	1+	2+	3+
骨间肌肉	0	1+	2+	3+
肩胛部（背阔肌、斜方肌和三角肌）	0	1+	2+	3+
大腿（四头肌）	0	1+	2+	3+
小腿（腓肠肌）	0	1+	2+	3+
总体肌肉消耗程度	0	1+	2+	3+
液体状况	无消耗：0	轻度消耗：1+	中度消耗：2+	重度消耗：3+
踝部水肿	0	1+	2+	3+
骶部水肿	0	1+	2+	3+
腹水	0	1+	2+	3+
总体水肿程度	0	1+	2+	3+
总体消耗主观评估	0	1	2	3

PG-SGA 总评分 =A+B+C=D=＿＿＿＿＿＿＿＿分

工作表 5　PG-SGA 整体评估分级（定性评估）

分类	A（营养良好）	B（中度或可疑营养不良）	C（重度营养不良）
体重	无丢失或近期增加（非水肿）	1个月内丢失小于5%（或6个月内丢失小于10%）或不稳定或不增加（体重持续下降）	1个月内丢失大于5%（或6个月丢失大于10%）或不稳定或不增加（体重持续下降）
营养摄入	无不足或近期明显改善	摄入明显减少	严重摄入不足
营养相关的症状	无或近期因摄入充分明显改善	存在相关的症状	存在营养相关的症状
功能	无不足或近期明显改善	中度功能减退或近期加重	严重功能减退或近期明显加重
体格检查	无消耗或慢性消耗但近期有临床改善	轻、中度皮下脂肪和肌肉消耗（触诊）	明显营养不良体征（如严重的皮下组织消耗、水肿）
整体评估			

工作表 6　PG-SGA 定性与定量评估关系

等级	定性评价	定量评价
PG-SGA A	营养良好	0～1分
PG-SGA B	中度或可疑营养不良	2～8分
PG-SGA C	重度营养不良	≥9分

注：有关营养支持的推荐方案根据PG-SGA总评分确定相应的营养干预措施，其中包括对病人及家属的教育指导、针对症状的治疗手段，如药物干预、恰当的营养支持。
0～1分时，无须干预，常规定期进行营养状况评分
2～3分，需有营养师、护士或临床医生对病人及家属的教育指导，并针对症状和实验室检查进行恰当的药物干预
4～8分，需要营养干预及针对症状的治疗手段
≥9分，迫切需要改善症状的治疗措施和恰当的营养支持。根据PG-SGA总评分确定相应的营养干预措施，其中包括对病人及家属的教育指导，针对症状的治疗手段，如药物干预、恰当的营养支持。

4. 主观整体评价量表（SGA）

主观整体评价量表（SGA）由加拿大Baker JP及Detsky AS等人发明，是目前临床营养评估的"金标准"，见表4-5。其特点是以详细的病史与临床检查为基础，省略人体测量和生化检查。

表 4-5　主观整体评价量表（SGA）

指标	A	B	C
主观症状的变化			
1. 体重变化	无变化或增加	减少小于5%	减少大于5%
2. 膳食变化	无变化或增加	轻微变化（减少）	显著变化（不进食/低能量）
3. 胃肠道症状	无/食欲不振	轻微恶心、呕吐	严重恶心、呕吐
4. 应激反应	无/轻度	中度	重度
5. 活动能力	无/减退	能起床走动	卧床休息
人体测量结果			
6. 肌肉消耗	无	轻度	重度
7. 皮褶厚度（mm）	>8	<8	<6.5
8. 踝水肿	无	轻度	重度

注：上述8项评价结果中，至少5项属于C级或B级，可定为重度或中度营养不良；胃肠道症状指持续存在两周以上。

上述营养筛查及评估的具体操作，可参考《老年人营养不良风险评估》（WS/T552-2017）、《肿瘤患者主观整体营养评估》（WS/T555-2017）等。

第二节 营养干预

一、营养干预的基本概念

1. 医学营养

医学营养是针对患者和亚健康人群的营养,不同于健康人的营养。营养干预的方案既要满足最基本的营养需要,又要兼顾疾病和治疗对营养摄入、消化、吸收、代谢、利用和排泄等环节的影响。营养干预的措施应遵循循证医学原则,强调个体化的需求,且应随着病情变化及时调整。

2. 医学营养治疗(medical nutrition therapy,MNT)

医学营养治疗是指临床条件下对特定疾病采取的营养治疗措施,包括对患者进行个体化营养评估、诊断以及营养治疗方案的制订、实施及监测。医学营养治疗主要包括营养支持(nutritional support)和营养治疗(nutritional therapy),前者指采用特殊制备的营养制剂,经肠内或肠外途径,为患者提供适宜能量及较全面的营养素,后者特指膳食营养治疗(体现为各类医院膳食)。

3. 肠内营养(enteral nutrition,EN)

肠内营养是指患者经口服或管饲摄入营养制剂,获得机体所需能量和营养素的营养治疗方法。

4. 肠外营养(parenteral nutrition,PN)

肠外营养是指患者从静脉补充营养素和能量,以满足机体所需的营养治疗方法。

5. 医院膳食(hospital diet)

医院膳食是根据人体的基本营养需要和各种疾病的治疗需要而制订的医院病人膳食,可分为基本膳食、治疗膳食、特殊治疗膳食、儿科膳食、诊断膳食和代谢膳食等。

(1)基本膳食(basic diet)是为住院病人提供的常用膳食,包括普食、软食、半流质及流质膳食,也适用于社区、养老院和家庭。

1)普食(normal diet,general diet)又称普通饭,医院膳食中最常见的一种,与健康人膳食基本相似,适用于体温正常或接近正常、无咀嚼困难、消化功能无障碍的病人。

2)软食(soft diet)是一种食物质地软,易消化的医院膳食,适用于溃疡病恢复期病人、胃肠手术后和口腔疾患恢复期病人。

3)半流质膳食(semi-liquid diet)是一种食物细软,呈半流体的医院膳食,适用于发热较高的患者、各种手术后患者、消化道疾病及消化不良等患者。

4)流质膳食(liquid diet)是将全部食物制成流体或在口腔内能融化成液体的一种医院

膳食，较半流质膳食更易吞咽和消化，适用于急性病、高热患者及胸、腹部大手术后等。

（2）治疗膳食（therapeutic diet）是在基本膳食的基础上，适当调整总能量和某些营养素，以适合病情需要，从而达到治疗目的，例如低钠膳食、无盐膳食、低盐膳食、高钾膳食、低脂膳食、低蛋白膳食、低嘌呤膳食、诊断膳食、代谢膳食等。

1）低钠膳食（low sodium diet）是指全天摄入钠在500mg以内的膳食。

2）无盐膳食（no salt diet）是指全天摄入钠在1000mg以内的膳食。

3）低盐膳食（low salt diet）是指全天摄入钠在2000mg以内的膳食。

4）高钾膳食（high potassium diet）是指全天膳食中钾的摄入量至少应达到3100mg。

5）低脂膳食（low fat diet）是指限制膳食总脂肪的摄入，以达到改善患者脂肪代谢紊乱或脂肪吸收不良的一种医院膳食，按疾病的不同和病情发展情况将全天膳食总脂肪的摄入量分别限制在50g、40g、20g和10g以内。

6）低蛋白膳食（low protein diet）是指控制膳食中的蛋白质特别是低生物价蛋白质摄入的一种医院膳食，旨在减少含氮代谢产物，减轻肝、肾负担，主要用于急性肾炎，慢性肝、肾（功能）衰竭的患者。

7）低嘌呤膳食（low purine diet）是指限制膳食中嘌呤摄入的一种医院治疗膳食，适用于痛风病急性发作期、缓解期以及高尿酸血症的患者。

8）诊断膳食（diagnostic diet）是指通过调整其成分的方法，协助临床诊断的一种医院膳食。

9）代谢膳食（metabolic diet）是指临床用于诊断疾病，观察疗效或研究机体代谢反应的一种严格称重的膳食。

上述医院膳食的分类，参照《营养名词术语》（WS/T 476-2015）。临床应用中，针对低脂膳食、极低脂膳食，更强调全天膳食总脂肪供热比应分别控制在25%和15%之内。

二、医学营养治疗的实施

医学营养治疗（MNT），最早由美国糖尿病学会（ADA）于1994年提出，并以指南的形式列出了糖尿病的具体营养治疗建议。2002年ADA首先提出了"基于循证的糖尿病营养供给量标准"，并制订了证据分级标准，以后每两年更新一次。《中国糖尿病医学营养治疗指南》首发于2010年，2013年更新，随后发布了《成人糖尿病患者膳食指导》（WS/T 429-2013）、《中国糖尿病膳食指南2017》和《妊娠期糖尿病患者膳食指导》（WS/T 601-2018）等。

如今，MNT的临床应用不再局限于糖尿病，已逐步泛指临床上对特定疾病的营养障碍采取的特定营养干预措辞，包括个体化营养评估、相应的营养干预计划以及一定时间内的干预实施及监测。具体措施包括营养教育、医院膳食、肠内营养（经口或管饲）和肠外营养，其中以各类医院膳食的应用最为广泛。当经口摄食不能满足患者的营养需要时，可考虑是否经口营养补充（oral nutritional supplements，ONS）。当经口摄取不能耐受或不能满足患者营养需要时，若胃肠道功能健全，可考虑管饲（鼻胃或肠管、胃或空肠造瘘）。当肠道功能有限，不能经口满足患者营养需要时，可考虑肠外营养支持。应强调只要肠道有功能，尽量采取肠内营养。临床上，结合患者营养需求及营养支持或治疗的耐受情况，常采用一种或多种医学营养治疗的措施。例如，脑卒中作为一种死亡率高、致残率高、易复发的常见病，可发生于任何年龄，但仍以中老年人群为主体，其三级预防的落实都离不开医学营养，早在1790年就有脑卒中伴吞咽障碍患者应用鼻胃管（nasogastric tube，NGT）喂养的记录。

营养在疾病预防、诊治和康复过程中，应参照个体生理、病理等需求，依据营养筛查、营养评估的结果，制订相应的干预或治疗措施，并通过定期、再次的营养评估来衡量上述措施实施的效果及是否需要更改。

各级医疗机构都应制定一份适宜自己医院诊疗范围和要求的膳食常规，包括各种医院膳食、肠内肠外营养支持、经口营养补充等，均有其相应的适应证、配制规范和监护规范。针对特殊人群，如婴幼儿、青少年、孕妇乳母或老年人，还应考虑供应、配制上的特殊需求。

第三节 营养与康复

康复医学是一门有关促进残疾人及患者康复的医学学科，是为了康复的目的而应用有关功能障碍的预防、诊断和评估、治疗、训练和处理的一门医学学科。营养和康复的结合，体现在功能障碍的评估、训练、治疗和处理中，两者常又互为评估、实施的依据。

循证医学（evidence-based medicine，EBM），主张慎重、准确和明智地应用当前所能获得的最好的研究依据，同时结合医生的个人专业技能和多年临床经验，考虑病人的价值和愿望，将三者完美地结合制订出病人的治疗措施，它有别于传统的经验医学，故又称实证医学。诸多临床指南和专家共识的推出与更新，为营养与康复等临床学科的多学科联合诊治提供了平台和循证医学的证据。

本节以老年人常见的吞咽困难、骨折、肌肉衰减综合征为例阐述营养与康复。

一、吞咽困难（dysphagia）

吞咽困难是临床常见的一种主观描述，通常是指食物从口腔至胃、贲门运送过程中受阻而产生咽部、胸骨后或食管部位的梗阻停滞感觉。根据患者的描述，可以了解吞咽困难发生的部位、何种食物（固体或液体）、症状是进行性加重抑或是间歇性发作、症状持续的时间等，大致判断出吞咽困难为口咽性的还是食管性的；但不排除患者主观描述的不确定性，同时须鉴别吞咽痛、癔球症（咽喉部肿物感）、胸部压迫感、呼吸困难和恐食症以及假性吞咽困难等。

1. 口咽性吞咽困难

限时的饮水试验是常用的基础筛查试验，可作为对病史及体检的补充，但对20%～

40%的误吸病例难于识别。X线透视下吞咽试验是诊断口咽性吞咽困难的金标准，鼻内镜是评估器质性吞咽困难的金标准。年轻患者多由炎症性肌病，食管蹼和食管环引发；老年患者则多由中枢神经系统疾病包括中风、帕金森病或痴呆等引起。应鉴别是机械性梗阻还是神经肌肉动力障碍。

2. 食管性吞咽困难

食管性吞咽困难有3种常见病因：①黏膜（内源的）疾病，即通过炎症、纤维化或肿瘤形成使得管腔变狭窄；②纵隔（外在的）疾病，即通过直接浸润或淋巴结肿大压迫食管致管腔狭窄；③神经肌肉疾病，影响了食管平滑肌和其支配神经，导致食管蠕动或下食管括约肌功能降低。诊断方法有内镜、吞钡试验、食管测压等。

3. 吞咽困难的治疗

除临床的对症治疗外，营养是治疗吞咽困难的关键。首选肠内营养，通过改变食物形状（软食、液体增稠）、改变体位或进食的途径（管饲或造瘘），尽可能地避免误吸。各种吞咽训练治疗技术如增力训练、生物反馈疗法和加强温度及味觉的刺激等均有助于恢复受损的吞咽功能，主要用于口咽性吞咽困难。

卒中后吞咽障碍及营养不良是卒中常见的并发症，可显著增加卒中患者的病死率，严重影响卒中患者生活质量，并延长住院时间，增加治疗费用。卒中后吞咽障碍是营养不良的独立危险因素，应加强对卒中患者吞咽障碍和营养管理的重视。

（1）进食或饮水前应常规进行吞咽障碍筛查，筛查结果异常者，应由受过培训的专业人员进一步全面评估。

（2）经全面评估确认存在吞咽障碍者应给予促进吞咽功能恢复的治疗，如针灸、吞咽康复、饮食改进、姿势改变等可改善吞咽功能。

（3）入院后即进行营养筛查，必要时每周重复，监测是否具存在营养风险。

（4）经营养筛查存在营养风险者，应由营养师给予全面营养评估，提出营养干预措施。

（5）有吞咽障碍者若长期EN（>4w）可考虑PEG。

（6）经筛查营养状况良好且无吞咽障碍者，不需要给予ONS。存在营养不良且无吞咽困难者，给予ONS，可能会改善预后。

（7）推荐包括重症患者在内的卒中患者应尽早开始EN（24～48h）。

（8）推荐根据患者具体临床情况，个体化地给予富含高单不饱和脂肪酸、膳食纤维和抗氧化营养素的地中海饮食模式或营养配方。

（9）规范肠内营养操作，以减少并发症的发生。

二、骨折（fracture）

骨折，即骨的完整性或连续性遭到破坏，分外伤性骨折（直接暴力、间接暴力、肌牵拉力、积累劳损）和病理性骨折（骨质疏松、软骨症、脆骨症、骨髓炎、骨肿瘤等）。骨折后及时有效、正确的康复能有效预防肢体功能障碍的发生，提高生活质量。骨折康复是在骨折整复和固定的基础上，针对骨关节功能障碍的因素，例如肿胀、粘连、关节僵硬、肌肉萎缩等采取相应的物理治疗、作业治疗以及矫形器等手段，使骨关节损伤部位恢复最大功能。骨折后康复可以协调固定与运动之间的矛盾，预防或减少并发症的发生，使其朝向有利于骨折愈合的方向发展，同时又能达到功能恢复的目的。各类骨折，无论开放性或闭合性骨折、影响或不影响关节、稳定或不稳定的，经妥善处理后，均适宜进行康复治疗。

1. **营养的充足摄取在骨折康复中非常重要**

（1）能量充足，满足创伤修复的需求，但肥胖患者要控制能量摄入。
（2）蛋白质充足，1.0～1.5g/（kg·d），三餐均匀分配。
（3）增加膳食中钙、磷、维生素D、维生素C等营养元素的供给。
（4）制动期间，钙的摄取不宜过多，补钙的同时，确保有充足的液体摄取，促进钙的排出。
（5）监测体重、血红蛋白、血钙、血磷、血维生素D等水平。
（6）根据康复训练强度，调整营养干预方案。

2. **髋部骨折**

髋部骨折是老年患者常见的外伤性骨折，常伴发多种并存疾病和并发症，麻醉和围手术期管理非常重要，包括手术时机、术前评估、预防深静脉血栓、麻醉与镇痛、术中呼吸循环管理及术后康复管理等。营养与康复锻炼均应纳入其术后康复管理范围。

术后康复的目标是尽快恢复到患者受伤前的活动水平。在患者全身状态允许情况下，建议于术后6h内开始康复锻炼，快速康复，并由多学科康复小组提供帮助。早期康复锻炼可减少压疮或深静脉血栓形成的发生。助行器辅助能加快术后恢复，可缩短住院时间。上肢有氧训练，可增加患者对氧的适应和利用。负重练习，可增强平衡能力。医生指导下的康复锻炼更有助于患者提高身体功能和生活质量。对于出院患者，建议提供符合当地条件的综合性康复计划并做有计划的回访评估，有利于改善预后，提高术后生活质量，减少再入院率，降低跌倒风险。

建议重视骨质疏松的治疗和预防：补充维生素D，抑制甲状旁腺功能，增加骨矿物质密度，唑来膦酸注射治疗，预防跌倒。

三、肌少症（sarcopenia）

肌少症，自1989年美国Tufls大学Irwin Rosenberg提出至今，全球尚无统一的定义及诊断标准，世界各地成立的肌少症工作组，致力于制定适用于各自的概念及诊断共识。2018年老年人肌少症欧洲工作组（european working group on sarcopenia in older people，EWGSOP）推出了新版欧洲老年人肌少症共识（EWGSOP2）：肌少症是一种进行性、广泛性的骨骼肌疾病，与跌倒、骨折、身体残疾和死亡不良后果发生的可能性增加有关，属肌肉疾病（ICD-10-MC）。该共识强调低肌力是肌少症的关键特征，肌肉数量和质量降低是其诊断依据，身体机能不佳是严重肌少症的标志；更新了临床诊断程序；提出了用于肌少症诊断的明确指标：①肌力低下；②肌量或肌质低下；③体能低下，据此可诊断疑似肌少症（符合指标①）、肌少症（符合指标①+②）、严重肌少症（符合指标①+②+③）。

肌少症诊断方法主要依赖于肌肉质量的测定，包括计算机断层扫描（computed tomography, CT）、核磁共振（magnetic resonance imaging, MRI）、双能X线吸收法（dual energy X-ray absorptiometry, DXA）、生物电阻抗分析（bioelectrical impedance analysis, BIA）、超声（ultrasound）和人体测量学方法等。其中，DXA因无创、易操作、价廉且辐射剂量小而被临床常用于肌质量测定，能精确区分全身和局部肌肉、脂肪和骨骼，缺点是肌肉质量中包括部分其他组织如结缔组织或纤维组织、水和器官的含量；CT中轴扫描（腹部或大腿中部）、外周扫描（小腿）是特定部位肌肉质量评估最准确的方法，但操作不易、费用高等不适合大样本人群筛查；MRI虽无射线暴露，但费用昂贵及对受试者金属制品的限制也很大程度限制了其在老年人群中的应用；BMI价廉、便携且无创而应用广泛，但因BIA预测模型的种族差异导致精度较差，且测定结果易受机体含水量、电解质紊乱及某些疾病如心衰、肾衰等影响。常用骨骼肌质量指标，主要有四肢骨骼肌质量（appendicular skeletal muscle mass, ASMM/ASM）、全身瘦体重（lean body mass, LBM）、全身骨骼肌质量（total skeletal muscle mass, TMM）；肌肉力量的评估方法，常用握力、膝关节屈伸力量和吸气峰流速；体能评估，包括起立-行走计时测试（timed up & go test, TUG）、日常步行速度测试（usual gait speed test, UGS）、体能状况量表（short physical performance battery, SPPB）和简易五项评分问卷（strength, assistance in walking, rise from a chair, climb stairs, falls, SARC-F）。

临床上，肌少症患者的识别，多始于患者的症状或体征（如跌倒、感觉虚弱、行走缓慢、从椅子上站起来有困难或体重减轻、肌肉萎缩），此时建议行进一步检查。肌少症的发病率受多种因素影响，尤其与其他老龄性疾病关系密切、相互重叠，不宜区分，例如衰弱、恶病质、少肌性肥胖等。目前用于肌少症诊断的检测方法和工具很多，虽各有优缺点，但方法的选择更多取决于患者状况（残疾、活动能力）、医疗场所（社区、诊所、医院或研究中心）及可获得的医疗资源，或取决于不同的检测目的（监测进展、康复和恢复），参见表4-6。

表4-6 肌少症相关病例筛查、肌量和体能测试、诊断工具

不同测量目的	临床应用	科研应用
病例筛查	SARC-F问卷	SARC-F问卷
	Ishii筛查工具	
肌力测试	握力	
	椅立测试	椅立测试（坐-立5次）
肌量和肌质评估	DXA评估四肢肌肉（ASMM）*	DXA评估四肢肌肉（ASMM）
	BIA评估全身肌肉（SMM）或ASMM*	MRI全身SMM或ASMM评估
	CT或MRI腰椎横截面积	通过活检、CT、MRI或MRS大腿中部或全身肌肉质量评估

(续)

不同测量目的	临床应用	科研应用
体能测试	步速	步速
	SPPB	SPPB
	TUG	TUG
	400M 步行	400M 步行

注：*代表该测试有时需要用身高^{2}或 BMI 校正身体大小。

肌少症的干预宜采用多学科合作模式，以减缓或逆转肌肉质量与功能的下降、减少相关并发症、提高生存质量为目的。目前临床治疗主要包括药物、营养支持和康复训练等方面。药物治疗以补充肌蛋白合成激素和调节蛋白质代谢平衡为主。康复训练则集中于渐进性抗阻运动（resistence excise, RE）为主的主动力量训练。营养支持以纠正营养不良、改善整体营养状况为主，也是开展药物治疗和康复治疗必不可缺的。

（1）能量充足，以维持健康体重为宜。

（2）蛋白质充足 1.0～1.5 g/（kg·d），三餐均匀分配；优质蛋白质比例≥50%；首选富含亮氨酸等支链氨基酸的优质蛋白质，如乳清蛋白及其他动物蛋白。

（3）脂肪摄取占膳食总能量的 20%～30%，应增加富含 n-3 多不饱和脂肪酸的食物摄入；EPA+DHA 的可接受范围（acceptable macronutrient distribution ranges, AMDR）为 0.25～2.00g/d。

（4）维生素 D 的补充，应基于体内维生素 D 水平；当血清 25-（OH）D_3 低于正常值范围时，建议补充剂量为 15～20μg/d（600～800IU/d）；维生素 D_2 与维生素 D_3 可以替换使用；增加户外活动有助于提高血清维生素 D 水平；适量增加海鱼、动物肝脏和蛋黄等维生素 D 含量丰富食物的摄入。

（5）抗氧化营养素，首推深色蔬果和豆类等富含抗氧化营养素食物的摄入；可在膳食摄取不足时，适当补充含多种抗氧化营养素（维生素 C、维生素 E、类胡萝卜素、硒）的膳食补充剂。

（6）口服营养补充（ONS），有利于预防虚弱老年人的肌肉衰减和改善肌少症患者的肌肉量、强度和身体组分；推荐餐间或餐时或锻炼后额外补充，单次补充以 200kcal（富含 15～20g 必需氨基酸或亮氨酸蛋白质）为宜，每日 1～2 次；β-羟基-β-甲基丁酸盐（β-hydroxy-β-methylbutyrate, HMB），如 HMB 钙盐（CaHMB）既可促进蛋白质合成又能降低蛋白质分解，已逐步用于肌少症的防治，1.5～3.0g/d。

（7）推荐抗阻运动，如坐位抬腿、静力靠墙蹲、举哑铃、拉弹力带等，同时补充必需氨基酸或优质蛋白质。每天进行累计 40～60min 中高强度运动（如快走、慢跑），其中抗阻运动 20～30min，每周≥3 天。减少静坐或躺卧，增加日常身体活动量。

第四节 恶性肿瘤的营养防治

一、疾病营养代谢特点

恶性肿瘤的早期症状轻微且无显著特征,常常被人们忽视,其特点是生长速度快,生长方式多为浸润性,常与周围组织粘连,边界不清,活动度差。当恶性肿瘤发展到一定程度,侵犯局部组织和器官时,会引起下述一系列症状。

1. 肿块

患者身体不同部位出现大小不等的结节、肿块,常压迫周围器官或组织,可产生各种压迫症状,如甲状腺恶性肿瘤压迫气管引起呼吸困难、压迫食管引起吞咽困难,盆腔恶性肿瘤压迫膀胱时引起的尿频症状等。生长于空腔器官的恶性肿瘤常引起腔道部分或全部阻塞,如喉癌、支气管癌引起的呼吸困难,食管癌、贲门癌引起的吞咽困难,胆管癌、胰头癌引起的阻塞性黄疸,肠管恶性肿瘤引起的肠梗阻等。恶性肿瘤还常破坏所在器官的正常结构与机能,如胃癌侵蚀胃壁形成的癌性溃疡穿孔,肝癌晚期破坏大量正常肝细胞所致的肝功能损害等。

2. 溃疡与出血

恶性肿瘤的快速生长,常造成相对的供血不足,引起局部组织坏死、破溃,形成溃疡,可合并出血或病理性分泌物,如咳痰带血、黏液血便、尿血、便血、呕血或阴道大量流血等。

3. 疼痛

某些恶性肿瘤晚期,因肿块不断增大,包膜张力增加而产生胀痛,也可因瘤体压迫或侵犯周围神经产生钝痛。某些神经源性恶性肿瘤还可引起剧烈疼痛。

4. 发热

发热主要包括因瘤体生长迅速,供血不足,造成局部坏死,坏死物质被吸收后出现的吸收热;恶性肿瘤继发感染时出现的感染性发热;某些恶性肿瘤如霍奇金病、肝癌、结肠癌等原因不明的发热等。

5. 机能性症状

有些内分泌腺恶性肿瘤,如垂体瘤、肾上腺肿瘤、胰岛细胞瘤等可出现与其腺体机能相关的特异性症状。

上述症状既可能影响到营养物质的吸收,也可能造成某些营养素需求的改变。此外,恶性肿瘤的放、化疗以及手术治疗过程中,也有多种因素可造成需求的增减、摄食不足等。

二、膳食与肿瘤

膳食结构的变迁,与人类疾病谱的改变关系密切。流行病学调查表明,某些膳食营养素的摄取与肿瘤的发生、发展有关,如脂肪摄取过多,可能会增加乳腺癌、结肠癌、直肠癌、前列腺癌和肾癌的发病风险;蛋白摄取过多,可能会增加结肠癌、乳腺癌、胰腺癌的发病风险,过低又可能增加食管癌和胃癌的发病风险。此外,不良的烟酒嗜好和饮食习惯也与肿瘤的发生、发展有关,如酒精不仅会增加口咽部、喉、食管、肝癌的患病危险,还可能增加结肠癌、直肠癌、乳腺癌和肺癌的患病危险。吸烟更是肺癌的独立危险因素。饮酒合并吸烟,上述肿瘤的患病危险性会更高。酸菜、高盐腌制食物、霉制食物中多含强致癌物质亚硝胺;烟熏、油炸食物多含致癌物质多环芳香烃;霉变食物多含黄曲霉毒素等,都可促进肿瘤发生。

三、膳食营养中保护因素、危险因素

恶性肿瘤发生的常见危险因素中,除已明确的环境理化因素、社会心理因素、药物因素、病毒因素、职业因素外,不良行为与生活方式是最主要,也最为有效的预防因素。

1. 吸烟

吸烟占致癌危险因素的30%,与多种恶性肿瘤(如口腔癌、鼻咽癌、喉癌、食管癌等)的发病有关,尤与肺癌关系最为密切。肺癌患者80%以上有长期吸烟史,患癌率随吸烟量(包括二手烟的吸烟量)增高而增高,吸烟者比不吸烟者患癌死亡率高2倍,戒烟10年后,肺癌发生率可降至不吸烟水平。

2. 饮酒

饮酒占致癌危险因素的10%,尤其长期饮用高度烈性酒可致肝硬化,与肝癌发生有关。饮酒还是致癌协同因子,若同时吸烟,更可增加某些恶性肿瘤(如肝癌、食管癌、喉癌等)的发生率。妇女饮酒可增加患乳腺癌的风险。

3. 水

2007年10月,联合国环境规划署发布报告指出,全球范围内,污染水源是人类致病、致死的最大单一原因,约80%的疾病源于饮水污染。例如全球范围内气候变暖,随着水体富营养化而成的有毒蓝藻水华,导致饮水中蓝藻毒素污染与黄曲霉毒素、慢性病毒性肝炎已成为肝癌发生、发展的三大主要原因。

4. 膳食与膳食结构

恶性肿瘤的部位变化与环境因素特别是膳食结构的变迁关系密切,膳食、营养可影响恶性肿瘤的启动、促进和进展的任一阶段。约有35%的恶性肿瘤发生与不良饮食习惯有关,诸如喜食酸菜、高盐腌制食物、霉制食物、烟熏食物、高温油炸食物等,另外霉变花生、玉米中强致癌物黄曲霉毒素,食品防腐剂中有致癌作用的苯甲酸,膳食缺乏维生素A、膳食纤维等也与某些肿瘤的发生相关。当多种不良饮食习惯叠加时,患癌率也会大大提高。

5. 体力活动不足

快速发展的城市化、机械化,导致人群体力活动出现普遍不足的现象,加之膳食摄取的过量,表现为各年龄层超重、肥胖比例的持续增长。已有明确证据表明,受肥胖影响较大的6种恶性肿瘤分别是食管癌、胰腺癌、直肠癌、子宫癌、肾癌、更年期乳腺癌。

大量的实验与临床研究、流行病学调查资料显示，目前的恶性肿瘤至少有1/3是可以预防，1/3是可以通过早期发现而治愈的，剩下的1/3也可以通过规范治疗来减轻患者的痛苦，延长其生命。因此，应强调对恶性肿瘤的三级预防，有效降低发病患：一级病因预防，包括改善环境，加强防癌健康教育，促进不良生活方式的改变，以预防癌症发生；二级高危人群预防，包括早期发现、早期诊断、早期治疗，即针对不同高危人群开展相关恶性肿瘤的普查及癌前病变的治疗，推广肿瘤自检、常见肿瘤的规范诊治等；三级综合治疗，包括手术、放疗、化疗、免疫疗法、中医治疗及康复治疗等。

美国癌症协会（ACS）、世界癌症研究基金会（WCRF）、美国癌症研究所（AICR）联合推荐的防癌生活方式，大多已得到研究支持，值得大力提倡和推广：

- 保持正常体重
- 每天至少锻炼30min
- 少喝含糖饮料
- 避免高热量饮食
- 多吃蔬菜、水果、全谷物、豆类等食物
- 限制红肉（如牛肉、猪肉和羊肉）和避免加工肉制品的摄入
- 限制酒精类饮料的摄入
- 不乱服用补充剂
- 低盐饮食

四、膳食营养治疗与预防

1. 肿瘤营养治疗策略

肿瘤的营养治疗应针对其不同分型、分期、临床治疗及相伴症状等特点，尽可能避免因营养不良而致的恶病质。例如，针对癌前病变患者，应以调整膳食结构、补充抗氧化营养素为主，酌情选择经口的营养支持；针对放化疗患者，应以调整营养素平衡为主，通过合理营养支持调节胃肠道功能；针对晚期患者，应以鼓励进食，提高机体免疫力和抗氧化能力为主，以提高生存质量为宗旨。

肿瘤营养治疗途径的选择应遵循"只要肠道功能允许，应首先使用肠道途径"的原则，优先选用肠内营养。若经口摄食或肠内营养不能满足能量和蛋白质等所需，可考虑联合给予补充性的肠外营养。

肿瘤营养治疗的实施应考虑"四个需要量、三个比例、两个选择、一个原则"。四个需要量包括：①液体量：成人30mL/kg、儿童30～120mL/kg、婴儿100～150mL/kg；②能量：卧床患者按每天20～25kcal/kg，可下床活动患者按每天25～30kcal/kg估算；③蛋白质：一般为0.8～1.0g/kg，轻、中度应激时1.0～1.5g/kg，重度应激时1.5～

2.0g/kg；④微量营养素：包括矿物质及维生素，应按 100% 的需要量补充。三个比例：营养治疗中应注意适当提高脂肪和蛋白的供能比，减少碳水化合物的供能比；建议糖:脂肪 = 1:1、非蛋白质热卡:氮 =120:1、糖:胰岛素 = (4～10) g:1IU。两个选择：优选中长链脂肪酸、优选富含支链氨基酸的复方氨基酸。一个原则：个体化。无论肠外营养，还是肠内营养或经口饮食，都可参考上述方案进行。

2. 肿瘤患者的营养评估

肿瘤患者营养不良比较普遍，晚期肿瘤患者营养不良比例更高。营养不良的肿瘤患者对手术、化疗、放疗等抗肿瘤综合治疗耐受性差，且对治疗反应敏感性低，治疗不良反应及并发症多，生活质量差，生存期短，因此肿瘤患者更需要营养支持。适宜的营养支持对肿瘤患者来说，不仅是提供能量和营养素，更有代谢调节作用，甚至发挥直接的抗肿瘤作用。因此，营养治疗与传统的手术、放疗、化疗等常规肿瘤疗法一样重要，对肿瘤患者来说，它是最基本、最必需的治疗措施。

尽管营养不良非常普遍，但并非每个肿瘤患者都需要营养治疗，尤其对营养状况正常的患者来说是不必要的。为避免营养治疗的过度和滥用，肿瘤患者应定期进行营养评估，对存在营养风险和营养不良的患者及时予以个体化的营养治疗措施。

恶性肿瘤患者一经确诊，就应该进行营养风险的筛查；筛查发现有营养风险的患者就应进行适度的营养治疗，同时要对营养状况予以进一步"评估"，即结合病史、体格检查、实验室检查、人体测量等多项指标来综合判断。

3. 恶性肿瘤的营养治疗

营养治疗，已成为恶性肿瘤多学科综合治疗的重要组成部分。为规范肿瘤患者在围手术期、放化疗期间及姑息治疗时期营养治疗的合理、有效开展，中国抗癌协会（chinese anti-cancer association, CACA）原临床肿瘤学协作专业委员会（chinese society of clinical ongology, CSCO）下属的肿瘤营养治疗专委会，在 2011 年发布了首个《中国恶性肿瘤患者的营养治疗专家共识》，提出了非终末期手术/放疗/化疗肿瘤患者、终末期肿瘤患者营养治疗的目标、指证、方法及推荐意见等，认为恶性肿瘤营养治疗的疗效应最终体现在生活质量的改善和抗肿瘤治疗耐受性的提高；2018 年 CACA 原肿瘤营养与支持治疗专业委员会制订并出版了《中国恶性肿瘤营养治疗通路专家共识》。

近年，中国抗癌协会肿瘤营养等专业委员会与中国医师协会、中国营养学会等机构还联合发布了《恶性肿瘤放疗患者营养治疗专家共识-2018》《头颈部肿瘤放疗者营养与支持治疗专家共识-2018》《鼻咽癌营养治疗专家共识-2018》《恶性肿瘤患者膳食营养处方专家共识-2017》《恶性肿瘤放射治疗患者肠内营养专家共识-2017》等；中华医学会肠外肠内营养学分会（chinese society for parenteral and enteral nutrition, CSPEN）于 2017 年 11 月发布了《肿瘤患者营养支持指南》，以及 2018 年 2 月开始实施的《恶性肿瘤患者膳食指导》（WS/T559-2017），都可用作日常开展恶性肿瘤营养治疗的参考工具。

4. 肿瘤的膳食防治

肿瘤的预防要从心理、环境、膳食、卫生等多方面综合入手，其中膳食因素在防治肿瘤中所发挥的作用越来越受到人们的关注。膳食因素对肿瘤的影响，犹如一把"双刃剑"，既可能起到预防或延迟肿瘤发生与发展的"正"性作用，也可能起到导致肿瘤发生或加速其恶化的"负"性作用。

美国癌症协会（ACS）发布的《癌症预防的营养与运动指南（2012）》系统地回顾了相关循证医学证据，强调饮食不当、运动不足是多种恶性肿瘤的明确危险因素，建议坚持日常运动、终身控制体重在合理水平，避免吸烟和控制饮酒，多进食新鲜蔬果等植物性食物和全谷类食物等。这就是本书反复强调的平衡膳食是关键，饮食习惯要关注，营养摄取须均衡。

--- **本章小结** ---

本章介绍了营养不良概念、分型、诊断的最新进展及方法，详细阐述了常用营养筛查方法的具体操作与结果判断，强调了医学营养治疗中筛查-评估-干预-再评估的规范流程。以老年人高发的肿瘤为例，分析了营养在肿瘤防治中的应用，并列举了医学营养治疗（MNT）在吞咽困难、骨折、肌少症等临床康复中的应用，结合专题实训，帮助学生熟悉和掌握营养实践的基本技能，为更多亚健康及疾病的营养防治实践打下基础。

--- **实训指导** ---

➤ 专题一"认识食物"——超市实训

知识点：品鉴食物、食物标签、食物的供应与当地的饮食习惯等。

➤ 专题二"营养评估"——搭建营养评估流程

知识点：相关设备的维护及规范使用（体重秤、身高仪、体成分分析仪、握力计、围度尺等）、常见临床营养不良的体征、MNA或NRS等量表的运用及分析、实验室常用营养指标等，搭建适用于特定人群的"营养评估"体系。

➤ 专题三"厨房实训"——观摩常用医院膳食的制备

知识点：观摩及品尝各类常见医院膳食的制作。

➤ 专题四"膳食调查"——养老院实地调研

知识点：群体的膳食供给调研、个体的膳食摄取调查、养老机构食谱修订等。

--- **思考与练习** ---

未来职业规划中，《应用营养学》理论与实践给你哪些收获和感受？

附　录

附录A　医养机构食品安全规范与应急预案

食品安全是医养机构膳食供给的基本保障，应遵循当地食品安全监督部门的管理及规范要求，加强食品安全管理，规范餐饮服务经营行为，确保食品安全。相关法律及规范，有时效性，应注意更新，例如《中华人民共和国食品安全法》（修订版，2019年10月1日起施行）、《中华人民共和国食品安全法实施条例》（修订版，2019年12月1日起施行）、《餐饮服务许可管理办法》和《餐饮服务食品安全监督管理办法》（2010年5月1日起施行）以及《餐饮服务食品安全操作规范》（2018年10月1日起施行）等，要定期组织相关人员培训、学习并督导实施情况，及时纠正不安全隐患。

医养机构提供餐饮服务的应依据营业执照审核范围进行。有关食品安全操作规范要求如下：

1. 餐饮服务提供者应教育培训员工严格按照加工操作规程进行操作，定期考核，合格者方可上岗，确保符合食品安全要求。所有餐饮从业人员应持有效的健康证。

2. 采购食品、食品添加剂及食品相关产品的索证索票、进货查验和采购记录行为应符合《餐饮服务食品采购索证索票管理规定》（2011年8月1日起施行）的要求。采购需冷藏或冷冻的食品时，应冷链运输。出库时应做好记录。

3. 粗加工与切配要求

（1）加工前应认真检查待加工食品，发现有腐败变质迹象或者其他感官性状异常的，不得加工和使用。

（2）食品原料在使用前应洗净，动物性食品原料、植物性食品原料、水产品原料应分池清洗，禽蛋在使用前应对外壳进行清洗，必要时进行消毒。

（3）易腐烂变质食品尽量缩短在常温下的存放时间，加工后应及时食用或冷藏。

（4）切配好的半成品应避免受到污染，与原料分开存放，并应根据性质分类存放。

（5）切配好的半成品应按照加工操作规程，在规定时间内食用。

（6）用于盛装食品的容器不得直接放于地面，以防止食品受到污染。

（7）加工工具及容器应符合规定。生熟食品的加工工具及容器应分开使用并有明显标识。

4. 烹饪要求

（1）烹饪前应认真检查待加工食品，发现有腐败变质或者其他感官性状异常的，不得进行烹饪加工。

（2）不得将回收后的食品经加工后再次销售。

（3）需要熟制加工的食品应烧熟煮透，其加工时食品中心温度应不低于70℃。

（4）加工后的成品应与半成品、原料分开存放。

（5）需要冷藏的熟制品，应尽快冷却后再冷藏，冷却应在清洁操作区进行，并标注加工时间等。

（6）用于烹饪的调味料盛放器皿宜每天清洁，使用后随即加盖或苫盖，不得与地面或污垢接触。

（7）菜品用的围边、盘花应保证清洁新鲜、无腐败变质，不得回收后再使用。

5. 备餐及供餐要求

（1）供应前应认真检查待供应食品，发现有腐败变质或者其他感官性状异常的，不得供应。

（2）操作时应避免食品受到污染。

（3）分派菜肴、整理造型的用具使用前应进行消毒。

（4）用于菜肴装饰的原料使用前应洗净消毒，不得反复使用。

（5）在烹饪后至食用前需要较长时间（超过2小时）存放的食品应当在高于60℃或低于10℃的条件下存放。

6. 面点制作要求

（1）加工前应认真检查待加工食品，发现有腐败变质或者其他感官性状异常的，不得进行加工。

（2）需进行热加工的应按相关规范进行操作。

（3）未用完的点心馅料、半成品，应冷藏或冷冻，并在规定存放期限内使用。

（4）奶油类原料应冷藏存放。水分含量较高的含奶、蛋的点心应在高于60℃或低于10℃的条件下贮存。

7. 食品再加热要求

（1）保存温度低于60℃或高于10℃、存放时间超过2小时的熟食品，需再次利用的应充分加热。加热前应确认食品未变质。

（2）冷冻熟食品应彻底解冻后经充分加热方可食用。

（3）加热时食品中心温度应不低于70℃，不符合加热标准的食品不得食用。

8. 食品的三类污染

不卫生的食物对于老年人的健康会产生损害。在不卫生的食物中存在有三类污染，即生物性污染、化学性污染和物理性污染。

（1）生物性污染：是指由于一些病原微生物从外界进入食物而导致的污染。现已发现能进入食物的微生物有细菌（沙门菌、副溶血性弧菌）、霉菌（黄曲霉菌、伏马菌）及其毒素、寄生虫（如吸虫、绦虫）、昆虫（甲虫、螨）、病毒（甲型肝炎病毒、禽流感病毒）等。

（2）化学性污染：是指外界的化学物质进入了食物，主要包括生产、生活、环境中的污染物（如铅、有机磷、苯并芘）、容器、包装材料中的物质溶（混）入（如甲醛、增塑剂）、加工、储存中产生的有害物质（如甲醇、杂环胺）、掺假或制假中掺入的物质（如砷、吊白块），还有超标准或超范围使用的食品添加剂（色素、香精）等。

（3）物理性污染：是指在食物产供销的过程中出现的杂物污染（如草籽、头发、苍蝇、鼠粪）、掺杂物（石子、铁屑）和放射性污染物等。

上述污染可能导致老年人出现急性中毒（如腹泻、呕吐等）、慢性中毒（肝肾损害等）和致癌作用（胃癌、肠癌等）。目前将由这些因素导致的疾病统称为食源性疾病。

另外，配餐人员在配餐前、配餐后应做好餐具、餐车的严格消毒，尤其是消毒后餐具、餐车的妥善管理。

9. 食品留样

团体供膳，每个餐次的食品成品，应按品种分别盛于清洗消毒后的专用密闭容器内留样，且标注留样食品名称、留样时间、留样人员后存放于专用冷藏设备中（>48h），每个品种的留样量应满足检验加测需要（>125g）。

10. 食品添加剂使用

食品制备中，应在技术上确有必要，并达到预期效果前提下，尽可能降低食品添加剂的使用量；并严格参照《食品安全国家标准 食品添加剂使用标准》（GB2760-2019）规定的品种、范围和剂量使用；落实"五专制度"（专店采购、专柜存放、专人负责、专用工具、专用台账）。

11. 食物中毒应急预案

（1）立即停止出售剩余食物，报告操作部门主管领导并封存食物样本。

（2）由操作部门领导报告上级分管领导和监管部门领导及所属区域食品安全监督管理部门。

（3）追溯相关食品货源进货情况。

（4）检查相关食品盛器和烹饪情况，追溯相关食物的所有制作程序是否规范。

（5）填写疑似食物中毒报告。

（6）查找原因。

（7）做好疑似食物中毒人员救治工作。

（8）听候所属区域食品安全监督管理部门处理意见。

附录 B 中国居民营养素参考摄入量（附表 B-1～附表 B-11）

附表 B-1 中国居民膳食能量需要量（EER）

人群	能量 /（MJ/d）						能量 /（kcal/d）					
	身体活动水平（轻）		身体活动水平（中）		身体活动水平（重）		身体活动水平（轻）		身体活动水平（中）		身体活动水平（重）	
	男	女	男	女	男	女	男	女	男	女	男	女
0 岁～	—①	—	0.38MJ/(kg·d)	0.38MJ/(kg·d)	—	—	—	—	90kcal/(kg·d)	90kcal/(kg·d)	—	—
0.5 岁～	—	—	0.33MJ/(kg·d)	0.33MJ/(kg·d)	—	—	—	—	80kcal/(kg·d)	80kcal/(kg·d)	—	—
1 岁～	—	—	3.77	3.35	—	—	—	—	900	800	—	—
2 岁～	—	—	4.60	4.18	—	—	—	—	1100	1000	—	—
3 岁～	—	—	5.23	5.02	—	—	—	—	1250	1200	—	—
4 岁～	—	—	5.44	5.23	—	—	—	—	1300	1250	—	—
5 岁～	—	—	5.86	5.44	—	—	—	—	1400	1300	—	—
6 岁～	5.86	5.23	6.69	6.07	7.53	6.90	1400	1250	1600	1450	1800	1650
7 岁～	6.28	5.65	7.11	6.49	7.95	7.32	1500	1350	1700	1550	1900	1750
8 岁～	6.90	6.07	7.74	7.11	8.79	7.95	1650	1450	1850	1700	2100	1900
9 岁～	7.32	6.49	8.37	7.53	9.41	8.37	1750	1550	2000	1800	2250	2000
10 岁～	7.53	6.90	8.58	7.95	9.62	9.00	1800	1650	2050	1900	2300	2150
11 岁～	8.58	7.53	9.83	8.58	10.88	9.62	2050	1800	2350	2050	2600	2300
14 岁～	10.46	8.37	11.92	9.62	13.39	10.67	2500	2000	2850	2300	3200	2550
18 岁～	9.41	7.53	10.88	8.79	12.55	10.04	2250	1800	2600	2100	3000	2400
50 岁～	8.79	7.32	10.25	8.58	11.72	9.83	2100	1750	2450	2050	2800	2350
65 岁～	8.58	7.11	9.83	8.16	—	—	2050	1700	2350	1950	—	—
80 岁～	7.95	6.28	9.20	7.32	—	—	1900	1500	2200	1750	—	—
孕妇（早）	—	+0	—	+0②	—	+0	—	+0	—	+0	—	+0
孕妇（中）	—	+1.26	—	+1.26	—	+1.26	—	+300	—	+300	—	+300
孕妇（晚）	—	+1.88	—	+1.88	—	+1.88	—	+450	—	+450	—	+450
乳母	—	+2.09	—	+2.09	—	+2.09	—	+500	—	+500	—	+500

① 未制定参考值者用 "—" 表示。
② "+" 表示在同龄人群参考值基础上额外增加量。

附表 B-2　中国居民膳食蛋白质参考摄入量（DRIs）

人群	EAR/(g/d)		RNI/(g/d)	
	男	女	男	女
0岁~	—①	—	9（AI）	9（AI）
0.5岁~	15	15	20	20
1岁~	20	20	25	25
2岁~	20	20	25	25
3岁~	25	25	30	30
4岁~	25	25	30	30
5岁~	25	25	30	30
6岁~	25	25	35	35
7岁~	30	30	40	40
8岁~	30	30	40	40
9岁~	40	40	45	45
10岁~	40	40	50	50
11岁~	50	45	60	55
14岁~	60	50	75	60
18岁~	60	50	65	55
50岁~	60	50	65	55
65岁~	60	50	65	55
80岁~	60	50	65	55
孕妇（早）	—	+0②	—	+0
孕妇（中）	—	+10	—	+15
孕妇（晚）	—	+25	—	+30
乳母	—	+20	—	+25

① 未制定参考值者用"—"表示。
② "+"表示在同龄人群参考值基础上额外增加量。

附表 B-3 中国居民膳食碳水化合物、脂肪酸参考摄入量（DRIs）

人群	总碳水化合物/ (g/d)	亚油酸/ (%E②)	α-亚麻酸/ (%E)	EPA+DHA/ (g/d)
	EAR	AI	AI	AI
0岁~	60 (AI)	7.3 (0.15g③)	0.87	0.10 d
0.5岁~	85 (AI)	6.0	0.66	0.10 d
1岁~	120	4.0	0.60	0.10 d
4岁~	120	4.0	0.60	—①
7岁~	120	4.0	0.60	—
11岁~	150	4.0	0.60	—
14岁~	150	4.0	0.60	—
18岁~	120	4.0	0.60	—
50岁~	120	4.0	0.60	—
65岁~	—①	4.0	0.60	—
80岁~	—	4.0	0.60	—
孕妇（早）	130	4.0	0.60	0.25 (0.20④)
孕妇（中）	130	4.0	0.60	0.25 (0.20④)
孕妇（晚）	130	4.0	0.60	0.25 (0.20④)
乳母	160	4.0	0.60	0.25 (0.20④)

① 未制定参考值者用"—"表示。
② %E 为占能量的百分比。
③ 为花生四烯酸。
④ DHA。
注：我国2岁以上儿童及成人膳食中来源于食品工业加工生产的反式脂肪酸的 UL 为 <1%E。

附表 B-4 中国居民膳食常量元素参考摄入量（DRIs）

人群	钙/(mg/d) EAR	钙/(mg/d) RNI	钙/(mg/d) UL	磷/(mg/d) EAR	磷/(mg/d) RNI	磷/(mg/d) UL[3]	钾/(mg/d) AI	钾/(mg/d) PI	钠/(mg/d) AI	钠/(mg/d) PI	镁/(mg/d) EAR	镁/(mg/d) RNI	氯/(mg/d) AI
0岁~	—[1]	200（AI）	1000	—	100（AI）	—	350	—	170	—	—	20(AI)	260
0.5岁~	—	250（AI）	1500	—	180（AI）	—	550	—	350	—	—	65(AI)	550
1岁~	500	600	1500	250	300	—	900	—	700	—	110	140	1100
4岁~	650	800	2000	290	350	—	1200	2100	900	1200	130	160	1400
7岁~	800	1000	2000	400	470	—	1500	2800	1200	1500	180	220	1900
11岁~	1000	1200	2000	540	640	—	1900	3400	1400	1900	250	300	2200
14岁~	800	1000	2000	590	710	—	2200	3900	1600	2200	270	320	2500
18岁~	650	800	2000	600	720	3500	2000	3600	1500	2000	280	330	2300
50岁~	800	1000	2000	600	720	3500	2000	3600	1400	1900	280	330	2200
65岁~	800	1000	2000	590	700	3000	2000	3600	1400	1800	270	320	2200
80岁~	800	1000	2000	560	670	3000	2000	3600	1300	1700	260	310	2000
孕妇（早）	+0[2]	+0	2000	+0	+0	3500	+0	3600	+0	2000	+30	+40	+0
孕妇（中）	+160	+200	2000	+0	+0	3500	+0	3600	+0	2000	+30	+40	+0
孕妇（晚）	+160	+200	2000	+0	+0	3500	+0	3600	+0	2000	+30	+40	+0
乳母	+160	+200	2000	+0	+0	3500	+400	3600	+0	2000	+0	+0	+0

① 未制定参考值者用"—"表示。
② "+"表示在同龄人群参考值基础上额外增加量。
③ 有些营养素未制定可耐受摄入量，主要是因为研究资料不充分，并不表示过量摄入没有健康风险。

附表 B-5 中国居民膳食微量元素参考摄入量（DRIs）

人群	铁 /(mg/d) EAR 男	铁 EAR 女	铁 RNI 男	铁 RNI 女	铁 UL	碘 /(mg/d) EAR	碘 RNI	碘 UL	锌 /(mg/d) EAR 男	锌 EAR 女	锌 RNI 男	锌 RNI 女	锌 UL	硒 /(mg/d) EAR	硒 RNI	硒 UL	铜 /(mg/d) EAR	铜 RNI	铜 UL	氟 /(mg/d) AI	氟 UL	铬 /(mg/d) AI	锰 /(mg/d) AI	锰 UL	钼 /(mg/d) EAR	钼 RNI	钼 UL
0岁~	—①	—	0.3(AI)	0.3(AI)	—	—	85（AI）	—	—	—	2.0(AI)	2.0(AI)	—	—	15（AI）	55	—	0.3（AI）	—	0.01	—	0.2	0.01	—	—	2(AI)	—
0.5岁~	7	7	10	10	—	—	115（AI）	—	—	2.8	3.5	3.5	—	—	20（AI）	80	—	0.3（AI）	—	0.23	—	4.0	0.7	—	—	15(AI)	—
1岁~	6	6	9	9	25	65	90	200	3.2	3.2	4.0	4.0	8	20	25	100	0.25	0.3	2	0.6	0.8	15	1.5	—	35	40	200
4岁~	7	7	10	10	30	65	90	300	4.6	4.6	5.5	5.5	12	25	30	150	0.30	0.4	3	0.7	1.1	20	2.0	3.5	40	50	300
7岁~	10	10	13	13	35	65	90	200	5.9	5.9	7.0	7.0	19	35	40	200	0.40	0.5	4	1.0	1.7	25	3.0	5.0	55	65	450
11岁~	11	14	15	18	40	75	110	400	8.2	7.6	10.0	9.0	28	45	55	300	0.55	0.7	6	1.3	2.5	30	4.0	8.0	75	90	650
14岁~	12	14	16	18	40	85	120	500	9.7	6.9	11.5	8.5	35	50	60	350	0.60	0.8	7	1.5	3.1	35	4.5	10	85	100	800
18岁~	9	15	12	20	42	85	120	600	10.4	6.1	12.5	7.5	40	50	60	400	0.60	0.8	8	1.5	3.5	30	4.5	11	85	100	900
50岁~	9	9	12	12	42	85	120	600	10.4	6.1	12.5	7.5	40	50	60	400	0.60	0.8	8	1.5	3.5	30	4.5	11	85	100	900
65岁~	9	9	12	12	42	85	120	600	10.4	6.1	12.5	7.5	40	50	60	400	0.60	0.8	8	1.5	3.5	30	4.5	11	85	100	900
80岁~	9	9	12	12	42	85	120	600	10.4	6.1	12.5	7.5	40	50	60	400	0.60	0.8	8	1.5	3.5	30	4.5	11	85	100	900
孕妇（早）	—	+0②	—	+0	42	+75	+110	600	—	+1.7	—	+2.0	40	+4	+5	400	+0.10	+0.1	8	+0	3.5	+1.0	+0.4	11	+7	+10	900
孕妇（中）	—	+4	—	+4	42	+75	+110	600	—	+1.7	—	+2.0	40	+4	+5	400	+0.10	+0.1	8	+0	3.5	+4.0	+0.4	11	+7	+10	900
孕妇（晚）	—	+7	—	+9	42	+75	+110	600	—	+1.7	—	+2.0	40	+4	+5	400	+0.10	+0.1	8	+0	3.5	+6.0	+0.4	11	+7	+10	900
乳母	—	+3	—	+4	42	+85	+120	600	—	+3.8	—	+4.5	40	+15	+18	400	+0.50	+0.6	8	+0	3.5	+7.0	+0.3	11	+3	+3	900

① 未制定参考值者用"—"表示。
② "+"表示在同龄人群参考值基础上额外增加量。
③ 有些营养素未制定可耐受摄入量，主要是因为研究资料不充分，并不表示过量摄入没有健康风险。

附表 B-6 中国居民膳食脂溶性维生素参考摄入量（DRIs）

人群	维生素 A/(μgRAE/d)[2]						维生素 D/(μg/d)				维生素 E/(mg α-TE/d)[4]		维生素 K/(μg/d)
	EAR		RNI		UL[6]		EAR	RNI	UL	AI	UL[5]	AI
	男	女	男	女									
0 岁～	—[1]	—[1]	300(AI)	300(AI)	600	600	—	10(AI)	20	3	—	2
0.5 岁～	—	—	350(AI)	350(AI)	600	600	—	10(AI)	20	4	—	10
1 岁～	220	220	310	310	700	700	8	10	20	6	150	30
4 岁～	260	260	360	360	900	900	8	10	30	7	200	40
7 岁～	360	360	500	500	1500	1500	8	10	45	9	350	50
11 岁～	480	450	670	630	2100	2100	8	10	50	13	500	70
14 岁～	590	450	820	630	2700	2700	8	10	50	14	600	75
18 岁～	560	480	800	700	3000	3000	8	10	50	14	700	80
50 岁～	560	480	800	700	3000	3000	8	10	50	14	700	80
65 岁～	560	480	800	700	3000	3000	8	15	50	14	700	80
80 岁～	560	480	800	700	3000	3000	8	15	50	14	700	80
孕妇（早）	—	+0[2]	—	+0	—	3000	+0	+0	50	+0	700	+0
孕妇（中）	—	+50	—	+70	—	3000	+0	+0	50	+0	700	+0
孕妇（晚）	—	+50	—	+70	—	3000	+0	+0	50	+0	700	+0
乳母	—	+400	—	+600	—	3000	+0	+0	50	+3	700	+5

① 未制定参考值者用"—"表示。
② "+"表示在同龄人群参考值基础上额外增加量。
③ 视黄醇活性当量（RAE, μg）= 膳食或补充剂来源全反式视黄醇（μg）+ 1/2 补充剂纯品全反式 β-胡萝卜素（μg）+ 1/12 膳食全反式 β-胡萝卜素（μg）+ 1/24 其他膳食维生素 A 类胡萝卜素（μg）。
④ α-生育酚当量（α-TE），膳食中总 α-TE 当量（mg）= 1×α-生育酚（mg）+ 0.5×b-生育酚（mg）+ 0.1×g-生育酚（mg）+ 0.02×δ-生育酚（mg）+ 0.3×α-三烯生育酚（mg）;
⑤ 有些营养素未制定可耐受摄入量，主要是因为研究资料不充分，并不表示过量摄入没有健康风险。
⑥ 不包括维生素 A 原类胡萝卜素 RAE。

附表 B-7 中国居民膳食水溶性维生素参考摄入量（DRIs）

人群	维生素B₁/(mg/d) EAR 男	女	RNI 男	女	维生素B₂/(mg/d) EAR 男	女	RNI 男	女	维生素B₆/(mg/d) EAR	RNI	UL⑥	维生素B₁₂/(mg/d) EAR	RNI	泛酸/(mg/d) AI	叶酸/(mgDFE/d)③ EAR	RNI	UL④	烟酸/(mgNE/d)⑤ EAR 男	女	RNI 男	女	UL 男	女	烟酰胺/(mg/d) UL	胆碱/(mg/d) AI 男	女	生物素/(mg/d) AI	维生素C/(mg/d) EAR	RNI	PI	UL
0岁~	—①	—	0.1(AI)	0.1(AI)	—	—	0.4(AI)	0.4(AI)	—	0.2(AI)	—	—	0.3(AI)	1.7	—	65(AI)	—	—	—	2(AI)	2(AI)	—	—	—	120	120	5	—	40(AI)	—	—
0.5岁~	—	—	0.3(AI)	0.3(AI)	—	—	0.5(AI)	0.5(AI)	—	0.4(AI)	—	—	0.6(AI)	1.9	—	100(AI)	—	—	—	3(AI)	3(AI)	—	—	—	150	150	9	—	40(AI)	—	—
1岁~	0.5	0.5	0.6	0.6	0.5	0.5	0.6	0.6	0.5	0.6	20	0.8	1.0	2.1	130	160	300	5	5	6	6	10	10	100	200	200	17	35	40	—	400
4岁~	0.6	0.6	0.8	0.8	0.6	0.6	0.7	0.7	0.6	0.7	25	1.0	1.2	2.5	150	190	400	7	6	8	8	15	15	130	250	250	20	40	50	—	600
7岁~	0.8	0.8	1.0	1.0	0.8	0.8	1.0	1.0	0.8	1.0	35	1.3	1.6	3.5	210	250	600	9	8	11	10	20	20	180	300	300	25	55	65	—	1000
11岁~	1.1	1.0	1.3	1.1	1.1	0.9	1.3	1.1	1.1	1.3	45	1.8	2.1	4.5	290	350	800	11	10	14	12	25	25	240	400	400	35	75	90	—	1400
14岁~	1.3	1.1	1.6	1.3	1.3	1.0	1.5	1.2	1.2	1.4	55	2.0	2.4	5.0	320	400	900	14	11	16	13	30	30	280	500	400	40	85	100	—	1800
18岁~	1.2	1.0	1.4	1.2	1.2	1.0	1.4	1.2	1.2	1.4	60	2.0	2.4	5.0	320	400	1000	12	10	15	12	35	35	310	500	400	40	85	100	200	2000
50岁~	1.2	1.0	1.4	1.2	1.2	1.0	1.4	1.2	1.3	1.6	60	2.0	2.4	5.0	320	400	1000	12	10	14	12	35	35	310	500	400	40	85	100	200	2000
65岁~	1.2	1.0	1.4	1.2	1.2	1.0	1.4	1.2	1.3	1.6	60	2.0	2.4	5.0	320	400	1000	11	9	14	11	35	35	300	500	400	40	85	100	200	2000
80岁~	1.2	1.0	1.4	1.2	1.2	1.0	1.4	1.2	1.3	1.6	60	2.0	2.4	5.0	320	400	1000	11	8	13	10	30	30	280	500	400	40	85	100	200	2000
孕妇（早）	—	+0②	—	+0	—	+0	—	+0	+0.7	+0.8	60	+0.4	+0.5	+1.0	+200	+200	1000	—	+0	—	+0	—	+35	310	—	+20	+0	—	+0	+200	2000
孕妇（中）	—	+0.1	—	+0.2	—	+0.1	—	+0.2	+0.7	+0.8	60	+0.4	+0.5	+1.0	+200	+200	1000	—	+0	—	+0	—	+35	310	—	+20	+0	—	+10	+200	2000
孕妇（晚）	—	+0.2	—	+0.3	—	+0.2	—	+0.3	+0.7	+0.8	60	+0.4	+0.5	+1.0	+200	+200	1000	—	+0	—	+0	—	+35	310	—	+20	+0	—	+15	+200	2000
乳母	—	+0.2	—	+0.3	—	+0.2	—	+0.3	+0.2	+0.3	60	+0.6	+0.8	+2.0	+130	+150	1000	—	+2	—	+3	—	+35	310	—	+120	+10	—	+50	+200	2000

① 未制定参考值者用"—"表示。
② "+"表示在同龄人群基础上额外增加量。
③ 膳食叶酸当量（DFE, μg）= 天然食物来源叶酸（μg）+1.7×合成叶酸（μg）。
④ 指合成叶酸摄入量上限，不包括天然食物来源的叶酸量，单位为 μg/d。
⑤ 烟酸当量（NE, mg）= 烟酸（mg）+1/60 色氨酸（mg）。
⑥ 有些营养素未制定可耐受最高摄入量，主要是因为研究资料不充分，并不表示过量摄入没有健康风险。

附表 B-8 中国居民膳食营养素宏量可接受范围（AMDR）

人群	总碳水化合物（%E①）	添加糖（%E）	总脂肪（%E）	饱和脂肪酸 U-AMDR（%E）	n-6多不饱和脂肪酸（%E）	n-3多不饱和脂肪酸（%E）	EPA+DHA（g/d）
0岁~	60（g，AI）	—②	48（AI）	—	—	—	—
0.5岁~	85（g，AI）	—	40（AI）	—	—	—	—
1岁~	50~65	—	35（AI）	—	—	—	—
4岁~	50~65	<10	20~30	<8	—	—	—
7岁~	50~65	<10	20~30	<8	—	—	—
11岁~	50~65	<10	20~30	<8	—	—	—
14岁~	50~65	<10	20~30	<8	—	—	—
18岁~	50~65	<10	20~30	<10	2.5~9.0	0.5~2.0	0.25~2.0
50岁~	50~65	<10	20~30	<10	2.5~9.0	0.5~2.0	0.25~2.0
65岁~	50~65	<10	20~30	<10	2.5~9.0	0.5~2.0	0.25~2.0
80岁~	50~65	<10	20~30	<10	2.5~9.0	0.5~2.0	—
孕妇（早）	50~65	<10	20~30	<10	2.5~9.0	0.5~2.0	0.25~2.0
孕妇（中）	50~65	<10	20~30	<10	2.5~9.0	0.5~2.0	0.25~2.0
孕妇（晚）	50~65	<10	20~30	<10	2.5~9.0	0.5~2.0	0.25~2.0
乳母	50~65	<10	20~30	<10	2.5~9.0	0.5~2.0	—

① %E 为占能量的百分比。
② 未制定参考值者用"—"表示。

附表 B-9　中国居民膳食营养素建议摄入量（PI）

人群	钾/（mg/d）	钠/（mg/d）	维生素 C/（mg/d）
0 岁~	—①	—	—
0.5 岁~	—	—	—
1 岁~	—	—	—
4 岁~	2100	1200	—
7 岁~	2800	1500	—
11 岁~	3400	1900	—
14 岁~	3900	2200	—
18 岁~	3600	2000	200
50 岁~	3600	1900	200
65 岁~	3600	1800	200
80 岁~	3600	1700	200
孕妇（早）	3600	2000	200
孕妇（中）	3600	2000	200
孕妇（晚）	3600	2000	200
乳母	3600	2000	200

① 未制定参考值者用"—"表示。

附表 B-10　中国居民膳食水适宜摄入量（AI）

人群	饮水量①/（L/d）		总摄入量②/（L/d）	
	男	女	男	女
0 岁~	—④		0.7③	
0.5 岁~	—		0.9	
1 岁~	—		1.3	
4 岁~	0.8		1.6	
7 岁~	1.0		1.8	
11 岁~	1.3	1.1	2.3	2.0
14 岁~	1.4	1.2	2.5	2.2
18 岁~	1.7	1.5	3.0	2.7
50 岁~	1.7	1.5	3.0	2.7
65 岁~	1.7	1.5	3.0	2.7
80 岁~	1.7	1.5	3.0	2.7
孕妇（早）	—	+0.2⑤	—	+0.3
孕妇（中）	—	+0.2	—	+0.3
孕妇（晚）	—	+0.2	—	+0.3
乳母	—	+0.6	—	+1.1

① 温和气候条件下，轻身体活动水平；如果在高温或进行中等以上身体活动时，应适当增加水摄入量。
② 总摄入量包括食物中的水以及饮水中的水。
③ 来自母乳。
④ 未制定参考值者用"—"表示。
⑤ "+"表示在同龄人群参考值基础上额外增加量。

附表 B-11　中国成人其他膳食成分特定建议值（SPL）和可耐受最高摄入量（UL）

其他膳食成分	SPL	UL
膳食纤维 /（g/d）	25（AI）	—①
植物甾醇 /（g/d）	0.9	2.4
植物甾醇酯 /（g/d）	1.5	3.9
番茄红素 /（mg/d）	18	70
叶黄素 /（mg/d）	10	40
原花青素 /（mg/d）	—	800
大豆异黄酮② /（mg/d）	55	120
花色苷 /（mg/d）	50	—
氨基葡萄糖 /（mg/d）	1000	—
硫酸或盐酸氨基葡萄糖 /（mg/d）	1500	—
姜黄素 /（mg/d）	—	720

① 未制定参考值者用"—"表示。
② 指绝经后妇女。

摘自《中国居民膳食营养素参考摄入量速查手册》2013 版

附录C　药膳的药物选择

一、"既是食品又是药品的物品名单"——卫法监发〔2002〕51号文（87种）

丁香、八角茴香、刀豆、小茴香、小蓟、山药、山楂、马齿苋、乌梢蛇、乌梅、木瓜、火麻仁、代代花、玉竹、甘草、白芷、白果、白扁豆、白扁豆花、龙眼肉（桂圆）、决明子、百合、肉豆蔻、肉桂、余甘子、佛手、杏仁（甜、苦）、沙棘、牡蛎、芡实、花椒、赤小豆、阿胶、鸡内金、麦芽、昆布、枣（大枣、酸枣、黑枣）、罗汉果、郁李仁、金银花、青果、鱼腥草、姜（生姜、干姜）、枳椇子、枸杞子、栀子、砂仁、胖大海、茯苓、香橼、香薷、桃仁、桑叶、桑葚、橘红、桔梗、益智仁、荷叶、莱菔子、莲子、高良姜、淡竹叶、淡豆豉、菊花、菊苣、黄芥子、黄精、紫苏、紫苏子、葛根、黑芝麻、黑胡椒、槐米 / 花、蒲公英、蜂蜜、榧子、酸枣 / 酸枣仁、鲜白茅根、鲜芦根、蝮蛇、橘皮、薄荷、薏苡仁、薤白、覆盆子、藿香。

二、"可用于保健食品的物品名单"——卫法监发〔2002〕51号文（114种）

人参、人参叶、人参果、三七、土茯苓、大蓟、女贞子、山茱萸、川牛膝、川贝母、川芎、马鹿胎、马鹿茸、马鹿骨、丹参、五加皮、五味子、升麻、天门冬、天麻、太子参、巴戟天、木香、木贼、牛蒡子、牛蒡根、车前子、车前草、北沙参、平贝母、玄参、生地黄、生何首乌、白及、白术、白芍、白豆蔻、石决明、石斛（需提供可使用证明）、地骨皮、当归、竹茹、红花、红景天、西洋参、吴茱萸、怀牛膝、杜仲、杜仲叶、沙苑子、牡丹皮、芦荟、苍术、补骨脂、诃子、赤芍、远志、麦门冬、龟甲、佩兰、侧柏叶、制大黄、制何首乌、刺五加、刺玫果、泽兰、泽泻、玫瑰花、玫瑰茄、知母、罗布麻、苦丁茶、金荞麦、金樱子、青皮、厚朴、厚朴花、姜黄、枳壳、枳实、柏子仁、珍珠、绞股蓝、胡芦巴、茜草、荜茇、韭菜子、首乌藤、香附、骨碎补、党参、桑白皮、桑枝、浙贝母、益母草、积雪草、淫羊藿、菟丝子、野菊花、银杏叶、黄芪、湖北贝母、番泻叶、蛤蚧、越橘、槐实、蒲黄、蒺藜、蜂胶、酸角、墨旱莲、熟大黄、熟地黄、鳖甲。

三、"增补的15种中药材物质"——国卫办食品函〔2014〕975号文

人参、山银花、芫荽、玫瑰花、松花粉（马尾松、油松）、粉葛、布渣叶、夏枯草、当归、山奈、西红花、草果、姜黄、荜茇，在限定使用范围和剂量内作为药食两用。

四、保健食品禁用物品名单——卫法监发〔2002〕51号文（59种）

八角莲、八里麻、千金子、土青木香、山莨菪、川乌、广防己、马桑叶、马钱子、六角莲、天仙子、巴豆、水银、长春花、甘遂、生天南星、生半夏、生白附子、生狼毒、白降丹、石蒜、关木通、农吉痢、夹竹桃、朱砂、米壳（罂粟壳）、红升丹、红豆杉、红茴香、红粉、羊角拗、羊踯躅、丽江山慈姑、京大戟、昆明山海棠、河豚、闹羊花、青娘虫、鱼藤、洋地黄、洋金花、牵牛子、砒石（白砒、红砒、砒霜）、草乌、香加皮（杠柳皮）、骆驼蓬、鬼臼、莽草、铁棒槌、铃兰、雪上一枝蒿、黄花夹竹桃、斑蝥、硫磺、雄黄、雷公藤、颠茄、藜芦、蟾酥。

五、"增补的9种中药材物质"——国卫办食品函〔2018〕278号文

当参、肉苁蓉（荒漠）、铁皮石斛、西洋参、黄芪、灵芝、山茱萸、天麻、杜仲叶。

参 考 文 献

[1] 蔡东联. 营养师必读 [M]. 北京：人民军医出版社，2005.

[2] 索博特卡临床营养基础 [M]. 蔡威，译. 上海：上海交通大学出版社，2013.

[3] 何志谦，顾景饭. 实用营养治疗手册 [M]. 北京：科学出版社，2010.

[4] 杨月欣. 中国食物成分表 [M]. 北京：北京大学医学出版社，2018.

[5] 孙长颢. 营养与食品卫生学 [M]. 北京：人民卫生出版社，2017.

[6] 中国营养学会. 中国居民膳食指南2016[M]. 北京：人民卫生出版社，2016.

[7] 王陇德，马冠生. 营养与疾病预防 [M]. 北京：人民卫生出版社，2015.

[8] 中国营养学会. 中国居民膳食营养素参考摄入量2013[M]. 北京：科学出版社，2014.

[9] 中国营养学会. 食物与健康——科学证据共识 [M]. 北京：人民卫生出版社，2016.

[10] 沈丕安，冯颖. 养生药膳 [M]. 上海：上海科学普及出版社，2017.